Holger Paetow/Manfred Fiedler/Marion Leonhardt (Hrsg.)
Therapien für ein krankes Gesundheitswesen

Karl-Jürgen Bieback, Prof. Dr. jur., Professor für Rechtswissenschaft an der Hamburger Universität für Wirtschaft und Politik (HWP), Hamburg; zahlreiche Publikationen im Bereich des Sozialrechts, der Sozialpolitik und des Arbeitsrechts.

Heinz-J. Bontrup, Prof. Dr. rer. pol., Dipl.-Ökonom, Dipl.-Betriebswirt (FH), Professor für Betriebswirtschaftslehre mit dem Schwerpunkt Personalökonomie und Organisationstheorie an der Fachhochschule Gelsenkirchen, Fachbereich Wirtschaftsrecht. Ehemaliger Arbeitsdirektor in der Stahlindustrie und Vorsitzender einer Betriebskrankenkasse.

Ute Engelmann, Dipl.-Volkswirtin, Dipl.-Sozialwirtin; Referentin für Genderfragen beim ver.di-Landesbezirk Hamburg, Referentin der Vorsitzenden des Ersatzkassenverbandes (VdAK); Veröffentlichung zur Tarifpolitik.

Manfred Fiedler, Dipl. rer. soc., langjährige Tätigkeit im Gesundheitswesen in Wissenschaft, Politik und Praxis, aktuell leitende Position im Krankenhausmanagement; Publikationen zur öffentlichen Betriebslehre, insbesondere Energiewirtschaft und Krankenhäuser, sowie zur Gesundheitspolitik und zum Arbeitszeitrecht.

Leonhard Hajen, Prof. Dr. rer. pol., Professor für Volkswirtschaftslehre an der Hamburger Universität für Wirtschaft und Politik (HWP), Arbeitsschwerpunkte Finanzwissenschaft und Gesundheitsökonomie; Veröffentlichungen zur Gesundheitsökonomie und zur Finanzierung von Krankenhäusern.

Christoph Kranich, Diplompädagoge, Krankenpfleger und Manager im Sozial- und Gesundheitswesen, leitet seit 1995 die Fachabteilung Gesundheitsdienstleistungen/Patientenberatung der Verbraucher-Zentrale Hamburg; Veröffentlichungen zum gesundheitlichen Verbraucherschutz, zu Patientenrechten und zur Patientenbeteiligung.

Marion Leonhardt, Gewerkschaftssekretärin im Fachbereich Gesundheitswesen in der ver.di-Bundesverwaltung.

Holger Paetow, Dipl.-Kfm., Dozent für Volkswirtschaftslehre an der Hamburger Universität für Wirtschaft und Politik (HWP); Schriften zur Gesundheitsökonomie und -politik sowie zur Regulierung des Arzneimittel-, des Optiker- und des Pflegemarktes.

Ulrich Paschen, Dr. med., Leiter der Stabsstelle Medizinische Qualitätssicherung Universitätsklinikum Hamburg-Eppendorf, Geschäftsführer IQ Institut für Qualität-Systeme in Medizin und Wissenschaft, Hamburg; Veröffentlichungen zur Qualitätssicherung im Gesundheitswesen und zu medizinischen Themen.

Dirk Völpel-Haus, Gewerkschaftssekretär in der ver.di-Bundesverwaltung; Leiter der Fachgruppe Krankenhäuser.

Holger Paetow/Manfred Fiedler/Marion Leonhardt (Hrsg.)
Therapien für ein krankes Gesundheitswesen

Orientierungspunkte für Versicherte, PatientInnen und Beschäftigte

VSA-Verlag Hamburg

www.vsa-verlag.de

© VSA-Verlag 2002, St. Georgs Kirchhof 6, 20099 Hamburg
Alle Rechte vorbehalten
Druck und Buchbindearbeiten: Idee, Satz & Druck, Hamburg
ISBN 3-87975-866-2

Inhalt

Holger Paetow
Versicherte, PatientInnen und Beschäftigte in einem Boot? 7

Gesundheitsmärkte mit souveränen Konsumenten?

Manfred Fiedler
**Grund- und Wahlleistungen: Wer die Wahl hat,
dem wird erst morgen schlecht** 10

Holger Paetow
Krankenkassenwettbewerb gefährdet die Solidarität 26

Christoph Kranich
**Patient, Verbraucher, Kunde: Auf dem Weg
zum selbstbestimmten Subjekt?** 54

Ulrich Paschen
Der politische Auftrag: Qualitätssicherung im Gesundheitswesen 68

Heinz-J. Bontrup
Solidarische Finanzierung von Gesundheitsausgaben 84

Querschnittsfragen der Gesundheitspolitik

Marion Leonhardt
**Beschäftigte im Gesundheitswesen
zwischen Arbeitshetze und Verantwortung** 98

Karl-Jürgen Bieback
Der rechtliche Rahmen einer gesetzlichen Reform der GKV 118

Ute Engelmann
Gender und Gesundheit – Geschlechtsblindheit kann tödlich sein 135

Steuerungsprobleme einzelner Versorgungssektoren

Leonhard Hajen
Integration für mehr Qualität und Wirtschaftlichkeit 143

Holger Paetow
Ist der Arzneimittelmarkt austherapiert? 165

Marion Leonhardt /Dirk Völpel-Haus
Krankenhäuser: Ökonomisierung und Privatisierung 180

Gesundheitspolitik in einer globalisierten Welt

Leonhard Hajen
Gesundheitspolitik in der Europäischen Gemeinschaft 190

Manfred Fiedler
Nationale Gesundheitspolitik in globalisierten Märkten 208

Holger Paetow
Versicherte, PatientInnen und Beschäftigte in einem Boot?

Die Patientin oder der Patient stehen im Mittelpunkt – umzingelt von wahren Sachwaltern ihrer Interessen: Krankenkassen, Ärzteschaft, Verbraucherschutz, Internetberatung, Apotheken und Heilpraktiker. Sie streiten sich um die Rolle bester Beratung und zuverlässigster Hilfe.

Und die Patientin, der Patient selbst? Sie müssen ihre eigene Rolle neu definieren, irgendwo zwischen »Krankengut«, Objekt eines – im besten Fall wohlwollenden – ärztlichen Paternalismus, Bittsteller bei Kranken-, Unfall- und Rentenversicherungen, oder als Zielgruppe professionellen Marketings. Sie alle geben ihnen die Illusion souveräner Konsumentscheidungen.

Aber der Mensch ist nicht nur Patientin oder Patient; er ist auch Versicherter und Beschäftigter im Gesundheitswesen mit jeweils widerstreitenden Interessen. Wenn Gewerkschaften wie die IG Metall oder die Dienstleistungsgewerkschaft ver.di Gesundheitspolitik in Zeiten des Wahlkampfes zu einem der wichtigsten Streitthemen machen, so ist das ein mutiges Unterfangen, weil ihre Mitglieder, deren Interessen sie vertreten, in allen drei Rollen auf der Bühne des Geschehens auftreten. Als KundInnen sind sie am Zugang zu allen erdenklichen Gesundheitsangeboten interessiert. Sie verlangen eine Medizin vom höchsten zuletzt erreichten Stand. Als Versicherte achten sie auf Kostendämpfung und Begrenzung ihrer Beitragssätze. Und als ArbeitnehmerInnen werden sie die Ausschöpfung von Wirtschaftlichkeitsreserven im Gesundheitswesen als Bedrohung ihrer Arbeitsplätze empfinden.

Die Politik hilft kaum weiter, weil sie eben nicht in erster Linie das Wohl der Patienten im Auge hat, sondern das Ziel der Kostendämpfung. Sie hat die Arbeitgeberbeiträge zur Krankenversicherung im Blick. Und auf keinen Fall will sie expandierenden Gesundheitsmärkten den Weg verstellen. In der letzten Legislaturperiode hat die Politik keine der wichtigen Strukturreformen im Gesundheitswesen wirklich umsetzen können.

Damit ist die Gesundheitspolitik erneut ein zentrales Thema im Wahlkampf geworden. Das könnte die rot-grüne Bundesregierung zum Scheitern bringen. Wie soll es nach der Wahl weitergehen?

Der vorliegende Band versucht Gesundheitspolitik vorwiegend aus der Perspektive von Versicherten, PatientInnen und Beschäftigten im Gesundheitswesen zu analysieren und zu konkreten Handlungsempfehlungen zu kommen.

Dazu werden zunächst Folgen und Grenzen einer stärkeren Marktorientierung des Gesundheitswesens untersucht.

Ist es möglich, das Solidaritätsprinzip durch eine grundlegende Reform des Krankenkassen-Wettbewerbs zu sichern (*Holger Paetow*)? Welche Rolle kommt dem Verbraucherschutz angesichts der Überforderung von Patienten und Versicherten zu (*Christoph Kranich*)? Wie entwickelt sich der Leistungskatalog der gesetzlichen Krankenversicherung (GKV) zwischen Bedarfsprinzip und Budgetrestriktionen, Vollversorgung und Wahlleistungen sowie Zwei-Klassen-Medizin und scheinbarer Kostenexplosion (*Manfred Fiedler*)? Wie ist die Finanzierung der GKV neu zu strukturieren? Geht es um eine gerechtere Lastenverteilung oder soll »mehr Geld ins System« geschwemmt werden? Müssen Arbeitgeber von ihrem paritätischen Finanzierungsbeitrag entlastet werden? (*Heinz-J. Bontrup*)?

Eine zweite Gruppe von Artikeln befasst sich mit Querschnittsfragen der Gesundheitspolitik. *Marion Leonhardt* untersucht die Qualität der Arbeitsplätze im Gesundheitswesen, vor allem der Pflegekräfte. Sie verortet ihre Situation zwischen humanitärem Berufsethos und ausbeuterischen Arbeitsbedingungen. *Karl-Jürgen Bieback* lotet den – engen – Gestaltungsrahmen aus, den nationale verfassungsrechtliche und EU-rechtliche Vorschriften einer nationalen Gesundheitspolitik lassen. *Ute Engelmann* fordert eine überfällige Berücksichtigung des Genderaspekts, also der geschlechtsspezifisch unterschiedlichen Bedürfnisse in der Gesundheitsversorgung und im medizinischen Arbeitsalltag. *Ulrich Paschen* hält die Chancen einer anspruchsvollen Qualitätssicherung – u.a. in Krankenhäusern – eher für minimal, zu dicht erscheinen ihm Interessen von Fachverbänden und anderen beteiligten Institutionen.

In der dritten Gruppe geht es um Steuerungsprobleme einzelner Versorgungssektoren. *Leonhard Hajen* stellt die Notwendigkeit einer besseren Integration der stationären und der ambulanten Versorgung heraus. Er prüft die Chancen, die Blockade dieser vom Sozialrecht zwingend gebotenen Versorgungsformen v.a. durch die Vetoposition der Kassenärztlichen Vereinigungen und das Honorierungssystem zu überwinden. *Marion Leonhardt* und *Dirk Völpel-Haus* widmen sich den Krankenhäusern und setzen sich kritisch mit den Versuchen auseinander, durch Privatisierung der Trägerschaft und durch Einführung eines Preissystems (Fallpauschalen, DRG) die betriebswirtschaftliche Effizienz der stationären Versorgung zu verbessern. *Holger Paetow* fragt, ob die z.T. massiven und wechselnden Regulierungen des Arzneimittelmarktes die seit Jahren bestehenden Steuerungsdefizite dieses Sektors haben beheben können. Welche Chancen haben die aktuell diskutierten Regulierungsinstrumente, Positivliste, aut-idem-Verordnung und Restrukturierung der Arzneimittelvertriebswege?

Schließlich werden die internationalen Rahmenbedingungen der Gesundheitspolitik zur Diskussion gestellt. Welchen Einfluss nehmen Finanzmärkte auf die

Einleitung

jeweilige Gesundheitspolitik? Wie wirken sich Globalisierung und Privatisierung aus (*Manfred Fiedler*)? *Leonhard Hajen* untersucht Restriktionen und Chancen der Gesundheitspolitik in der EU nach Maastricht.

Die Beiträge dieses Bandes sind ergebnisorientiert. Sie enthalten konkrete Handlungsvorschläge für die Gesundheitspolitik nach der Wahl. Sie richten sich an Personen, die in Verbänden, Krankenkassen, Gewerkschaften, Medien oder Politik an der Gestaltung der Gesundheitspolitik beteiligt sind oder sich als Interessierte in die gesundheitspolitische Diskussion einschalten wollen.

Manfred Fiedler

Grund- und Wahlleistungen: Wer die Wahl hat, dem wird erst morgen schlecht

Das deutsche Gesundheitswesen steht vor der nächsten großen Reform. In Abhängigkeit von dem Termin der Bundestagswahl ist diese mit Wirkung für das Jahr 2004 zu erwarten. Nachdem die letzte Reform (2000) im Kern die stationäre Versorgung zum Thema hatte und den Rest des Gesundheitswesens weit gehend unangetastet ließ, ist mehr Wettbewerb unter den Krankenkassen als das nächste Reformziel absehbar. Ein wesentliches Element werden dabei die Möglichkeiten der Vertragsgestaltung mit den Anbietern sein. Aber auch eine Differenzierung des Versicherungsangebotes mit Erweiterungsmöglichkeiten ist zu erwarten. Damit verbunden ist die Frage der Einführung von Grund- und Wahlleistungen. Dieses Konzept wird ausweislich der aktuellen Wahlprogramme von der CDU/CSU – auch wenn diese ihren Willen zur Umsetzung immer wieder relativiert – und vor allem und sehr rigoros von der Partei des dogmatischen Neoliberalismus, der FDP, verfolgt (vgl. Broll/Broll/Lehr, 1992).

Selbst in Ländern privatwirtschaftlicher Ausrichtung besitzt das Gesundheitswesen eine besondere politische Bedeutung. Das liegt zum einen am existenziellen Charakter des Gutes Gesundheit für den Einzelnen. Zum anderen stellt das Gesundheitswesen eine der volkswirtschaftlich bedeutendsten Branchen dar. In Deutschland wird immerhin jeder zehnte Euro für die Leistung Gesundheit ausgegeben. 1998 trug das Gesundheitswesen mit 10,3% zum Bruttoinlandsprodukt bei.

Die Spannung zwischen öffentlicher Bedeutung und wirtschaftlichen Interessen bringt einen Finanzierungskonflikt mit sich. So moniert die Monopolkommission in ihrem 1998er-Bericht, dass die gesetzliche Krankenversicherung die Wachstumsdynamik des Gesundheitswesens hemmen würde. Tatsächlich besteht ein Widerspruch zwischen privatwirtschaftlichen Wachstumszielen und den öffentlichen Zielen der Sparsamkeit und angemessener Aufwendungen gegen Krankheit und für Gesundheit. Nichts macht dieses deutlicher als die regelmäßig wiederkehrende Diskussion um überhand nehmende Arzneimittelausgaben.

Hintergrund der Reformbemühungen sind die Defizite der gesetzlichen Krankenversicherung. Sie nehmen immer wieder milliardenschwere Ausmaße an. Die

Defizite lassen das öffentlich betriebene Gesundheitswesen als nicht finanzierbar erscheinen. Gleichzeitig werden düstere Prognosen an die Wand gemalt. Die demografische Entwicklung wartet mit mehr älteren Menschen auf. Damit verschlechtert sich das Verhältnis zwischen erwerbstätigen Beitragszahlern und Empfängern gesundheitspolitischer Leistungen. Dazu kommt noch der medizinisch-technische Fortschritt als Preisfaktor. Während die Beitragssätze 2000 etwa 13,5% betrugen, ist für das Jahr 2040 ein Anstieg auf über 20% vorauszusehen.

Allerdings sind die Einschätzungen sehr unterschiedlich, was die Auswirkungen des jeweiligen Faktors auf die Gesundheitsausgaben angeht.

Der medizinisch-technische Fortschritt wird allgemein als entscheidender Faktor angesehen. Krämer hat schon sehr frühzeitig auf den Erfolg des Gesundheitswesens als wesentlichen Ausgabenfaktor hingewiesen. Medizinisches Wissen soll eine Halbwertszeit von fünf Jahren besitzen – ein extrem hoher Wert. Breyer/Friedrich schätzen den Einfluss auf die Ausgabensteigerungen im Gesundheitswesen seit 1970 mit jährlich zusätzlich 1 Prozent. In ihrer Langfristprognose gehen sie von einem überwiegend durch den medizinisch-technischen Fortschritt induzierten Beitragssatz der GKV von 23% im Jahr 2040 aus. Allerdings kritisieren Lauterbach/Stock die lineare Fortschreibung dieser Prognosen. Sie weisen darauf hin, dass der vermehrte medizinisch-technische Fortschritt in Deutschland häufig nicht zur Verbesserung des Gesundheitszustandes oder der Heilerfolge geführt habe. So ist der Einsatz von Herzkatheteruntersuchungen doppelt so hoch wie im europäischen Durchschnitt, ohne dass die Sterblichkeit überdurchschnittlich verbessert werden konnte. Kühn kritisiert nicht zuletzt das methodische Vorgehen. Der medizinische Fortschritt werde einfach als Residualgröße betrachtet. Wie problematisch die prognostische Bewertung ist, erkennt man an der Abgrenzung von Breyer/Friedrich gegenüber Prognos, die auf eine deutlich langsamere Beitragssatzsteigerung von 13,5 im Jahr 2000 auf 16% im Jahr 2040 kommen. Hiernach sind die korrigierenden Maßnahmen des gesundheitspolitischen Budgets ausreichend, um die Wirkungen des medizinischen Fortschritts für die nächsten Jahre gering zu halten. Nach Breyer/Friedrich zeige die Vergangenheit, dass die einnahmeorientierte Gesundheitspolitik nicht erfolgreich gewesen sei und man daher davon ausgehen müsse, dass sie das auch in Zukunft nicht sein könne. (Siehe Übersicht 1)

Kühn weist darauf hin, dass in der Vergangenheit der Einsatz von neuen Verfahren in der Medizin in der Regel additiv gewesen sei. Dieses muss nicht notwendigerweise so sein (Kühn 2001, 15). So werden heute in der radiologischen Diagnostik die genaueren diagnostischen Verfahren (CT und MRT) immer noch häufig im Rahmen einer diagnostischen Kette von der einfachen Leistung zur aufwendigen, aber letztlich diagnostisch relevanten Leistung angewandt. Durch indikationsspezifische Behandlungsleitlinien, wie sie derzeit in Europa im Entstehen sind, könnte ein rationaler Einsatz von diagnostischen und therapeuti-

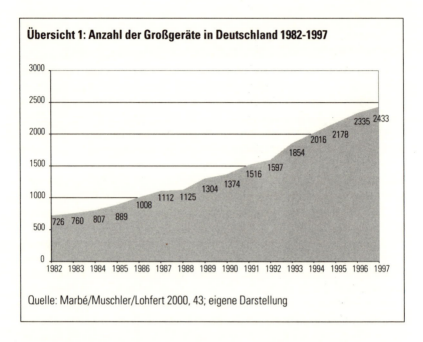

Übersicht 1: Anzahl der Großgeräte in Deutschland 1982-1997

Quelle: Marbé/Muschler/Lohfert 2000, 43; eigene Darstellung

schen Maßnahmen erreicht werden. Prospektive Finanzierung kann den Druck, solche Behandlungsleitfäden einzusetzen, unterstützen (Czembirek 2002). Entscheidend für den Einsatz neuer Verfahren dürfte, neben den politischen Einflüsterungen interessierter Kreise, aber auch das Versicherungssystem sein.

Im Hinblick auf den demografischen Faktor werden kritische Wissenschaftler nicht müde darauf hinzuweisen, dass von einer unzulässigen Fortschreibung bestehender altersbezogener Ausgaben ausgegangen wird. Das mache Prognosen unzuverlässig. Kühn weist darauf hin, dass die im 1996er Gutachten des SVR KAiG diesbezüglich getroffene Hypothese zum Jahr 2000 nachweislich nicht eingetreten ist (Kühn 2001, 12).

Wie sich der veränderte Altersaufbau auf die Ausgaben im Gesundheitswesen auswirkt, ist jedenfalls nicht mit der Formel »je mehr alt, desto teurer« auszurechnen. Mit der zunehmenden Lebenserwartung in der Bevölkerung verändern sich auch die Eintrittswahrscheinlichkeiten für altersbezogene und chronische Erkrankungen, wie US-amerikanische Studien zeigen. Der überwiegende Teil der auf Lebenszeit bezogenen Gesundheitsausgaben konzentriert sich in der Regel auf die letzten Lebensjahre (vgl. Enquetekommission 1998, 221). Auch sind ältere Menschen Beitragszahler, wenngleich auf einem niedrigeren Niveau. Bezogen auf die gesamte Versicherungslaufbahn können Einnahmen und Ausgaben deckungsgleich sein. Theoretisch könnte sich das Verhältnis sogar günsti-

Grund- und Wahlleistungen

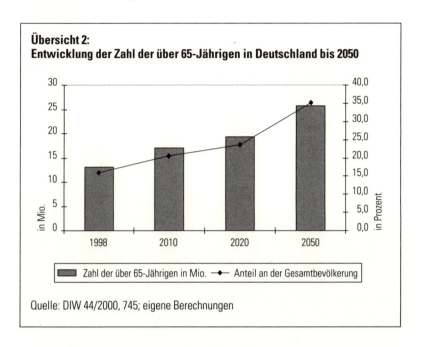

Übersicht 2:
Entwicklung der Zahl der über 65-Jährigen in Deutschland bis 2050

Zahl der über 65-Jährigen in Mio. — Anteil an der Gesamtbevölkerung

Quelle: DIW 44/2000, 745; eigene Berechnungen

ger darstellen, wenn die zusätzlichen Lebensjahre als gesunde anzunehmen sind. Dagegen spricht die Entwicklung chronischer Erkrankungen.

Volkswirtschaftlich aber kann dieses nur wirksam werden, wenn die Relationen der Alterskohorten über den Zeitverlauf konstant bleiben oder sich nur wenig verändern. Der Anteil der über 65-Jährigen wird bis 2040 zunehmen. Damit kommen immer mehr Menschen in die Nähe ihres Todeszeitpunkts. Ihre Zahl wird also relativ und absolut zunehmen. Damit werden die künftigen Gesundheitsausgaben einen größeren Anteil des Bruttoinlandsprodukts beanspruchen. (Siehe Übersicht 2)

Allerdings unterstellen diese Überlegungen die individuellen Gesundheitskarrieren von heute. Ein entscheidender Aspekt sind dabei chronische Erkrankungen, die schichtenspezifischen Hintergrund besitzen. Dieser Zusammenhang kann als gesichert angesehen werden. Wollte man diesen Hintergrund auflösen, müssten Programme, die auf die sozialen Entstehungsbedingungen von Krankheiten abzielen, umgesetzt werden, was politisch nicht zu erwarten sein wird. (Siehe Übersicht 3)

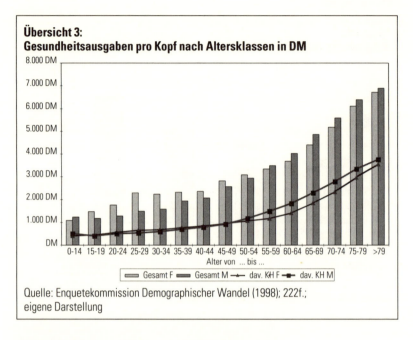

Quelle: Enquetekommission Demographischer Wandel (1998); 222f.; eigene Darstellung

Kapitaldeckungsverfahren versus Umlageverfahren

Allerdings ist diese Entwicklung völlig unabhängig von den jeweilig gültigen versicherungstechnischen Finanzierungsgrundsätzen, die für die Absicherung des Krankheitsrisikos gelten. Volkswirtschaftlich bleibt die »Finanzkrise« bestehen, unabhängig davon, ob wir in Deutschland das Kapitaldeckungsverfahren einführen oder beim Umlageverfahren bleiben.

Der wesentliche Unterschied besteht in der individuellen Verteilungswirkung der beiden Verfahren. Das Kapitaldeckungsverfahren verlangt dem Grundsatz nach das Äquivalenzprinzip, da es formal auf die individuelle Versichertenkarriere abstellt. Damit wird aber die jeweilige volkswirtschaftliche Entwicklung nicht geändert. Es gibt drei Möglichkeiten, die künftige Finanzierung zu sichern:
1. An der Finanzierung der zukünftigen Gesundheitssicherungskosten werden Dritte beteiligt, beispielsweise die Bezieher von Zinsen. Das könnte für die heutigen Versicherten unter Umständen günstiger sein als das gegenwärtige Umlageverfahren. Angesichts der gegenwärtigen Verschiebung von (arbeitslosen) Zinseinkommen zulasten der Arbeitseinkommen ist diese Möglichkeit wenig wahrscheinlich.
2. Die jeweiligen Jahrgänge müssen mit höheren Beiträgen für die Finanzierung ihrer Gesundheitskosten sorgen, sofern diese nicht aus Zinseinkommen gedeckt

Grund- und Wahlleistungen

werden können. In der Konsequenz heißt das für die heutigen Versicherten eine deutliche Erhöhung der Gesamtversicherungsbeiträge im Verlauf der gesamten Versichertenkarriere, da sie die erhöhten Beiträge für die zukünftige Kapitaldeckung aufbringen müssen und den Aufwand für den Systemwechsel zu tragen haben. Im Grunde entspricht dies dem Umgang mit den älteren Versicherten in der Privaten Krankenversicherung in den 80er und 90er Jahren.
3. Die jüngeren Versicherten werden in eine anteilige Umlagefinanzierung eingebunden. Ihre Versicherungsprämie wird dann auf Basis einer Kapitaldeckung kalkuliert. Damit müssen sie einen für die Kapitaldeckung überhöhten Beitrag zahlen. Nach Leinert/Wagner wird dieses Verfahren mit all seinen Fehlern auch schon praktiziert. Allerdings dürfte die Praxis in einem enger werdenden Markt von Neukunden kaum noch durchzusetzen sein (Leinert/Wagner, 2001, S. 20f.).

Die tatsächliche Finanzierung würde wahrscheinlich alle diese Möglichkeiten beinhalten müssen. Überhaupt ist die Euphorie über das Kapitaldeckungsverfahren nur noch theoretisch begründet. Praktisch ist beiden Verfahren die demografische Entwicklung vorausgesetzt, die das Kapitaldeckungsverfahren mit spezifizierten Beiträgen und das Umlageverfahren mit Umverteilung bewältigen müssen. Dabei kann eine Steuerlösung die Folgen besser dämpfen. Weiterhin gehen die Befürworter des Kapitaldeckungsprinzips von einer Stabilität des Kapitalmarkts aus, die in den letzten hundert Jahren nachweislich nicht existiert hat. Die Instabilitäten des Kapitalmarktes übertragen sich aber auf die Deckungssumme für die Leistungsinanspruchnahme in späteren Jahren der Versichertenkarriere (Burtless, 2000). Die Kapitaldeckung lässt die individuelle Leistungsfähigkeit unbeachtet, was über kurz oder lang eine staatliche Alimentierung notwendig machen würde. Unabhängig davon dürften die Umstellungskosten vom Umlage- auf das Kapitaldeckungsverfahren fiskalpolitisch kaum aufzubringen sein. Oder aber der Ausgleich all dieser Risiken kann am Ende allein durch Leistungseinschränkungen erreicht werden.

Der theoretische Diskurs – Die Grenzziehung zwischen dem Öffentlichen und dem Privaten

Viel einfacher ist es daher, wenn man den öffentlichen Regelungsbereich neu definiert und die Trennlinie zwischen den öffentlichen und den privat zu erbringenden Gesundheitsleistungen verschiebt. Dieses ist der Kern der Diskussion über Grund- und Wahlleistungen. Erstmals machte die Koalition aus CDU/CSU/FDP 1992 den Versuch, im Bereich des Zahnersatzes eine derartige Angebotsdifferenzierung innerhalb der gesetzlichen Krankenversicherung durchzusetzen. Dieser Versuch musste aber im Bemühen um eine große Koalition mit der SPD aufgegeben werden. Jedoch bot der gleichzeitig neu vereinbarte Kassenwettbewerb eine Alternative, mit deren Hilfe auch eine Angebotsdifferenzierung in der GKV zu erzielen war.

Dieser Wettbewerb konzentrierte sich zunächst auf das Feld der Gesundheitsförderung des § 20 SGB V, um darüber Versichertengruppen für die jeweilige Kasse zu gewinnen und möglichst an diese zu binden. Dieser Missbrauch des § 20 SGB V wurde schließlich vom damaligen Gesundheitsminister Seehofer unterbunden. Gleichzeitig aber legte der Sachverständigenrat für die Konzertierte Aktion im Gesundheitswesen (SVR KAiG) im Auftrag der damaligen Bundesregierung 1994 und 1995 viel beachtete Sondergutachten vor, die an Stelle einer einheitlichen und umfänglichen sozialen Absicherung des Krankheitsrisikos für eine Angebotsdifferenzierung aufseiten der Versicherung plädierten. Damit waren unterschiedliche Modelle für die Unterscheidung in Grund- und Wahlleistungen zur Diskussion gestellt. Im Kern ging es jeweils um die Zu- oder Abwahl von Leistungskomponenten in einem Versicherungspaket oder in Kombination mit einer ergänzenden Privatversicherung. Zwar misslang den Gutachtern eine überzeugende Trennung von Grund- und Wahlleistungen, dennoch erreichten sie mit ihrer anschaulichen Darstellung, die sich auch der Vergleiche mit der Botanik zu bedienen wusste, die Verbreitung ihrer grundsätzlichen Idee über den engen Wissenschaftsbereich hinaus.

Während diese Modelle im »Sachstandsbericht« von 1994 noch sehr konkret benannt wurden, blieb das Sondergutachten von 1995 in den Schwierigkeiten der Umsetzung stecken. Zwar ließ sich modellmäßig von einer Differenzierung in Grund- und Wahlleistungen reden, aber in der praktischen Handhabung waren die Vorschläge eher unergiebig. Am Ende beschränkten sie sich vor allem auf die so genannten versicherungsfremden Leistungen im Volumen von vier Mio. DM, wie Sterbegeld, Mutterschutz, Schwangerschaftsabbruch. Teilweise waren das nicht individuell versicherbare Leistungen. Da mit ihren Umgruppierungen nur einmalige Entlastungen zu erzielen gewesen wären, konnte man sich nur sehr geringe Auswirkungen auf die Leistungsdynamik versprechen. Die Konkretisierung von Leistungen für den Wahlleistungsbereich beschränkte sich dann auch nur auf den Präventions- und Rehabilitationsbereich und zwar einschließlich der Heil- und Hilfsmittel. Auch hier reduzierte sich für die GKV eine mögliche Entlastungssumme nur auf wenige Millionen DM. Das Problem der so genannten versicherungsfremden Leistungen hat sich am Ende als wenig aufschlussreich für die Idee der Grund- und Wahlleistungen erwiesen, da es im Wesentlichen um die Frage des sozialen Finanzierungsausgleichs ging. Dazu kam die thematisierte Übertragung von öffentlichen Aufgaben an öffentlich-rechtliche Körperschaften, die gesetzliche Krankenkassen im Kern (noch) sind. Wenn die Leistungen von einem anderen öffentlichen Träger aufgebracht werden, ist letztlich nur eine Umschichtung erzielt worden. Die Vermutung, dass die soziale Verteilungswirkung (die Inzidenzwirkung des öffentlichen Abgabensystems) durch ein Steuersystem besser erfüllt werden kann, ist zumindest fraglich. Entscheidend sind reale Steuerprogression und Verteilungswirkungen des Gesamthaushalts. Die gegenwärtige Finanzpolitik (Verschuldung, Umschichtung von den veranlagten Einkommenssteuern sowie den Unternehmenssteuern zu den indirekten Verbrauchssteuern und Nutzungsabgaben) lassen gewisse Zweifel zu.

Bohm/Jacobs/Reschke (1996) können einer Unterscheidung der Versicherungsleistungen durchaus etwas abgewinnen. In der Differenzierung vermuten sie Möglichkeiten zur präziseren Abrechnung, z.B. von Unterkunftsleistungen im Krankenhaus. Ihrer Ansicht nach würden die Abwahl- bzw. Ausschlussoptionen auch eine Integration der Beamten möglich machen, da bei diesen über die Beihilfe 50% der Leistungen abgesichert sind. Diese Option hat aber mit dem eigentlichen Modell nichts zu tun. Der Vorschlag von Bohm/Jacobs/Reschke beinhaltet im Kern die Wahl einer Selbstbehaltquote für Leistungen und nicht die Abwahl von Leistungen im Versicherungsumfang. So löblich dieser Versuch einer sozialen Vereinnahmung des Konzeptes auch sein mag (es handelt sich um eine Studie für die gewerkschaftsnahe Hans-Böckler-Stiftung), so wenig vermag sie in der Zielrichtung zu überzeugen. Denn im Kern geht es bei der Zusatzversicherung immer um eine Entlastung und um die Rückführung staatlicher Einflussnahme. In diesem Sinne haben sich auch die Monopolkommission von 1998 und der SVR KAiG in seinen 1996er und 1997er Gutachten geäußert.

Übersicht 4: Leistungsausschlüsse aus dem GKV System

Leistungen	Summe in Mio. DM	Wer soll zahlen
Prävention und Selbsthilfe	430	Gesamtgesellschaftliche Aufgabe
Zahnprophylaxe	61,5	Gesamtgesellschaftliche Aufgabe
Vorsorgeleistungen	1800	Privat
Mutterkuren	827	Fremdleistung
Empfängnisverhütung – Schwangerschaftsabbruch	290	Privat
Gesundheitsuntersuchungen	783	Privat
Zahnersatz (Ausgabenanteil GKV in 2000)*	6900	Privat
Hauswirtschaftliche Versorgung	14,3	Fremdleistung
Soziotherapie	125	Keine Regelleistung
Haushaltshilfe	535	Fremdleistung
Krankengeld bei Erkrankung des Kindes	183	Fremdleistung
Sterbegeld	1600	Fremdleistung
Mutterschaftsgeld	1300	Fremdleistung
Entbindungsgeld	34,7	Fremdleistung

Quelle: Klose/Schellschmidt (2001); eigene Darstellung; *nach AOK Bundesverband 2002

Klose/Schellschmidt (2001) fassen die wichtigsten Vorschläge zusammen: Für eine Zusatzversicherung erscheinen nach dieser Liste auch nur Leistungen in einem Volumen von 8 Mrd. DM, also etwa 4,1 Mrd. Euro, geeignet. In Bezug auf die Gesamtleistungsausgaben sind also weniger als 3% des Ausgabenvolumens der GKV betroffen. Auch das durch die Dunning-Kommission in den Niederlanden vorbereitete Wahlleistungsmodell sowie das von der Monopolkommission gelobte Schweizer Modell bringen es auf weniger als 10% der gesamten Leistungsausgaben, die durch Zusatzversicherungen abgedeckt sind (SVR KAiG 1997, 10). Unklar bleibt bei diesem Maßstab, in welchem Umfang Leistungen in diesen Ländern enthalten sind, die in der deutschen Krankenversicherung bereits privat zu tragen sind. So werden bei Zahnersatz durch die hohen gesetzlichen Selbstbehaltvorgaben in der Regel wenigstens 40% der jeweiligen Aufwendungen privat getragen. Auch sind die beiden Länder im Vergleich zu Deutschland (ohne Einheitskosten) unter dem Gesichtspunkt volkswirtschaftlich sparsamen Wirtschaftens kaum als erfolgreicher anzusehen. So lag Deutschland 1990 mit 8,7% der Gesundheitsausgaben am BIP nur knapp vor den Niederlanden mit 8,5% und der Schweiz mit 8,3%. Während sich die Niederlande nach einem zwischenzeitlichen Wachstum der Ausgabenanteile auf 9% bis 1998 auf 8,7% einpendelten, liegt die Schweiz (ohne die Lasten der Deutschen Einheit) mit 10,4% 1998 sogar noch knapp vor Deutschland mit 10,3% (OECD 2001). Am Ende fehlt dem Wahlleistungsbereich eine medizinisch ausgewiesene Definition. Der Sachverständigenrat schrieb im Sachstandsbericht 1994: »Es zeigt sich, dass die Frage, was zu einer Grundversorgung gehört, eindeutig werturteilsbezogen ist und es auf die Gewichtung einzelner Kriterien ankommt. Dies gilt auch für den Versuch, rationale Verfahren zur Bestimmung eines Grundversorgungskatalogs zu finden.« (SVR 1994, Ziff. 393) Wenn man sich den Leistungsprozess in der Gesundheitsversorgung anschaut, wird schnell deutlich, warum ein solches Konzept scheitern muss.

Erstens: Die Definition der Leistung liegt beim Gesundheitsdienstleister selbst. Allenfalls gilt der Arzt als Anwalt des Patienten, indem er ihm zur Leistung rät.

Zweitens: Die besondere Qualität der Gesundheitsleistungen. Nicht nur, dass »Konsum« und Leistung (›uno actu‹) zusammenfällt, der Patient muss die Leistung jeweils an sich persönlich vornehmen (lassen). Er ist Konsument einer Dienstleistung, für die er auch als Arbeitsgegenstand herhalten muss. Dabei ist er eben nicht Fachmensch und kann insbesondere nicht in einer Notsituation entsprechend entscheiden.

Drittens: Eine Individualversicherung beruht auf der Eintrittswahrscheinlichkeit eines bestimmten Risikos innerhalb einer sozialen Rubrik. Ist eine bestimmte Gruppe eher diesen Risiken ausgesetzt, konzentriert sich die Eintrittswahrscheinlichkeit auf sie. Insofern muss sich die versicherungswirtschaftliche Individualisierung der Risiken verhängnisvoll für die Gefährdesten auswirken. Die Aufgliederung der Versicherungsangebote in Grund- und Wahlleistungen schränkt die Umverteilung ein und kann so bei den Risikoträgern den Versicherungsschutz verteuern. Damit muss das Modell an den sozialen Hintergründen von Erkrankungen scheitern.

Viertens: Wenn es sich bei Wahlleistungen um Angebote außerhalb des medizinisch Notwendigen handelt, dann hat sich die GKV diese Unterscheidung auch schon zueigen gemacht (Angemessenheit und medizinische Notwendigkeit). Insofern würde das Modell keine finanzielle Restrukturierung bewirken können. Für eine Restrukturierung müsste sie also das medizinisch Notwendige enger fassen. Dafür dürften ihre Verfechter aber kaum Anhänger unter den Versicherten finden. Diese Diskussion beherrscht aber die Gesundheitsreform seit den 70er Jahren, ohne dass es zu einer abschließenden Lösung gekommen und die Leistungsdynamik wesentlich gemindert worden ist.

Insgesamt kann das Konzept der Einführung von Wahlleistungen nur dann greifen, wenn es mit der »Neudefinition« grundsätzlicher Prinzipien der GKV einhergeht. Darauf zielt auch der SVR KAiG in seinem 1995er Gutachten mit der Einführung von Zusatzprämien für bestimmtes Risikoverhalten. Der Versicherungsschutz soll nicht mehr für die eingetretene Krankheit (Finalprinzip) zuständig sein, sondern sie wird erst nach Beurteilung ihre Verursachung (Kausalprinzip) in die Pflicht genommen werden können. In diesem Sinne sprechen sich Schwartz/Jung (nach Klose/Schellschmidt [2001], 184f.) dafür aus, Unfälle zusätzlich abzusichern.

Mit Wahlleistungen könnten also besonders die Indikationen aus dem Solidarausgleich ausgenommen werden, deren Verursachung vornehmlich auf gesundheitlichem Risikoverhalten beruht. Angesichts der politischen Diskussion um »Sozialschmarotzer« würde ein solcher Schritt in der Bevölkerung zumindest eine gewisse Unterstützung erwarten lassen.

Ein zweiter Weg zur Einführung von Wahlleistungen könnte der Best Practice-Weg sein. Nur noch Therapieformen mit den größten Wirkungsgraden werden in den Katalog als Grundleistung aufgenommen. Formal bleibt alles abgedeckt, nur der Leistungskreis wird eingeschränkt. Durch dieses Verfahren müssten neue, wenig erprobte therapeutische und diagnostische Verfahren ins Hintertreffen geraten. Die zunehmende Individualisierung von Therapieformen, etwa in der Onkologie, ist nicht ohne Kostenzuwächse geblieben. Dagegen sucht man die Anwendung neuer Behandlungsformen auf immer kleinere Patientengruppen zu begrenzen. Dieser medizinische Fortschritt droht sich außerhalb der GKV abzuspielen, in deren Rahmen nur noch Ersatztherapien für große Patientengruppen Platz hätten. Das größte Zukunftsrisiko (aus Sicht vieler Experten) könnte damit sanft dereguliert und von den Sozialkassen abgeschottet werden.

Die Diskussion ist an diesem Punkt zweischneidig. Wenn es um die Wirksamkeit der Verfahren und Produkte geht, ist ein Leistungsausschluss sicherlich vernünftig. Wenn aber die budgetorientierte Wirksamkeit von Verfahren in den Mittelpunkt gerückt wird, woran sich auch der Sachstandsbericht von 1994 mit Bezug auf die amerikanische Praxis orientiert (SVR KAiG 1994, 174 f.), es also um die Frage der Kosten-Wirksamkeit von Verfahren für die maximale Gesundheit für die Bürger unter einem gedeckelten Ausgabenbudget geht, nimmt diese Haltung soziale Spaltungen in Kauf. Diese Beurteilungen von medizinischen Verfahren bewerten Leistungen nach Maßgabe ihres gesundheitlichen Nutzens (z.B. als Gewinn zusätzlicher Lebensjahre: Qualified Additional Life Years – Qualys) im Verhältnis zum finanziellen Aufwand.

Schließlich ist es einfacher, Leistungen nicht aufzunehmen, als sie herauszunehmen. Am Ende käme eine solche Lösung auch den Anbietern entgegen. Nach der Monopolkommission würde sich die Deregulierung des Gesundheitswesens durch ein dynamisches Wachstum auszahlen. Im Originalton: »Eine Abkopplung (der Absicherung des Krankheitsrisikos, M.F.) vom Arbeitsverhältnis ist geboten, um das Wachstumspotential der Gesundheitsindustrie erschließen zu können.« (Monopolkommission 1998, S. 338)

Die im niedergelassenen Bereich heute bereits angewandte IGEL-Liste (Liste Individueller Gesundheitsleistungen) würde für einen kräftigen Schub sorgen, der für private Versicherer ein lukratives Handlungsfeld ergäbe. Wie bei der Riester-Rente hätten sich die meisten Menschen um eine zusätzliche Absicherung neben der sozialen Krankenversicherung zu kümmern. Hier geht es nicht nur um eine Rationalisierung, sondern um die politisch gewollte Leistungsdifferenzierung für die Versicherten zur Förderung der Wachstumsdynamik im Gesundheitswesen. Allerdings versteckt sich dahinter eine Rationierung der Leistungen für den sozial schwachen Teil in der Bevölkerung.

Deutlich wird aber auch, dass individuelle Aufwendungen für Gesundheitsleistungen bei unteren Einkommensgruppen überproportional steigen müssen (über das heutige Maß hinaus), während sie bei anderen sinken, oder konstant bleiben können. Auch wenn Bohm/Jacobs/Reschke nach einer solidarischen Form der Wahlleistungsentwicklung suchen und auch an bisherigen einkommensbezogenen Finanzierungsformen festhalten wollen, sind Mindest- und Zusatzversicherungen nicht ohne Weiteres miteinander kompatibel. In der Regel werden Zusatzleistungen nach dem individuellen Risiko im Kapitaldeckungsverfahren abgesichert. Insbesondere fallen auch die solidarischen Wettbewerbsinstrumente, wie der Risikostrukturausgleich, fort.

Für untere Einkommensgruppen werden die Beiträge zur Zusatzversicherung damit progressiv zum Einkommen steigen. Allenfalls ist eine Versicherung mit Capitation (Kopfpauschale) denkbar, was die Verteilungswirkungen mildert, aber nicht beseitigt. Die Monopolkommission schlägt die Capitation für die Grundsicherung vor (Monopolkommission 1998, 339). Ohne Pflicht zu einer Mindestzusatzversicherung werden sich die Verteilungsfolgen für das Alter einstellen, wenn der Bedarf nach zusätzlichen Leistungen zunimmt. Dabei dürfte gerade dieser Lebensabschnitt mit seinen Risiken unterschätzt werden. Vor allem könnten sich Geringverdiener zur Abwahl von Leistungen veranlasst fühlen, auf die sie objektiv nicht verzichten dürften.

Am Ende stellt das Konzept der Wahlleistungen nur eine spezielle Form des Selbstbehalts dar, deren grundsätzliche Wirkungen bekannt sind: Entweder sie sind zu niedrig und zeigen keinen steuernden Effekt auf die Leistungsnachfrage. Oder sie sind zu teuer und grenzen die Leistungsschwachen aus.

Politisch haben Wahlleistungen jedoch den Charme, dass sie (je nach Konzept) politisch sehr sanft wirken, weil Leistungen nicht wirklich gekürzt, sondern mit scheinrationalen Argumenten dem solidarischen Ausgleich sukzessive entzogen werden. Wahlleistungen können sich zudem auf eine Scheingerechtigkeit berufen, wenn sie klassisch durch Verweis auf ein »Moral-Hasard« begründet werden. Gleichzeitig befriedigen sie den modischen Drang zu marktwirtschaftlicher Steuerung. Dabei kann der Verweis auf einen erhaltenen Kernbereich noch zur Besänftigung von Kritikern der Neoklassik genutzt werden. Schließlich vereinfacht die Begrenzung öffentlicher Leistungen auch die Versprechen des Staates.

Verteilungspolitisch ist das für Gesundheitswissenschaftler interessante Gedankenspiel dennoch falsch, weil das Modell der Grund- und Wahlleistungen die Gesundheitsausgaben nicht wirklich reduzieren wird. Jedenfalls werden betroffene Individuen noch stärker belastet sein.

Optionen für eine verteilungsorientierte Gesundheitspolitik?

Die Diskussion um Grund- und Wahlleistungen hat die These von der Überlegenheit privater Vorsorge zugunsten gesellschaftlicher Wohlfahrtseffekte zum Gegenstand. Dabei lässt sich eine rasche Zunahme gesundheitspolitischer Ausgaben in nahezu allen Ländern beobachten. Dieser Zuwachs wird mit der Gesundheit als ein Wohlstandsgut erklärt. Tatsächlich nehmen die Ausgaben für die Gesundheit mit dem Pro-Kopf-Einkommen zu. (Siehe Übersicht 5)

Andererseits ist die Ausgabenentwicklung für die gesetzliche Krankenversicherung im deutschen Gesundheitswesen seit Anfang der 80er Jahre mit annähernd sechs Prozent des BIP konstant geblieben. Die Effekte der deutschen Einheit erhöhten die Ausgaben ab 1991 durch die Anpassung des Leistungsniveaus an westdeutsche Verhältnisse bei deutlich niedrigerem Bruttoinlandsprodukt in Ostdeutschland. (Siehe Übersicht 6)

Die Ineffizienz des Gesundheitswesens lässt sich also empirisch nicht beweisen. Umgekehrt ist die Effizienz der privaten Absicherung den Beweis schuldig geblieben (s. auch den Artikel Nationale Gesundheitspolitik in globalisierten

Übersicht 5:
Gesundheit als superiores Gut

	Gesundheits-ausgaben-Rang	Pro-Kopf-Einkommen Rang
USA	1	2
Schweiz	2	1
Kanada	3	3
Schweden	4	6
Deutschland	5	5
Frankreich	6	7
Australien	7	8
Niederlande	8	11
Österreich	9	14
Luxemburg	10	4
Island	11	10
Norwegen	12	12
Dänemark	13	9
Belgien	14	13
Finnland	15	19
Italien	16	17
Neuseeland	17	18
Japan	18	15
Großbritannien	19	16
Irland	20	21
Spanien	21	20
Griechenland	22	22

Korrelation: 0,92

Quelle: OECD, Health Care Reform. Controlling Spending and Increasing Efficiency, WP1 (94) 7, P.89, eigene Darstellung und Berechnung

Märkten in diesem Band, S. 208ff.). Die Idee, dass durch Risikoerhöhung die Wohlfahrt erhöht wird, lässt sich auch nicht bestätigen.

Dagegen erfüllt die soziale Sicherung den Zweck der Unterstützung. Sie ermöglicht Schutz gegen Einkommensrisiken für breite Bevölkerungsschichten. Das schließt die Absicherung von risikoreichem Verhalten in anderen Bereichen ein, die möglicherweise (aus Freiheitsgründen) gewünscht werden (vgl. Castronova 2002).

Ein schlagendes Argument für die Einführung von Wahlleistungen gibt es nicht. Die Fürsprache ist allein auf das Versprechen einer kollektiven Gefahrenabwehr angewiesen. Sie müsste den Vorrang anderer Ausgaben vor denen der Gesundheit plausibel machen. Der Ruf nach mehr individueller Selbstverantwortung ist in der Gesundheitspolitik nicht angebracht, weil es sich hier nicht um Wahlgüter handelt. Zwar bringen Schnittstellen zwischen öffentlichen und privaten Leistungen Unschärfen mit sich, die aber vernachlässigt werden können.

Strittiger ist dagegen der Bereich der Prävention und Rehabilitation, der privat erbracht wird. Mit diesen Leistungen wäre der demografische Faktor zu dämpfen. (Kühn 2001, Enquetekommission 1997) Die Einführung des Kausalitätsprinzips (z.B. beim Ausschluss des Zahnersatzes) führt schließlich den Bruch mit dem bisher bestimmenden Finalprinzip herbei. Am Ende wird die Ausgabendynamik des Gesundheitswesens nicht gemindert (was eigentlich auch gar nicht gewollt ist).

Die versprochene Freiheit ist im Übrigen nur für wenige attraktiv. Für sie dürfte sich eine Wahl zwischen unterschiedlichen Absicherungsformen lohnen. In der Regel können sie schon wählen. Die privaten Krankenversicherungen bieten ein ganzes Spektrum an Zusatzversicherungen für Zahnersatz, Krankenhaustageversicherungen etc. an. Die Attraktivität der GKV dürfte sich für diese Grup-

Grund- und Wahlleistungen

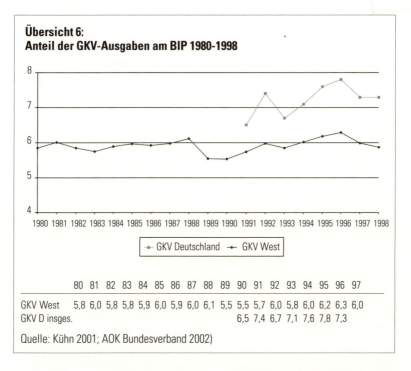

pe nur dann erhöhen, wenn die Beitragssätze für sie deutlich niedriger sind. Damit müsste aber in sozial schädlicher Art ein sehr großer Teil von Leistungen aus der GKV gestrichen werden und die verteilungspolitischen Komponenten der Sekundärverteilung, zum Beispiel durch die Einführung von Capitation auf der Beitragsseite, deutlich beschränkt werden. Der Sinn einer sozialen Versicherung wäre damit aber ernsthaft pervertiert.

Eine soziale Politik muss daher andere Orientierungen finden:
1. Gesundheitspolitik ist im Grundsatz immer Verteilungspolitik und muss daher auch insgesamt öffentlich reguliert werden.
2. Die volkswirtschaftliche Betrachtung muss zu der Erkenntnis verhelfen, dass
   a) die Frage müßig ist, ob Wettbewerb geeignet ist, unter Berücksichtigung verteilungspolitischer Ziele bessere wirtschaftliche Ergebnisse zu erzielen, als staatlich regulierte Systeme. Kein Markt ist ohne staatliche Regulation sich selbst überlassen. Es geht eben immer um die Frage der Regulationsdichte, die nötig ist, um bestimmte gesellschaftliche Ziele zu erreichen.

Wettbewerbliche Steuerung kann dabei ein taugliches Instrument unter vielen sein. Absurd ist es aber, das System der sozialen Sicherung, das aufgrund einer politischen Entscheidung die Ergebnisse der Marktverteilung korrigieren soll, genau dieser Marktverteilung zu überlassen. Wer meint, der Markt führe immer zu den richtigen Ergebnissen, der hat den Geschichtsunterricht ganz offensichtlich geschwänzt.

b) die Finanzierungsbasis gesichert werden muss (möglichst europäisch abgesichert). Angesichts der Verknappung der Steuereinnahmen und tendenzieller Verringerung der Steuerprogression ist der beliebte Verweis auf den Steuerhaushalt irreführend, weil er nicht zu spürbar mehr Verteilungsgerechtigkeit führt, vermutlich sogar zu weniger, und damit auch nicht wirklich neue ergiebige Finanzquellen eröffnet werden. Tatsächlich aber ist, wie häufig gefordert, der Bezug auf das Arbeitseinkommen durch Einbezug anderer Einkommensarten aufzuheben. Anstelle des Kapitaldeckungsverfahrens und gleichzeitiger steuerlicher Entlastung bei Spekulationsgewinnen und sonstigen Kapitaleinkommen sind diese gezielt in die soziale Finanzierung mit einzubeziehen. Ziel muss es gesundheitspolitisch sein, den Anteil für gesundheitliche Leistungen am BIP nicht mehr als unwesentlich steigen zu lassen und durch Einbezug anderer Einkommensarten und Transfergeschäfte die Arbeits- und Sozialtransfereinkommen spürbar zu entlasten.

c) die demografische Entwicklung und die Auswirkungen des medizinischen Fortschritts als politische Gestaltungsaufgabe begriffen werden müssen. Dem demografischen Faktor darf nicht durch die Verlagerung der Risiken auf die Generation der heutigen Versicherten bzw. der zukünftigen älteren Generation begegnet werden. Rationalisierungsreserven bestehen im heutigen System sicherlich in Form der besseren Kooperation der Gesundheitsdienstleister untereinander, dem Ausbau der geriatrischen Rehabilitation, der Stärkung der Prävention bzw. Gesundheitsförderung, nicht zuletzt und gerade für erkennbare soziale Risikogruppen. Besonders im Bereich der sozialen Prävention, also der Verhältnisprävention, die die besonderen Umstände des Einzelnen einbezieht, bedarf es eines stärkeren Engagements des öffentlichen demokratischen Gemeinwesens. Angesichts der seit Beginn der Ära Kohl beständig hohen Massenarbeitslosigkeit, der weltweiten Überbevölkerung ist der Verweis auf Geburtenpolitik geradezu gruselig und im Übrigen auch wenig hilfreich. Am Ende kommt es immer auf das zur Verfügung stehende Sozialprodukt an und wie dieses bestmöglich verteilt wird und nicht wie viele Menschen dieses erwirtschaften.

Literatur

Bohm, St., Jacobs, K., Reschke, P. (1996): Notwendigkeit und Möglichkeiten eines Umbaus der Finanzierung der gesetzlichen Krankenversicherung, Düsseldorf

Breyer, F., Ulrich, V. (2000): Demographischer Wandel, medizinischer Fortschritt und der Anstieg der Gesundheitsausgaben, DIW-Wochenbericht 24/2000

Broll/Broll/Lehr, Wo setzen die Parteien in der Gesundheitspolitik Schwerpunkte, in: das Krankenhaus 6/2002, S. 447-452

Burtless, G. (2000): Social Security Privatization and Financial Market Risk: Lessons from U.S. Financial History, DIW DP 211, Berlin 2000

Castranova, E. (2002): To Aid, Insure, Transfer, or Control: What Drives the Welfare State, DIW-DP 281, Berlin

Czembirek, H. (2002): Guidelines – Leitlinien – Orientierungshilfe in der Radiologie, in: Hospital 2/2002; Sonderheft Radiologie, R 8f.

Enquete-Kommission Demographischer Wandel, Zweiter Zwischenbericht, BT-Drucksache 13-11460, Bonn 1998

Klose, J., Schellschmidt, H. (2001): Finanzierung und Leistungen der Gesetzlichen Krankenversicherung, Bonn

Kühn, H. (2001): Finanzierbarkeit der gesetzlichen Krankenversicherung und das Instrument der Budgetierung, WZB P01-204, Berlin

Mackenroth, G. (1957): Die Reform der Sozialpolitik durch einen Deutschen Sozialplan, in: Sozialpolitik und Sozialreform, hrsg. von Erik Boettcher, S. 45-74, Tübingen

Marbé, W., Muschler, W., Lohfert, Ch. (2000): Finanzierung der Investitionen und der Instandhaltung durch Nutzungsentgelte. Untersuchung im Auftrag des BMG, Hamburg

Lauterbach, K. W., Stock, St. (2001): Dogmen der Gesundheitspolitik - unbeherrschbare Kostensteigerungen durch Innovation und demographischen Wandel?, Gutachten und Thesenpapier für den Gesprächskreis Arbeit und Soziales der FES, Bonn

Leinert, J., Wagner, G. (2001): Probleme einer steigenden Lebenserwartung in der privaten Rentenversicherung – Theorie und Empirie für Deutschland, DIW-DP 258, Berlin 2001

Monopolkommission (1998): Zwölftes Hauptgutachten, BR-Drucksache 13/11291, Bonn

OECD, Health Care Reform. Controlling Spending and Increasing Efficiency, Paris 1994

SVR KAiG (1994): Gesundheitsversorgung und Krankenversicherung 2000; Sachstandbericht 1994; Baden-Baden

SVR KAiG (1995): Gesundheitsversorgung und Krankenversicherung 2000; Sondergutachten 1995, Bonn

SVR KAiG (1996), Gesundheitswesen in Deutschland, Kostenfaktor und Zukunftsbranche; Band 1. Demographie, Morbidität, Wirtschaftlichkeitsreserven und Beschäftigung, Bonn

SVR KAiG (1997), Gesundheitswesen in Deutschland, Kostenfaktor und Zukunftsbranche; Band 2. Fortschritt und Wachstumsmärkte, Bonn

Wagner, G., Meinhardt, V., Leinert, J., Kirner, E. (1998): Kapitaldeckung: kein Wundermittel für die Altersvorsorge, DIW-Wochenbericht 46/1998

Holger Paetow
Krankenkassenwettbewerb gefährdet die Solidarität

Die Reform des so genannten Risikostrukturausgleichs, der einen »fairen« Ausgleich zwischen den Krankenkassen für ihren Wettbewerb ermöglichen soll, war eines der wichtigsten gesundheitspolitischen Themen der letzten Jahre. Die Debatte darüber ist gleichwohl, nicht zuletzt wegen der Abstraktheit der Problematik, weitgehend an der Öffentlichkeit vorbeigegangen. Tatsächlich hat aber die Art und Weise, wie der Krankenkassenwettbewerb derzeit stattfindet, das System der Gesetzlichen Krankenversicherung (GKV) einem nachhaltigen Strukturwandel unterworfen, an dessen Ende eine Kassenlandschaft stehen könnte, die eher dem US-amerikanischen marktorientierten Managed Care gleicht, als dem in Deutschland bis dato gewohnten, an sich erfolgreichen, solidarischen, sozialpolitisch geprägten Versorgungs- und Sicherungssystem.

Im Folgenden sollen die Mechanismen aufgezeigt werden, die diesen Strukturwandel verursachen. Und es geht um Möglichkeiten, der damit verbundenen schleichenden Erosion des Solidarprinzips in der Gesundheitsversorgung entgegenzuwirken.

Wettbewerbsöffnung im Krankenkassen»markt«

Das deutsche Krankenversicherungssystem basiert auf einer Art heiligen Dreifaltigkeit der Steuerungsprinzipien, nämlich der staatlichen Regulierung, der Selbstverwaltung und der Steuerung durch den Markt. Mit der Erweiterung der freien Kassenwahl im Rahmen des Seehoferschen Gesundheitsreformgesetzes von 1993 wurden die Gewichte deutlich zugunsten der Marktprinzipien verschoben.

Das Instrument, mit dem das Gesundheitsstrukturgesetz von 1993 den Wettbewerb zwischen den Kassen verschärft hat, ist die sukzessive Einführung der freien Kassenwahl für alle Versicherten.[1] Ziel dieser Reform war es zum einen,

---

[1] Paradoxerweise gibt es eine solche Wahlfreiheit nur in der gesetzlichen Krankenversicherung. Bei privaten Versicherungen ist der Versicherte wegen der altersabhängig steigenden Einstiegsprämien faktisch lebenslang an eine bestimmte Versicherung gebunden.

die Kassen über das Wahlverhalten der Versicherten zur effizienten, d.h. vor allem beitragssatzdämpfenden Versorgung ihrer Klientel zu zwingen, und zum anderen, die Beitragssatzunterschiede zwischen den Kassen zu vermindern, die vor allem zwischen typischen Arbeiterkassen (z.B. AOKn) und Angestellten-Ersatzkassen bestanden. Damit sollten zugleich auch die Unterschiede in den Belastungen der hälftig an den Beiträgen beteiligten Arbeitgeber reduziert werden. Inwieweit ordnungspolitische Motive, d.h. das Grundbekenntnis zu marktwirtschaftlichen Steuerungselementen auch in der Gesundheitspolitik, letztlich den Ausschlag für die Wettbewerbsöffnung gegeben haben, ist heute nicht sicher belegbar (Gerlinger 2002: 16).

Die Teilnahme am Wettbewerb ist dabei allerdings ungleich geregelt: Orts- und Ersatzkassen *sind per se* regional bzw. bundesweit für den Mitgliederwettbewerb geöffnet, Betriebs- und Innungskassen *können sich* – ggf. selektiv – in allen Regionen öffnen, in denen ihre Betriebe oder Innungen vertreten sind. Sie können sich auch – in Verbindung mit Fusionen – wieder schließen. Ferner ist ihnen die Möglichkeit der Neugründung in Verbindung mit einem – u.U. speziell für diesen Zweck gegründeten – geeigneten Betrieb bzw. einer geeigneten Innung vorbehalten.

Der Risikostrukturausgleich (RSA), der als flankierende Maßnahme eingeführt wurde, sollte den Unterschieden in Beitragsaufkommen, Altersstruktur und Morbiditätsstruktur für die einzelnen Kassen Rechnung tragen.[2] Zuvor hatten gesetzlich bestimmte Zuweisungen der Versicherten und eine eingeschränkte Wahlfreiheit den Ausgleich bewirkt. Kassen mit einer nachteiligen Versichertenstruktur und dementsprechend höheren Beitragssätzen wären im Wettbewerb um Mitglieder hoffnungslos unterlegen gewesen. Mit dem Finanzausgleich sollten sie in eine Lage versetzt werden, als hätten sie eine durchschnittliche Versichertenstruktur.

Die Kassen müssen in den Ausgleich einen Betrag einzahlen, der ihrer jeweiligen Mitgliederzahl und deren Einkommensstärke entspricht, wobei die Summe der Einzahlungen die gesamten Leistungsausgaben aller Kassen abdeckt – ohne Verwaltungskosten und Ausgaben für kassenspezifische Satzungsleistungen und Modellvorhaben. Aus dem Ausgleichstopf können folglich sämtliche Pflicht-Leistungsausgaben aller Kassen gezahlt werden.

Wieviel die einzelne Kasse aus diesem Ausgleichsfonds wieder zurückbekommt, hängt von der Alters- und Geschlechtsstruktur ihrer Versicherten ab – sowie von anderen, hier aber vernachlässigten Strukturmerkmalen. Für jede Alters-Geschlechts-Gruppe werden die durchschnittlichen Leistungsausgaben aller Kassen ermittelt. Das sind beispielsweise ca. 1000 Euro für einen 40-jähri-

---

[2] Anzahl und Verteilung der Kranken unter den Versicherten

gen Mann und ca. 1200 Euro für eine 40-jährige Frau. Diesen Durchschnittsbetrag bekommen die Kassen für jeden Versicherten in der jeweiligen Alters-Geschlechtsgruppe aus dem RSA zurück überwiesen. Dadurch werden alters- und geschlechtsspezifische Unterschiede in der Versichertenstruktur ausgeglichen. Mit dem RSA würde eine Kasse weder Vor- noch Nachteile haben, wenn die tatsächlichen Leistungsausgaben für die Angehörigen einer Alters-Geschlechts-Gruppe gerade den Durchschnittswerten entsprechen würden. Treten innerhalb einer solchen Gruppe aber wirklich überdurchschnittlich viele Krankheitsfälle auf, so werden die tatsächlichen Leistungsausgaben nicht voll aus dem RSA refinanziert. Hat eine Kasse hingegen in der jeweiligen Gruppe besonders viele Gesunde, so bekommt sie mehr zugewiesen als sie ausgeben muss.

Daher werden die höheren Ausgaben bei Kassen mit einer ungünstigeren Morbiditätsstruktur nicht über den RSA ausgeglichen. Der Ausgleich hält sich im Wesentlichen an die Unterschiede der Alters- und Geschlechtsstruktur. Folglich bleiben Wettbewerbsnachteile bestehen – ein schon bei Einführung der Wahlfreiheit und des RSA bekannter und vielfach kritisierter Konstruktionsfehler des Kassenwahlrechts, der sich auch schon als Sprengsatz in der herkömmlichen Kassenstruktur bemerkbar gemacht hat.

Ein weiterer Konstruktionsfehler liegt darin, dass es keine Anreize für solche Mitgliederwanderungen zwischen den Kassen gibt, die zu einer Durchmischung der Risikostrukturen führen und die beschriebenen Verwerfungen sukzessive beseitigen könnte. Gerade ein perfekter RSA würde die Beitragssätze nivellieren und daher die Anreize für einen Kassenwechsel sowie für eine bessere Durchmischung der Risikostruktur minimieren. Wie noch zu zeigen ist, führt der mangelhafte Ausgleich von Morbiditätsunterschieden im Gegenteil sogar zur zunehmenden Risikoentmischung.

Der Risikostrukturausgleich ist also – anders als ursprünglich beabsichtigt – keine Übergangsregelung auf dem Weg zu einem unverfälschten Kassenwettbewerb, sondern wird eine dauerhafte Vorbedingung für das Funktionieren des Kassenwettbewerbs bleiben. Da aber der RSA zu finanziellen Umverteilungen in einem nicht unerheblichen Volumen von derzeit über 11 Mrd. Euro führt – weitgehend zugunsten der Allgemeinen Ortskrankenkassen –, wird er von »Zahler«-Kassen immer weniger hingenommen.

Marktentwicklung

Konzentration
Die am deutlichsten sichtbare unmittelbare Folge der erweiterten Wahlrechte für GKV-Versicherte ist die Reduktion der Anzahl der Krankenkassen auf weniger als ein Drittel innerhalb weniger Jahre (vgl. Abb. 1), dies allerdings nicht

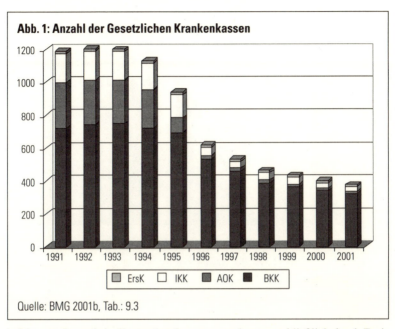

Quelle: BMG 2001b, Tab.: 9.3

infolge wettbewerbsbedingter Insolvenzen, sondern ausschließlich durch Fusion[3] innerhalb der Kassenarten, mit denen sich die Kassen auf die veränderte Sachlage einstellten. Von den ursprünglich Hunderten auf regionale Einzugsgebiete zersplitterten Ortskrankenkassen blieben lediglich gerade mal 17 übrig, etwa eine pro Bundesland. Ähnliche Entwicklungen zeigen sich auch in den Lagern der Innungs- und der Betriebskrankenkassen.

Neugründungen, die seit dem GRG von 1989 nur noch Betriebs- und Innungskassen gestattet sind, hat es nur vereinzelt gegeben, darunter v.a. so genannte »virtuelle« Betriebskrankenkassen. Virtuell werden sie genannt, da sie nur formal einem Betrieb zugeordnet sind und da sie auf ein engmaschiges Geschäftsstellennetz zugunsten von Call-Centern und Internetpräsenz verzichten. Von den im Markt verbliebenen Betriebskrankenkassen sind mittlerweile die meisten regional oder bundesweit geöffnet, mit ca. 80% der BKK-Versicherten.

Mitgliederwanderung
Von der Wechselmöglichkeit haben die Versicherten zunächst nur zögerlich, dann aber, zusätzlich motiviert durch Medienberichte und Empfehlungen der Verbraucherschützer, mit zunehmendem Tempo Gebrauch gemacht.

---

[3] Allerdings sind einige Kassen mit einer Fusion einer drohenden Insolvenz zuvorgekommen.

Abb. 2: Krankenkassenmitglieder in Mio. nach Kassenarten 2000

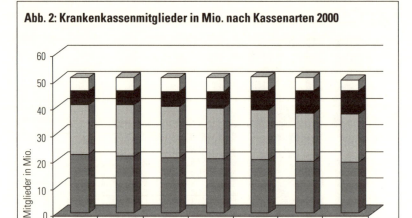

Quelle: BMG 2001b: Tab. 9.5, Telefonauskünfte, eigene Berechnungen

Abb. 3: Krankenkassenmitglieder nach Kassenarten 2000, 1996 = 100

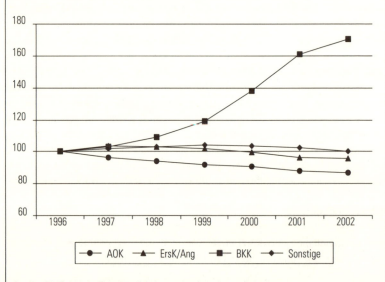

Quelle: BMG 2001b: Tab. 9.5, Telefonauskünfte, eigene Berechnungen

Krankenkassenwettbewerb gefährdet die Solidarität 31

Seit Beginn der Wahlfreiheit bis Mitte 2001 haben die Betriebskrankenkassen ihren Mitgliederbestand um 65,4% ausweiten können, während die Ortskrankenkassen mit -12,8% deutlich und die Ersatzkassen mit -4,5% mäßig Mitglieder verloren haben. Anfang 2002 erfolgte noch ein deutlicher Wechselschub, nachdem in der zweiten Hälfte 2001 die Wechselmöglichkeit vorübergehend aufgehoben worden war. Die Schub schwächte sich dann aber wieder ab. Allerdings untertreiben diese Daten die Dramatik der Wanderungsbewegungen, da die bedeutendste Empfängergruppe, die Betriebskrankenkassen, heterogen ist. Zu ihr gehören auch meist kleinere nicht-geöffnete und daher nicht wählbare Kassen, sowie solche, die aufgrund ihrer hohen Beitragssätze genauso unter Mitgliederschwund leiden wie etwa die Ortskrankenkassen. Tatsächlich konzentrieren sich die Mitgliederzuflüsse auf einen nur kleinen Teil dieser Kassenart, deren Expansion weit dramatischer ist, als die Grafiken zeigen.

Beitragssätze

Die durchschnittlichen Beitragssätze sind im gleichen Zeitraum mäßig gestiegen, wobei der Anteil der GKV-Ausgaben am Bruttoinlandsprodukt annähernd konstant blieb. Differenziert man nach Kassenarten wie in der Abbildung 4, in der für die wichtigsten Kassenarten angegeben wird, um wie viel Prozentpunkte deren durchschnittlicher Beitragssatz über bzw. unter dem GKV-Durchschnitt liegt, so zeigt sich, dass sich die Beitragssätze von Orts-, Innungs- und Angestellten-Ersatzkassen einander angenähert haben und zwar oberhalb des GKV-Durchschnitts und mit zunehmender Tendenz, während die Beitragssätze der Betriebskrankenkassen deutlich darunter liegen.

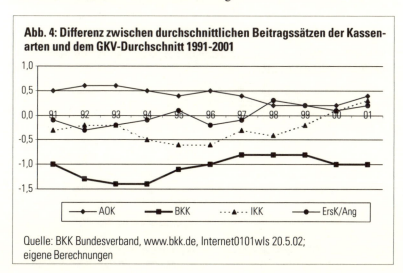

Abb. 4: Differenz zwischen durchschnittlichen Beitragssätzen der Kassenarten und dem GKV-Durchschnitt 1991-2001

Quelle: BKK Bundesverband, www.bkk.de, Internet0101wls 20.5.02; eigene Berechnungen

Diese Beitragssatzspreizung dürfte noch deutlicher zu Tage treten, wenn man auch hier die oben erwähnte Heterogenität der Betriebskrankenkassen berücksichtigt. Greift man die Betriebskrankenkassen mit wachsender Mitgliedschaft heraus, so liegen deren Beitragssätze deutlich und zunehmend noch unter dem Durchschnitt dieser Kassenart. Ein Indiz dafür liefert die folgende Abbildung, aus der die extreme Beitragssatzspanne innerhalb dieser Kassenart hervorgeht. Bei den Betriebskrankenkassen finden sich die höchsten und die niedrigsten Beitragssätze überhaupt. (Siehe Abb. 5) Der Risikostrukturausgleich hat die Beitragssatzdifferenzen zwar reduziert, jedoch trotz milliardenschwerer Transferzahlungen nicht ausgleichen können. (Siehe Abb. 6)

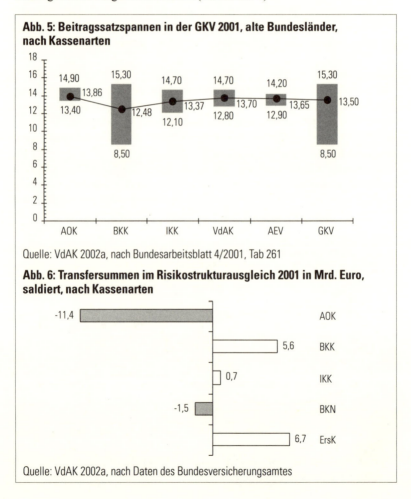

Abb. 5: Beitragssatzspannen in der GKV 2001, alte Bundesländer, nach Kassenarten

Quelle: VdAK 2002a, nach Bundesarbeitsblatt 4/2001, Tab 261

Abb. 6: Transfersummen im Risikostrukturausgleich 2001 in Mrd. Euro, saldiert, nach Kassenarten

Quelle: VdAK 2002a, nach Daten des Bundesversicherungsamtes

Krankenkassenwettbewerb gefährdet die Solidarität

Dabei ist das beträchtliche Volumen der GKV-internen Umverteilung an sich schon Gegenstand massiver Kritik vor allem seitens der Kassen, die netto in den RSA einzahlen (Forum für Solidarität und Wettbewerb 2002:8), zumal in einzelnen Fällen die unterstützten Empfängerkassen niedrigere Beitragssätze aufweisen als die Zahlerkassen und einzelne Kassen bis zu 30% ihrer Beitragseinnahmen netto in den RSA abführen (z.B. Techniker-Krankenkasse).

Risikoselektion als dominanter Wettbewerbsparameter

Wechselmotive und Wechslerstruktur

Bei der Frage nach den Ursachen dieser Entwicklung sind zunächst die Motive für einen Kassenwechsel zu betrachten. Eine Umfrage im Rahmen einer GKV-weiten WIdO-Frühjahrsstudie 1998/1999 ergab die in Abbildung 7 dargestellten Wechselmotive.

Allerdings sind diese Ergebnisse mit Vorsicht zu genießen. Ein Kassenwechsel bei Wechsel des Arbeitgebers war auch vor der Erweiterung der Kassenwahlrechte möglich, kann also nur zum Teil der Wettbewerbsöffnung zugerechnet werden. Bei der Empfehlung von Freunden und Bekannten könnten Doppelzählungen enthalten sein, weil diese Empfehlungen sich auf die anderen genannten Wechselgründe (Preisniveau, Leistungen, Service) beziehen können. Darüber hinaus erklärt das Wechselmotiv »Service« nicht, dass als Ziel des Kassenwechsels bevorzugt solche Kassen gewählt wurden, die sich durch eher dünn-

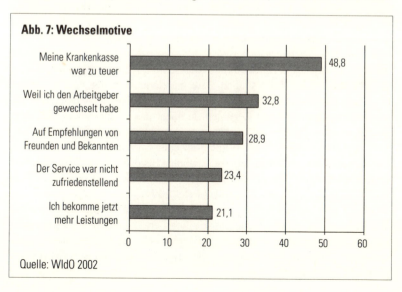

Abb. 7: Wechselmotive

Quelle: WIdO 2002

maschige Geschäftsstellennetze auszeichnen, und die Unterschiede im Leistungsangebot sind tatsächlich nur gering.

Überhaupt können die Kassen nur wenige Wettbewerbsparameter einsetzen, um mit einem attraktiven und unterscheidbaren Angebot zu werben. Das Leistungsangebot ist zu 97% gesetzlich, bzw. durch bindende Entscheidungen von Kassen übergreifenden Gremien kasseneinheitlich festgelegt. Werbung ist sowohl finanziell als auch inhaltlich gesetzlich beschränkt, wenngleich bei allen Kassen ein schleichender Wechsel von informativer zu emotionalisierender Slogan-Werbung zu verzeichnen ist. Servicequalität wird im Allgemeinen nur wahrgenommen, wenn sie spürbar unter den Erwartungen der Versicherten liegt (Haenecke 2001).

Die bedeutendste Determinante für den Kassenwechsel sind die Beitragssätze der geöffneten Kassen, die – je nach Kassenart – etwa zwischen 11% und 15% streuen. Ein Wechsel in eine billigere Kasse kann dem Versicherten – und den Arbeitgebern – über 500 Euro an jährlicher Ersparnis bringen. Nach den Daten des Sozialökonomischen Panels des DIW steigt die Wechselwahrscheinlichkeit mit jedem Prozentpunkt Anstieg des Beitragssatzes um vier Prozentpunkte (Schwarze, Andersen 2001). Nach der gleichen Studie nimmt bis zur Höhe der Beitragsbemessungsgrenze die Wechselbereitschaft auch mit dem Einkommen zu und ist negativ mit dem Lebensalter der Versicherten und der Inanspruchnahme stationärer und positiv mit der ambulanter Leistungen korreliert.

Risikoselektion
Entscheidend für die Fortentwicklung des Kassenwettbewerbs ist dabei der Umstand, dass vorwiegend gesunde Versicherte die Kasse wechseln. Dies lässt sich anhand mehrerer empirischer Indizien recht gut belegen:

Sozioökonomische Daten der Wechsler zeigen, dass die Gruppe der Kassenwechsler in der GKV vor allem aus Angestellten (55,0%) und Facharbeitern (27,1%) besteht, nur 5,5% sind an- bzw. ungelernte Arbeiter. 42,2% verfügen über ein monatliches Haushalts-Nettoeinkommen von über 4.000 DM und 56,0% stammen aus eher urbanen Regionen. Je höher das Bildungsniveau ist, desto größer ist auch das Wissen um Alternativen – 74,8% der befragten Wechsler verfügen über einen höheren Bildungsabschluss. (WIdO 2002) Aus anderen Untersuchungen ist bekannt, dass die genannten Bevölkerungskreise gerade auch diejenigen sind, die über ein deutlich unterdurchschnittliches Krankheitsrisiko verfügen (Bormann/Schroeder 1994; Mielck 1994).

»Wechsler verursachen vor ihrem Wechsel nur etwa 55% der durchschnittlichen Leistungsausgaben in den Hauptleistungsbereichen Arzneimittel, Krankengeld und Krankenhaus im Vergleich zu allen Versicherten der untersuchten Krankenkassen. Im Hauptleistungsbereich ›Sonstige‹ liegt dieser Wert etwa bei 65%.« (Lauterbach/Wille 2001: 10)

Veränderungen der Kostenstruktur: 2001 stiegen die Arzneimittelausgaben pro Versicherten im GKV-Durchschnitt um rund 10%. Bei den Betriebskrankenkassen blieben sie in etwa konstant und wuchsen bei den großen Ersatzkassen hingegen um nahezu 20%. Die höheren Steigerungsraten bei den Ersatzkassen, die eher hohe Beitragssätze und dementsprechend deutliche Mitgliederverluste verzeichnen, sind weitgehend dadurch zu erklären, dass vor allem gesunde Versicherte, die keine Arzneimittel brauchen, die Kasse verlassen, sodass die Ausgaben *pro Versicherten* zwangsläufig überproportional steigen müssen. Bei den Betriebskrankenkassen, die wegen relativ niedriger Beitragssätze die gesunden Versicherten aufnehmen, steigen die Arzneimittelausgaben *pro Versicherten* folglich unterproportional oder sinken sogar. Ähnliche Effekte zeigten sich auch in den anderen Versorgungsbereichen.

Als weiteres Indiz wird vor allem von Seiten der Ersatzkassen darauf hingewiesen, dass den meisten Betriebskrankenkassen aus dem Risikostrukturausgleich beständig mehr Finanzmittel zufließen, als ihren tatsächlichen (anrechnungsfähigen) Leistungsausgaben entspricht, während die Ersatzkassen weniger erhalten (Rebscher 2001, 421). Dies spricht entweder für eine besonders wirtschaftliche Versorgung bei den Betriebskrankenkassen oder aber für eine unterdurchschnittliche Morbidität der Versicherten. Für das Erstere gibt es aber keine konkreten Anhaltspunkte, schon deswegen nicht, weil der Wettbewerbsdruck gerade die Ersatzkassen, nicht aber die Betriebskrankenkassen, zu einem effizienten Kostenmanagement zwingt.

Unverhohlen drängen auch Arbeitgeber ihre (gesunden) Mitarbeiter zum Lohnnebenkosten sparenden Kassenwechsel. So wurden die Beschäftigten von McDonalds aufgefordert, zur preiswerten BKK Mann+Hummel zu wechseln. Hinzu kamen Tipps wie: »Sollten Sie jedoch chronisch krank sein (Asthma, Rückenleiden, Krebs etc.), wechseln Sie bitte auf keinen Fall die Krankenkasse (...) Wechseln Sie auch auf keinen Fall, wenn kranke Familienmitglieder bei Ihnen mitversichert sind (...) Sollten sie bereits 45 Jahre alt sein – würde ich an Ihrer Stelle auch nicht mehr wechseln.« (Zit. n. Ersatzkassen-Report, Okt. 2001) Auf diese Weise soll verhindert werden, dass die günstigen Beitragssätze der BKK Mann+Hummel durch kostenträchtige kranke und gesundheitsgefährdete Neumitglieder strapaziert werden.

Dabei kann dahingestellt bleiben, ob der Kassenwechsel gesunder Versicherter auch durch aktive Risikoselektion seitens der billigeren Krankenkassen verstärkt wird, d.h. durch gezieltes Anwerben und Halten »guter Risiken« oder allein durch passive Risikoselektion, d.h. dadurch, dass die gesunden, jungen, gut verdienenden und flexiblen Versicherten von sich aus eher bereit sind, als bewusste Verbraucher das günstigste Angebot zu wählen. Selbst ein nicht selektives Anwerbeverhalten der Krankenkassen wirkt risikoselektiv, da es faktisch vor allem auf die Versicherten wirkt, die ohnehin eher zu einem Kassenwechsel geneigt sind, und das sind eben weitgehend die besseren Risiken, insbesondere die Gesunden.

Krankenkassen auf dem Weg zum erfolgsorientierten Unternehmen
Auch für die bewusste positive Risikoselektion durch die Kassen gibt es Belege: Nach der Wettbewerbsöffnung haben die Krankenkassen begonnen, sich von schwerfälligen, an den Zielen der Sozialpolitik ausgerichteten Finanzierungsträgern zu erfolgsorientierten Unternehmen mit Marktpositionierung, Corporate Identity, emotionalisierender Werbung zu wandeln – mit allem, was dazu gehört: Sie verstärken ihre professionelle betriebswirtschaftliche Kompetenz, Marketing- und Controllingabteilungen werden aufgewertet, die Organisationen werden von Unternehmensberatungen durchleuchtet, der Mitgliederservice konsequent einem selektiven Vertrieb, d.h. der Akquisition von Versicherten mit positiven Deckungsbeiträgen, untergeordnet. Selektive Mitgliedergewinnung und darauf abgestimmte »Haltearbeit« determinieren auch Fragen der Binnenorganisation, der räumlichen Präsenz, der »Kommunikations«-Politik, des Umfangs und des Zeitpunkts von Beitragssatzanpassungen und andere unternehmerische Handlungsfelder (Paetow 2001).

Auf den ersten Blick ist dies verwunderlich, da die gesetzlichen Krankenkassen nach wie vor Körperschaften öffentlichen Rechts sind, denen per Gesetz die Orientierung am Gewinn verwehrt ist. Damit entfällt die übliche Triebkraft für den Wettbewerb. Kassen scheinen daher eher ein sekundäres Interesse an der Optimierung von Anzahl und Zusammensetzung der Versicherten zu haben. Dagegen entscheiden Größe und finanzielle Stabilität über den politischen Einfluss einer Kasse in Kassenlandschaft und gesundheitspolitischem Umfeld. Sie bestimmen die Verhandlungsposition gegenüber Leistungserbringern, sie tragen zur Sicherung der Arbeitsplätze und zur Stabilität des Betriebsklimas bei. Schließlich ist die Größe auch für den persönlichen Status führender Mitarbeiter von Belang. Wie sehr das Versichertenmarketing die mehr oder minder offene Risikoselektion, die Kassenpolitik und das medizinische Versorgungsgeschehen prägt, lässt sich an zahlreichen Beispielen ablesen.

■ Gesundheitsförderung, also gezielte Maßnahmen der Primärprävention, wurden mit dem Gesundheitsstrukturgesetz von 1993 (§ 20 SGB V) als Kassenleistung zugelassen und trotz Akzeptanz (23% Wachstum in 1994) mit dem Gesundheits-Neuordnungsgesetz von 1997 wieder gestrichen, nachdem sich herausstellte, dass die Kassen diese Vorschrift aus Marketinggründen immer stärker zu mittelschichtorientierten Wellness-Angeboten mit begrenztem medizinischen Nutzen missbrauchten (Prüfdienst Krankenversicherung beim Bundesversicherungsamt; ref. n. Dienst für Gesellschaftspolitik 3/97).

Mit dem Gesundheitsreformgesetz 2000 der rot-grünen Koalition wurde die Gesundheitsförderung wieder begrenzt als Kassenleistung zugelassen, allerdings

Krankenkassenwettbewerb gefährdet die Solidarität

nur für kassenübergreifend beschlossene Handlungsfelder mit klarer präventiver Wirkung. Aber auch die unter diesen restriktiven Bedingungen realisierten Präventionsprojekte wie Reduktion von Stress und Genuss- und Suchtmittelkonsum, Bewegungstraining, Ernährungssteuerung (Spitzenverbände 2000, Niederbühr 2000) ließen Spielraum für Risikoselektion und Versichertenmarketing: Zum einen handelt es sich fast ausschließlich um Projekte der *Verhaltens*prävention, bei denen die Kassen vor allem die gesundheitsbewussten, meist mittelständischen einzelnen Versicherten ansprechen können, und weniger um niedrigschwellige Maßnahmen der *Verhältnis*prävention, also um gesunde Gestaltung der Lebens- und Arbeitsbedingungen. Verhältnisprävention ist zwar von wesentlich besserer Präventionswirkung, eignet sich aber weniger als Marketinginstrument, weil sie weniger zielgenau »erwünschte« Versicherte anspricht, sondern sich eher an sozial schwache und damit gesundheitlich besonders gefährdete Versichertengruppen richtet.

Zum anderen wurde darauf verzichtet, sozial Schwache von Zuzahlungen zu den Maßnahmen zu befreien, was zumindest in der Wirkung darauf hinausläuft, dass diese Gruppen eher von der bei ihnen besonders effektiven Prävention fern gehalten werden.

- Unkonventionelle (alternative) Heilverfahren können, sofern sie weder Regelleistungen noch endgültig aus dem GKV-Leistungskatalog ausgeschlossen sind, kassenindividuell als Satzungsleistung oder als Modellvorhaben angeboten werden. In der Tat bieten fast alle Kassen ein mehr oder minder vielfältiges Spektrum solcher alternativen Verfahren an oder fordern deren Aufnahme in den GKV-Regelleistungskatalog (vgl. am Beispiel Akupunktur: Paetow 2001). Einige Kassen haben die Reichhaltigkeit ihres Angebots und die Kulanz bei der Erstattung geradezu zum Schwerpunkt ihres Marketings gemacht, auch wenn sich deren Leistungen faktisch kaum von denen aller anderen Kassen unterscheiden. Der Grund dafür liegt jedoch nicht in einer irgendwie gearteten medizinischen Effektivität oder ökonomischen Effizienz solcher Verfahren, deren Wirksamkeit in den allermeisten Fällen nach überwiegender ärztlicher Auffassung nicht nachgewiesen ist (Haustein et al. 1998), sondern in der hohen, eher weltanschaulich begründeten Akzeptanz gerade bei gesundheitsbewussten Versicherten mit höherem Bildungsniveau und Einkommen (Kahrs et al. 2000) – mithin guten Risiken. »Modellvorhaben zu alternativmedizinischen Leistungen ... (sind) weniger als Möglichkeit (zu sehen), Versorgungsprobleme zu lösen, vielmehr als nachfrageorientiertes ›Trendangebot‹« (Kahrs et al. 2000, 22).

- Kürzlich hat das Bundesversicherungsamt der Securvita BKK die Kostenübernahme für Mammasonographie-Screening untersagt, da kein Nachweis über den medizinischen Nutzen dieses Verfahrens als Vorsorgeinstrument vorliegt (Presseerklärung vom 2.7.2002). Die betroffene Krankenkasse hatte versucht, sich durch die Kostenübernahme und durch die Initiierung von Massenprotesten

gegen die Untersagung als Vorkämpferin in dem hochgradig angstbesetzten Indikationsbereich Mammakarzinom zu profilieren.
- Selektives Neugründen bzw. Öffnen von Kassen für den Wettbewerb v.a. in Regionen mit unterdurchschnittlichen Ausgaben und die – rechtlich schwierige, aber nicht unmögliche – Schließung, sobald genügend gute Risiken angeworben wurden, der Verzicht auf Geschäftsstellennetze, alles Optionen, die bevorzugt bzw. ausschließlich Betriebs- und Innungskassen offen stehen, können ebenfalls zur Risikoselektion beitragen.

Der RSA hat die Risikoselektion nicht unterbinden können, sie aber modifiziert: Zum einen werden die Spielräume für Risikoselektion in dem Maße enger, wie Risikokomponenten ausgeglichen werden. Unterschiede in den Einkommen werden durch die Berechnung der so genannten Finanzkraft einer Kasse fast vollständig ausgeglichen, Unterschiede in der Morbidität aber nur in Verbindung mit der Alters- und Geschlechtsstruktur. Zum anderen ergibt sich die Risikoqualität eines Versicherten erst unter Berücksichtigung der RSA-Zuweisungen, die durch ihn ausgelöst werden.

Ein »gutes Risiko« ist also ein Versicherter, dessen Kosten unterhalb der RSA-Zuweisung seiner Alters- bzw. Geschlechtsklasse bleiben. Dies macht die Anwerbung gesunder alter Menschen mit wenig Kosten und hohen RSA-Zuweisungen besonders attraktiv.

Teufelskreis Risikoselektion – Risikoentmischung – Desolidarisierung

Im Ergebnis ist davon auszugehen, dass Beitragssatzunterschiede das dominierende Wechselmotiv sind. Das Problem dabei ist, dass die Beitragssatzunterschiede fast ausschließlich von der Risikostruktur, also davon abhängen, wie viele Gesunde und wie viele kostenträchtige Kranke jeweils unter den Versicherten sind. Bei den Ersatzkassen kommt hinzu, dass die höheren Vergütungen, die sie den ÄrztInnen vor der Wettbewerbsöffnung gezahlt hatten, durch das GSG als Kopfpauschalen faktisch festgeschrieben wurden, sodass sie pro Versicherten mehr zum Honorarvolumen für die ambulante ärztliche Versorgung einzahlen als die anderen Kassenarten, und zwar unabhängig vom Inanspruchnahmeverhalten ihrer Versicherten.

Die Kombination von Beitragssatzorientierung und unterdurchschnittlicher Morbidität bei den Wechslern führt zu einer kumulativen Beitragssatzspreizung und Risikoentmischung: In dem Maße, wie gesunde Versicherte in Kassen mit niedrigen Beitragssätzen wechseln, verbessert sich dort die Risikostruktur mit den Folgen günstigerer Beitragssätzen und zusätzlicher Wechselanreize. Bei Kassen mit hohen Beitragssätzen verschlechtert sich umgekehrt die Risikostruktur, so dass deren Beitragssätze steigen und die Neigung v.a. gesunder Versicherter wächst, die Kasse zu wechseln. Verstärkt wird dieser circulus vitiosus dadurch, dass die billigeren Kassen immer generöser ihre Ermessensspielräume bei der Leistungsgewährung ausnutzen können, während die teuren Kassen hier immer restriktiver agieren müssen.

Am Ende dieses Teufelskreises steht eine veränderte Kassenlandschaft, in der der Mitgliederbestand der traditionellen großen Kassen zugunsten einer Vielzahl kleinerer, z.T. neu gegründeter, v.a. Betriebskrankenkassen deutlich geschrumpft ist. Dies wäre an sich ein normaler Wettbewerbsprozess mit der erfreulichen Begleiterscheinung einer Dekonzentration, wäre dies nicht mit einer kumulativen Risikoentmischung und Beitragssatzspreizung verbunden. Im Ergebnis würde sich der Markt in preiswerte Kassen für die Gesunden und teure für die Kranken teilen – eine deutliche Schwächung des Solidarprinzips in der Krankenversorgung.

Einen direkten Einfluss auf den durchschnittlichen Beitragssatz in der GKV hat das nicht: Zwar sinkt dieser Wert in dem Maße, in dem Versicherte zu billigeren Kassen abwandern. Dadurch gehen dem GKV-System finanzielle Mittel verloren, die für die Deckung der unverändert bleibenden Ausgaben fehlen. Aber es müssen auf der anderen Seite zum Ausgleich bei den »Verlierer«-Kassen Beitragssätze angehoben werden, so dass sich der durchschnittliche Beitragssatz in der GKV nicht wesentlich ändert.

Mit der Erosion der großen Versorgerkassen gehen ferner auch größenabhängige Kostenvorteile verloren, darunter so genannte Skaleneffekte bei der Fortentwicklung von Versorgungskonzepten und bei diversen administrativen Abläufen, aber auch bei der Verhandlungsmacht gegenüber der nach wie vor weitgehend monopolistisch organisierten Anbieterseite, den Leistungserbringern wie ÄrztInnen, Orthopädiehandwerkern etc.

Wie weit sich dieser Prozess fortsetzt, ist mit Sicherheit nicht vorherzusagen. Theoretisch könnte er zum Ausscheiden der teureren Kassen aus dem Markt führen, wobei deren überdurchschnittlich morbide Klientel dann von den günstigeren Kassen übernommen werden müsste und Beitragssätze sowie Risikostruktur wieder homogener würden. Wahrscheinlicher ist, dass bei sich weiter aufspreizenden Beitragssätzen die Wechselbereitschaft auch bei den weniger gesunden Versicherten wächst, sodass der Prozess zunehmender Risikoentmischung zu einem Stillstand kommt.

Fazit: Gefahr für die solidarische GKV

Im Ergebnis führt der beschriebene Prozess nicht allein zur Erosion großer Versorgerkassen, sondern zu der des gesamten solidarischen Krankenkassensystems in Deutschland. Außer der letztlich unsozialen Risikoentmischung und Beitragssatzspreizung und außer dem Verlust von größenabhängigen Kostenvorteilen sind es vor allem die Wettbewerbsanreize, die in die falsche Richtung gehen. Wesentlich stärker als von der betriebswirtschaftlichen Effizienz der Verwaltung, der Kundenfreundlichkeit und des Service hängen Markterfolg und finanzielle

Stabilität der Krankenkassen von ihrer Risikostruktur ab. Die Entwicklung medizinisch effektiver Versorgungsmodelle ist hier geradezu kontraproduktiv.

Reformansätze 2001

Es besteht mittlerweile unter der Mehrzahl der Gesundheitsökonomen und der gesundheitspolitischen Entscheidungsträger Einigkeit darüber, dass der Risikostrukturausgleich dauerhaft eine unverzichtbare Voraussetzung für einen auch sozialpolitisch funktionsfähigen Kassenwettbewerb bleiben wird (Lauterbach/ Wille 2001: 22ff.), zumal es sich nicht um Unterstützungsleistungen zugunsten finanziell schwächelnder Kassen handelt, sondern um ein Instrument zur Herstellung gleicher und angemessener Wettbewerbsbedingungen. Die Minderheit derer, die in der Tradition neuklassischer ökonomischer Schulen (Hayek etc.) nur einen Wettbewerb ohne RSA als ein unverfälschtes und damit effizientes Such- und Entdeckungsverfahren für die bestmögliche Versorgung halten oder die als RSA-Zahlerkassen aus nachvollziehbaren Gründen für eine Rückführung des RSA plädieren (Forum für Solidarität und Wettbewerb 2002: 8f.), sind auf dem Rückzug (zur Kritik vgl. Reiners 2002: 50ff.). Uneinigkeit besteht jedoch über Art und Stoßrichtung der erforderlichen Reformen.

Gleichwohl wurden – nach langen Querelen v.a. zwischen den Kassenverbänden – im Verlauf des Jahres 2001 zwei Reformpakete verabschiedet, die allerdings weder eine durchschlagende, kurzfristig wirksame Entzerrung der Wettbewerbsbedingungen einbrachten, noch eine sichere Perspektive für eine nachhaltige Entlastung der großen Versorgerkassen, also der Ortskrankenkassen, der großen Ersatzkassen und bestimmter großer untypischer Betriebskrankenkassen (z.B. BKK Stadt Hamburg).

Ein erster Schritt bestand in der Änderung der Kündigungsregelungen. Vor allem entfiel der für Pflichtversicherte geltende Kündigungs-Stichtag 30.9., um den damit verbundenen konzentrierten Werbe- und Medienrummel und den daraus folgenden psychologischen Druck in Richtung Wechselbereitschaft zu dämpfen. Außerdem wurde ein vorübergehender Kündigungsstopp bis Ende 2001 verordnet. Gewissermaßen als Gegenleistung wurden die Kündigungsmöglichkeiten für alle Versichertengruppen flexibilisiert.

Als zweiter Schritt wurde Ende 2001 der Risikostrukturausgleich (RSA) um drei Komponenten erweitert:
- Risikopool: Die Kosten für PatientInnen, für die in einem Jahr mehr als 20.000 Euro auszugeben sind, werden künftig teilweise zwischen den Kassen umverteilt: Diese Maßnahme setzt zwar unmittelbar an der Morbidität an und führt zu raschen finanziellen Wirkungen, erfasst aber nur wenige sehr teure Fälle und trägt daher wenig zur Lösung des Problems bei.

- Morbiditätsausgleich: Die Berücksichtigung des Anteils an Kranken unter den Versicherten beim Risikostrukturausgleich.
- Disease-Management-Programme (DMP): Kassen, die so genannte Disease-Management-Programme (s.u.) einführen, sollen besondere Finanzmittel aus dem Risikostrukturausgleich zugewiesen bekommen, und zwar in dem Maße, wie die betroffenen PatientInnen sich in solche Programme einschreiben lassen.

Nicht umgesetzt wurden Maßnahmen, die eine sofortige Entlastung von Risikoselektion und Wettbewerbsverzerrung hätten bringen können, wie z.b. der v.a. von den Ersatzkassen geforderte Mindestbeitragssatz und andere Regelungen, die als Alternative hierfür vorgeschlagen wurden, darunter die Abschöpfung ungerechtfertigter RSA-Zuweisungen (Solidarmodell; s.u.). Die Vorschläge scheiterten am Widerstand der Bundesländer, aber auch an Bündnisgrünen, Unionsparteien und Verbraucherschutz, weil diese in Marktgläubigkeit darin einen unzulässigen Eingriff in einen funktionierenden Preiswettbewerb sahen.

Disease-Management-Programme

Disease-Management-Programme sind Versorgungskonzepte v.a. für chronisch kranke PatientInnen, bei denen die Steuerung des Versorgungsgeschehens professionalisiert wird. Im Einzelnen gehört dazu
- Koordination der beteiligten Versorgungssektoren,
- Einbindung der PatientInnen durch Information, Schulung, Erinnerungsservice bei anstehenden Untersuchungsterminen etc.,
- Orientierung der Versorgung an wissenschaftlich gestützten Behandlungsleitlinien,
- systematische Entscheidungsverfahren für die Einleitung weiterführender (Krankenhauseinweisung) oder alternativer Maßnahmen (Medikamentenwechsel),
- Qualitätssicherung, u.a. durch Überprüfung der Compliance[4] und des Behandlungserfolges.

Für die Berücksichtigung im Risikostrukturausgleich werden für die Gruppe der in diese Programme eingeschriebenen Versicherten die durchschnittlichen Ausgaben (Standardausgaben) je Krankheit ermittelt. Da diese i.d.R. höher sind als die durchschnittlichen RSA-Ausgaben, besteht für die Krankenkassen ein deutlicher Anreiz, ihren chronisch kranken Versicherten diese Programme auch anzubieten. Es entstünde ein Wettbewerb um bessere Versorgungskonzepte, ohne dass die Kassen dabei durch Anwerben oder Halten von Kranken ihre finanzielle Lage verschlechtern würden. Dies könnte vielmehr zu einer höheren Lebensqualität der einbezogenen PatientInnen beitragen und dazu dienen, z.B. Spätkomplikationen bei chronischen Erkrankungen zu verhindern. Allein dadurch,

---

[4] Bereitschaft der Patienten, ärztlichen Anweisungen zu folgen

aber auch durch effiziente Ausgestaltung der Programme könnten Kosten gesenkt werden. Effiziente und effektive Versorgung würde dabei zu einem wichtigen Marketingfaktor werden: Eine Studie der ask im Auftrag der Ersatzkassenverbände (Andersen 2002) ergab, dass Versicherte, auch von den Krankheiten Betroffene eine hohe Akzeptanz für DMP-Angebote bekunden, was allerdings nichts über die tatsächliche künftige Inanspruchnahme aussagt. Schließlich wachsen den Kassen mit DMP zusätzliche Kompetenzen bei der Steuerung des Versorgungsgeschehens zu.

Empirisch sind höhere Versorgungseffektivität und -effizienz von DMP allerdings, wenn überhaupt, nur schwach belegt, jedenfalls wenn man von der Situation des US-amerikanischen Managed Care ausgeht (Amelung/Schumacher 1999, vgl. auch die Kontroverse zwischen Lauterbach und Häussler/Glaeske/Gothe, Ärzte Zeitung vom 8.11.2001). In der Einführungsphase werden die Disease-Management-Programme zunächst zusätzliche Kosten verursachen.

Das Gesetz überlässt die konkrete Ausgestaltung der Disease-Management-Programme einem mehrstufigen Verfahren:

- In einem ersten Schritt wird ein dafür eingerichteter Koordinierungsausschuss bestimmen, welche Indikationen überhaupt einbezogen werden. Kriterien sind dabei u.a. Managementfähigkeit, Verbreitung und erwartete Kosteneinsparungen. Vier Indikationen, darunter Diabetes Mellitus und Brustkrebs, wurden bereits durch das Gesetz bestimmt.
- In einem zweiten Schritt muss das BMG aufgrund von Empfehlungen des Koordinierungsausschusses Qualitätskriterien für die Programme per Rechtsverordnung festlegen, anhand derer die einzelnen von den Kassen ausgestalteten Programme dann vom Bundesversicherungsamt zu akkreditieren sind. Auf dieser Basis können die Kassen beginnen, mit ÄrztInnen entsprechende Verträge abzuschließen und geeignete PatientInnen für die Einschreibung in Disease-Management-Programme zu gewinnen.

Sowohl das Definitions- und Rekrutierungsverfahren als auch die Einbindung der DM-Programme in den RSA sind jedoch hochgradig konfliktträchtig, sodass bei Abfassung dieses Aufsatzes eine Einigung der beteiligten Parteien nicht in Sicht war. Selbst wenn zwischenzeitlich die erforderlichen Rechtsverordnungen für wenigstens einige der in Frage kommenden Indikationen in Kraft getreten sein sollten, ist eine adäquate Umsetzung im medizinischen Alltag fraglich.

Die erste Konfliktebene, die unmittelbar mit der Verknüpfung von DMP und RSA zusammenhängt, folgt aus den kassenspezifisch unterschiedlichen finanziellen Auswirkungen der Regelung: Jede Kasse(-nart) profitiert in dem Maße von den DMP-spezifischen Sonderzuweisungen aus dem RSA, in dem sie zum einen überhaupt chronische PatientInnen mit einer DMP-fähigen Indikation unter ihren Versicherten hat und in dem sie zum anderen diese zur Einschreibung

Krankenkassenwettbewerb gefährdet die Solidarität 43

in ein DMP motivieren kann. Für die Versicherten ist die Teilnahme freiwillig. Nur wenn es einer Kasse gelingt, mehr Versicherte in ein DMP einzubeziehen als die anderen Kassen, wird sie netto höhere RSA-Zuweisungen erhalten.

Da die Mitgliedschaften der einzelnen Kassen unterschiedliche Sozial- und Bildungsstrukturen aufweisen, hängt der Erfolg der DMP-Rekrutierung entscheidend davon ab, wie anspruchsvoll die Voraussetzungen für die Einschreibung in bzw. das Verbleiben im DMP definiert werden. Programme, bei denen von den PatientInnen ein hohes Maß an Mitwirkung (Schulungen, Untersuchungen, Compliance etc.) abverlangt wird, deren Erfolg an strengen Maßstäben gemessen wird, begünstigen solche Kassen, deren Klientel aufgrund ihres Gesundheitsbewusstseins oder ihres Bildungsstatus eher solchen Anforderungen gewachsen ist. Ist etwa für die Einschreibung eine Zweitmeinung erforderlich oder sind im Rahmen des DMP ausführliche Patientenunterweisungen vorgesehen, ist der Zugang höherschwellig als bei Einschreibung »per Postkarte« mit Unterweisungsfaltblatt. Dieser Effekt ist aber kassenartenspezifisch unterschiedlich. Bei geringschwelligem Zugang werden v.a. die AOKn viele DMP-PatientInnen haben, die Ersatzkassenpatienten werden sich auch bei höherschwelligem Zugang einschreiben. Nicht zuletzt deswegen drängen besonders die Ersatzkassenverbände auf anspruchsvolle Qualitätsstandards (Rebscher 2001: 420). Die Festlegung kassenübergreifend einheitlicher Maßstäbe für Einschreibung und Durchführung der Programme sind daher einer der wichtigsten, kaum lösbaren Konflikte bei der Umsetzung der DMP-Regelung.

Da die DMP-bezogenen RSA-Zuweisungen sich ferner nach den durchschnittlichen Ausgaben einer DMP-PatientIn richten, haben diejenigen Kassen einen Vorteil, deren Programme besonders kostengünstig sind, entweder indem sie für eine wirtschaftlichere Durchführung der Programme sorgen oder weil es ihnen gelingt, nur die »günstigeren« Fälle für das DMP zu selektieren. Das DMP-Einschreibverfahren begünstigt eine solche Risikoselektion insofern, als vor allem besonders compliante, gesundheitsbewusste, zu Selbststeuerung befähigte, mithin unter den chronischen PatientInnen die besseren Risiken für eine Einschreibung in Frage kommen, dies umso mehr, je höher die Anforderungen an eingeschriebene PatientInnen gestellt werden. Folglich müssen allein deswegen alle Erfolgsindikatoren bei DMP-PatientInnen besser liegen als im Durchschnitt aller chronischen PatientInnen der gleichen Indikation, nicht deswegen, weil das DMP medizinisch oder ökonomisch überlegen ist, sondern schon wegen der selektiven Wirkung der Einschreibung. Das Bestreben, kassenindividuell DMP-PatientInnen günstiger zu versorgen als die übrigen Kassen, löst ferner einen Garotteneffekt aus, da eine erfolgreiche Kostensenkung einzelner Kassen auch den Durchschnitt der DMP-Kosten und damit das Niveau der RSA-Zuweisungen absenkt. Dies führt zu verstärkten Rationalisierungsbemühungen usw., sodass letztendlich ein Druck auch auf die Qualität der Versorgung entstehen kann.

Die zweite Konfliktebene, die aus der Verknüpfung von DMP und RSA folgt, betrifft das Verhältnis zu VertragsärztInnen bzw. zu PatientInnen. Insbesondere die ÄrztInnen stehen der Einführung von DM-Programmen wenig aufgeschlossen gegenüber, und zwar aus drei Gründen (vgl. hierzu auch den Beitrag von Leonhard Hajen in diesem Band, S. 143ff.).

1. Schon durch eine unverbindliche Vorgabe von evidenzbasierten Leitlinien wird die ärztliche Therapiehoheit eingeschränkt, was allerdings gesundheitspolitisch erwünscht ist, weil auf diese Weise der international gesicherte Stand medizinischen Wissens die »hüpfende Beliebigkeit« individueller Therapieansätze, einer Mischung von Wissensresten aus dem Studium, Gewohnheiten und lückenhaftem, meist von der Medizin-Industrie dominierten Weiterbildungswissen, zu verdrängen beginnt. Von einer »Kochbuchmedizin« kann dabei nicht die Rede sein, da evidenzbasierte Leitlinien genügend Spielräume für die Beachtung des Einzelfalls und für die Einbeziehung individueller ärztlicher Erfahrungen lassen. Dies verlangt von der Ärzteschaft eine kritische Sichtung des eigenen Therapieverhaltens und könnte zu Konflikten mit den PatientInnen führen, denen ggf. ein Therapiewechsel erklärt werden muss. Hinzu kommt, dass die Definition von Leitlinien durch Interessendivergenzen zwischen Fachgesellschaften, Krankenkassen und Medizin-Industrie hochgradig konfliktbeladen ist (Kühn 1993; Glaeske/v. Stillfried 1995).

2. Die Hoheit über die Steuerung des Versorgungsgeschehens wird teilweise von den Kassenärztlichen Vereinigungen auf die Krankenkassen übertragen. Das weicht den monopolistischen Sicherstellungsauftrag der Ärzteverbände auf. Deswegen hat integrierten Versorgungskonzepten auch schon in der Vergangenheit massiver Widerstand durch die Ärzteschaft gegolten.

3. Die geplanten Rahmenbedingungen der DM-Programme erlauben den Kassen, das Verhalten sowohl der PatientInnen als auch der ÄrztInnen anhand konkreter medizinischer Versichertendaten zu überwachen, es auf medizinische Effektivität, auf Leitlinientreue sowie ökonomische Effizienz zu überprüfen. Dabei werden den ÄrztInnen zusätzliche Dokumentationspflichten auferlegt. Gravierender ist jedoch, dass den ÄrztInnen teilweise therapierelevante Entscheidungen – Einschaltung von Fachärzten und Spezialkliniken, Nachschulung von PatientInnen etc. – faktisch aus der Hand genommen würden. Das erinnert an die Verhältnisse des US-amerikanischen Managed Care Systems, wo Ärzte einem streng betriebswirtschaftlich orientierten Management unterworfen sind, was Untersuchungen zufolge zu einer erheblichen Verschlechterung ihrer Berufszufriedenheit führt (Kühn 1997: 20ff.). Vor allem aber wegen der Gefahr eines »gläsernen Arztes« verweigert die Ärzteschaft vehement die Lieferung patienten- und arztbezogener Versorgungsdaten – teilweise unter der Begleitmusik hoch emotionaler Polemiken, in denen auch Ausdrücke wie »der ÄrztIn als informeller Mitarbeiter der Krankenkassen« fallen.

Während die Ärzteschaft also keinen Grund hat, die Umsetzung der DM-Programme zu forcieren, sind die Krankenkassen auf deren Mithilfe zwingend angewiesen, wenn sie genügend PatientInnen zur Teilnahme für die angestrebten RSA-Sonderzuweisungen bewegen wollen. Auch den eingeschriebenen PatientInnen werden hohe Anforderungen abverlangt und sie müssen die Kassen im Arzt-Patient-Vertrauensverhältnis als Dritte akzeptieren. Erfahrungen mit freiwilliger Beteiligung von PatientInnen an vergleichbaren integrierten Versorgungskonzepten (Praxisnetz Berlin, Hausarztmodell in der Schweiz) sind wenig ermutigend. Vor diesem Hintergrund werden ohne die Überzeugungskraft der ÄrztInnen nur wenige PatientInnen zur RSA-wirksamen Einschreibung in Disease-Management-Programme bereit sein.

Im Ergebnis steht und fällt die RSA-Wirksamkeit dieser Programme also mit der Kooperationsbereitschaft der Ärzteschaft, sodass deren Forderungen,
- zusätzliche Honorare zur Abgeltung des höheren administrativen Aufwandes
- Empfehlungscharakter der Leitlinien
- Vermeidung des »gläsernen Patienten«, d.h. in Wirklichkeit Vermeidung des »gläsernen Arztes« durch Pseudonymisierung aller den Kassen zur Verfügung gestellten Versorgungsdaten

eine hohe Realisierungschance haben. Werden sie aber realisiert, so wird viel vom eigentlichen Gehalt der DM-Programme aufgegeben. Übrig bleiben könnte ein Deal, bei dem die ÄrztInnen gegen höheres Honorar die PatientInnen zur Einschreibung in die DM-Programme bewegen, die eigentliche Versorgungssteuerung aber nicht mehr stattfindet, weil die Leitlinien die ÄrztInnen nicht binden und den Kassen für ihren Part beim Versorgungsmanagement die Daten fehlen. Verzichten können die Kassen aber auf die Daten allein schon deswegen nicht, weil sie sie auch zur Prüfung der Berechtigung einer Einschreibung in das DMP und als Grundlage eines gezielten Versichertenmarketings benötigen. Zwar bahnte sich bei Abfassung dieses Textes für das Datenproblem ein Formelkompromiss an, rechtzeitig bevor des BMG in Form einer Ersatzvornahme tätig wurde. Damit ist aber dessen Praxistauglichkeit noch nicht gesichert.

Morbiditätsausgleich vs. Solidarmodell

Gefährdet ist auch die zweite wichtige Komponente der RSA-Reform, der Morbiditätsausgleich, d.h. die Orientierung der Ausgleichszahlungen an Indikatoren, die die Verbreitung behandlungsbedürftiger Erkrankungen unter den Versicherten einer Kasse widerspiegeln. Derartige Indikatoren liegen für Deutschland nicht vor, sodass deren Einführung frühestens 2007 zu erwarten ist. Das Bundesministerium für Gesundheit wird zunächst über ein Gutachten klären lassen, wie diese morbiditätsbestimmenden Faktoren am zweckmäßigsten ermittelt werden können, etwa auf der Grundlage von Diagnosen oder der Wirkstoffe der verordneten Arzneimittel.

Bis dahin wird die Umsetzung dieser Regelung jedoch umstritten bleiben. Insbesondere die Ersatzkassen machen zahlreiche Einwände geltend (VdAK 2002 b, 43f.), darunter

- Anreize bei ÄrztInnen und Kassen, Krankheitsdiagnosen »nach oben« zu manipulieren (»up-coding«), d.h. künstlich »krank rechnen« – mit entsprechenden Kostenfolgen.
- Mangelnde Anreize für Präventionsangebote, vor allem, wenn aus dem RSA ein reiner Ausgabenausgleich wird, der die Überwälzung von Ausgaben auf die gesamte GKV ermöglicht.
- Einbeziehung »weicher« Indikatoren, die im Gegensatz zu den bislang verwendeten (Alter, Geschlecht, Familienquote) schwer erfassbar und nicht manipulationssicher sind.
- Fehlende Vorbilder für Morbiditätsindikatoren.

Aber diese Einwände sind wenig stichhaltig: Anreize zum up-coding bestehen ohnehin, auch etwa im Rahmen der DM-Programme. Sie lassen sich durch eine Reihe bereits praktizierter Maßnahmen, ICD, Wirtschaftlichkeitskontrollen etc., zwar nicht perfekt, aber hinreichend eindämmen. Einem in der Tat problematischen reinen Ausgabenausgleich ließe sich durch Standardisierung der anrechenbaren Ausgaben begegnen, und der Fehler, der bei »weichen«, aber prinzipiell richtigen Indikatoren auftritt, ist nicht zwangsläufig größer als der bei »harten« Indikatoren, die aber weniger valide sind, d.h. präzise »am Ziel vorbei« messen. Im Übrigen wird das Fehlen von (ausländischen) Erfahrungen mit vergleichbaren Indikatoren bestritten (Jacobs/ Häussler 2002; Rosenbrock 2002a, 26; BMG 2001 mit Verweis auf US-amerikanische und niederländische Ansätze).

Der Morbiditätsausgleich ist die einzige Maßnahme, die Risikoselektion zielgenau bekämpfen könnte, wobei Rosenbrock zuzustimmen ist, dass streng genommen allein eine »Morbiditätsorientierung des RSA« nicht ausreicht, sondern vielmehr eine Mittelzuweisung an die Kassen anhand von »sozialepidemiologisch fundierten Risiko- und Kostenprofilen, die möglichst genau die erwartbare Morbidität einschließlich der sozial, d.h. nach Einkommen, Ausbildung und Beruf ungleichen Erkrankungs- und Bewältigungswahrscheinlichkeiten (je nach kassenspezifischer Risikomischung; H. P.) abbilden« (Rosenbrock 2002a, 26). Allerdings darf bezweifelt werden, ob ein derart anspruchsvolles Konzept politisch durchsetzbar ist.

Die Kritik der Ersatzkassen am Morbiditätsausgleich scheint vielmehr auch darauf zurückzuführen zu sein, dass diese überwiegend über eine günstige Morbiditätsstruktur verfügen und daher von einem morbiditätsorientierten RSA eher Nachteile erwarten müssen. Daher wurde von dieser Seite eine weitere Reformkomponente für den RSA vorgeschlagen, das so genannte Solidarmodell, als schnell wirkende Entlastung der Zahlerkassen und wohl auch als Ersatz für den

Morbiditätsausgleich (VdAK 2002: 42ff.). Dieses Modell sieht vor, bei Kassen, die mehr aus dem RSA erhalten, als sie zur Deckung der Leistungsausgaben brauchen, der überschießende Betrag größtenteils abgeschöpft und an die anderen Kassen umverteilt wird. Auf diese Weise würden den Empfängerkassen Finanzmittel entzogen, die sie zum »Beitragssatz-Dumping« einsetzen würden.

Der Vorschlag besticht durch die einfache Berechenbarkeit, durch die tendenzielle Reduktion der Transfersummen und v.a. durch die rasche Umsetzbarkeit auf der Basis ohnehin vorhandener Daten. Auf der anderen Seite handelt es sich um einen reinen Finanzausgleich,
- der sich nicht an Morbiditätsstrukturen oder anderen medizinischen Kriterien bemisst,
- der unterschiedslos die RSA-Gewinne aus Risikoselektion (zu Recht) und die aufgrund wirtschaftlicherer Versorgungsmodelle etc. (zu Unrecht) abschöpft und
- der daher keine Anreize für einen Leistungswettbewerb setzt.

Daher ist dieses Modell sehr wohl als Ad-hoc-Lösung, nicht aber als Ersatz für einen morbiditätsorientierten RSA geeignet. Seine Nähe zu dem u.a. von Wettbewerbshütern als marktwidrig kritisierten und mittlerweile verworfenen Modell der Mindestbeitragssätze dürfte aber die Durchsetzungschancen erheblich mindern.

Schlussfolgerungen

Ist die Wettbewerbsorientierung gescheitert?

Beitragssätze, Finanzlage und Wettbewerbsposition der Krankenkassen hängen im Wesentlichen von deren Risikomischung ab, sodass Risikoselektion, aktive wie passive, im Wettbewerb alle anderen Handlungsparameter wie Service, Versorgungsqualität etc. dominiert. Daran hat der Risikostrukturausgleich bislang nichts Wesentliches ändern können, und auch dessen Reform gibt bislang kaum einen Grund zur Hoffnung auf baldige Besserung.

Ein echter Wettbewerb um optimale Versorgungsstrukturen ist nicht in Sicht, weil die Verknüpfung des RSA mit DMP zu kaum überwindbaren Konflikten und Blockaden zwischen der Vielzahl betroffener Akteure führt. So ist an die Seite des unsolidarischen Wettbewerbs um die guten Risiken mittlerweile der Wettbewerb um die beste begünstigende Regulierung bzw. Umsetzung rechtlicher Vorschriften getreten, von dessen Ergebnis langfristig Finanzlage und Wettbewerbsposition der Kassenarten und Kassen noch stärker determiniert werden als von deren Risikomischung.

Bislang steht also der Beweis noch aus, dass es möglich ist, einen funktionsfähigen Kassenwettbewerb ohne Verletzung von sozialpolitischen und allokativen Zielen zu installieren. Solange der Erfolg bei der Risikoselektion den Markt-

erfolg der Krankenkassen wesentlich bestimmt, wird sich deren »Unternehmens«-Politik konzentrieren auf
- Marketing mit dem Ziel, gute Risiken anzuwerben, attraktive Angebote für Mittelschichtler bzw. für die 90% Versicherten zu entwickeln, die den geringeren Anteil an Kosten verursachen,
- Kostendämpfung im Bereich der Versorgung schwer Kranker, die das Gros der Kosten verursachen – ggf. auch um den Preis sinkender Qualität.

Ohne eine nachhaltige Reform der Wettbewerbsverfassung der Krankenkassen werden Risikoentmischung und Beitragssatzspreizung zunehmen – mit der Folge, dass das Solidarprinzip immer mehr dem Wettbewerb geopfert wird. Der Wettbewerbsdruck wird gerade die großen Versorgerkassen zu intensiveren Rationalisierungsanstrengungen zwingen, ohne dass deren Erosion dadurch aufgehalten wird. So gehen auch größenabhängige Kostenvorteile nach und nach verloren.

Zügige Fortentwicklung des Risikostrukturausgleichs!
Vordringlich ist die rasche Umsetzung eines Risikostrukturausgleichs mit einer klaren Morbiditätsorientierung. Diese Reform muss zügig vonstatten gehen, da sonst eine unwiderrufliche Erosion der Kassenlandschaft droht. Das würde das Solidaritätsprinzip nachhaltig demontieren. Daher sind weitere kurzfristig wirkende Maßnahmen erforderlich, die sofort die Anreize zur Risikoselektion senken, ggf. auch um den Preis einer unpräzisen Wirkung. Das von den Ersatzkassen vorgeschlagene Solidarmodell (s.o.) wäre hier ein brauchbarer Ansatz, sofern er tatsächlich nur temporär zur Überbrückung der Zeit bis zur Umsetzung des Morbiditätsausgleichs eingesetzt würde. Allerdings ist die Gefahr nicht gering, dass angesichts der beschriebenen Konflikte vor allem hinsichtlich des Datenflusses das Provisorium zur Dauerlösung wird. Daraus sind drei Konsequenzen zu ziehen:

1. Die Solidarmodell-Regelung ist rechtstechnisch mit einem »Verfallsdatum« auszustatten, dem zufolge für eine Fortführung die gleichen parlamentarischen Hürden gelten wie bei der Erstfassung.
2. Die Datenfrage muss per Gesetz verbindlich geregelt werden und kann nicht der gemeinsamen Selbstverwaltung von ÄrztInnen und Krankenkassen überlassen bleiben.
3. Die Anforderungen an die Präzision eines morbiditätsorientierten RSA dürfen nicht prohibitiv hoch gesetzt werden.

Die Lösung könnte in einer modifizierten sukzessiven Ausweitung von DMP auf alle chronischen Erkrankungen liegen, und zwar an Stelle der bislang vereinbarten Reformkonzepte. Zum einen ist es nicht zu rechtfertigen, dass sich die Anstrengungen der Kassen zur Versorgungsoptimierung auf bestimmte Krankheiten konzentrieren, zum anderen könnten so etwa 80% der Leistungsausgaben im RSA morbiditätsgerecht erfasst und außerdem die Vorteile eines gezielten Versorgungsmanagements umfassend genutzt werden. Dabei müssten die formalen Anforderungen an das DMP deutlich heruntergeschraubt werden. Entfallen müsste vor allem das konfliktträchtige Einschreibverfahren. Vielmehr müssten die ÄrztInnen generell bei Vorliegen der entsprechenden Indikation an evidenzbasierte Leitlinien gebunden werden, sodass alle PatientInnen davon profitieren könnten und der Anreiz entfallen würde, DMP weniger nach medizinischer Effektivität als nach Attraktivität für ÄrztInnen und PatientInnen zu gestalten. Umgekehrt müsste die (nachprüfbare!) Diagnose als Grundlage für RSA-Zuweisungen ausreichen. Es würden dabei genügend ökonomische Anreize für besonders effizientes Management durch die einzelnen Kassen verbleiben, die Spielräume für Risikoselektion wären hinreichend eingeengt, und eine Morbiditätsorientierung wäre zwar nicht vollkommen, aber hinreichend erreicht.

Mehr Vertragsfreiheit?
Es stellt sich die Frage, ob sich die Lage durch eine Lockerung der Vertragsfreiheit gegenüber den Leistungserbringern bessern würde, ein ceterum censeo v.a. seitens der Krankenkassen.»Was wir jetzt dringend brauchen, ist eine Effizienzsteigerung durch Deregulierung und mehr Wettbewerb, insbesondere durch weitgehende Liberalisierung der Vertragsgestaltungen, bei ausdrücklicher Bewahrung der sozialen Bezüge der GKV.« (Fiedler 1995: 81, vgl. auch Forum 2002: 3) Die Kassen wären nicht mehr an »gemeinsame und einheitliche« Vertragsabschlüsse gebunden, unterlägen nicht mehr dem Kontrahierungszwang gegenüber Leistungserbringern und könnten im Wettbewerb effizientere Versorgungs- und Honorierungssysteme mit ausgewählten ÄrztInnen etc. erproben.

Solange jedoch die bestehenden Verwerfungen im Kassenwettbewerb nicht beseitigt sind, ist nicht an eine Lösung zu denken, weil eine flexiblere Vertragsgestaltung eher zur Risikoselektion als zur Versorgungsoptimierung eingesetzt werden könnte. So könnten vor allem die Kassen mit guter Risikostruktur ihre größeren finanziellen Spielräume nutzen, um mit den Leistungserbringern höhere Honorare als Gegenleistung für eine bevorzugte Behandlung ihrer Mitglieder zu vereinbaren. Auf diese Weise entstünden »Premium«-Kassen, mit denen faktisch das Prinzip der einheitlichen bedarfsgerechten Versorgung geschwächt würde, und man würde sich auch auf diese Weise dem US-amerikanischen Managed-Care-System mit seinem sozial differenzierten Leistungsangebot nähern. Bei kassenspezifisch unterschiedlichen Verträgen müsste entweder die einzelne ÄrztIn die Behandlung ihrer PatientInnen je nach Kassenzugehörigkeit variieren, oder es würde bei selektivem Kontrahieren die freie Arztwahl deutlich eingeschränkt werden müssen. Gegen eine mäßige Flexibilisierung der Vertragsstrukturen, gepaart mit einem weit gehenden Recht aller Beteiligten, bestehenden Verträgen beizutreten, ist jedoch nichts einzuwenden, nicht zuletzt, um die in der Tat kontraproduktive monopolistische Macht der Kassenärztlichen Vereinigungen zu relativieren.

In dem Maße aber, in dem Krankenkassen steuernd in das Versorgungsgeschehen eingreifen, etwa mithilfe von DM-Programmen, von selektiven Verträgen mit Leistungserbringern oder durch stärkere Kompetenzen bei der Kapazitätssteuerung, werden sie selbst Akteure auf der Angebotsseite – mit durchaus eigenständigen Interessen (Schwächung der Notars- bzw. agent-Funktion). Sie müssen stärker als bisher einer Kontrolle durch neutrale Dritte unterstellt werden, darunter auch neutrale Institute, vergleichbar mit dem britischen NICE (Glaeske/Lauterbach/Rürup/Wasem 2001), Verbraucherschützer, regionale Gesundheitskonferenzen und bzw. oder Wettbewerbsbehörden.

Die Selbstverwaltung im Gesundheitswesen kann diese Funktion, wenngleich demokratisch legitimiert, nur begrenzt wahrnehmen. Das ergibt sich sowohl aus der Art des Interessengegensatzes innerhalb und zwischen der gemeinsamen Selbstverwaltung als auch aus der Beschränkung auf die jeweils eigene Kasse oder den jeweils eigenen Verband. Versicherte/PatientInnen als MarktteilnehmerInnen sind – aus bekannten Gründen – auch nur begrenzt in der Lage, Kontroll- bzw. Korrektivfunktionen wahrzunehmen. Selbsthilfe-Gruppen können sehr hilfreich sein, werden aber zunehmend instrumentalisiert.

Einheitskasse als Alternative?

Reformbedürftig sind ferner die ungleichen Öffnungs-, Schließungs- und Neugründungsbedingungen für Krankenkassen, die derartige strategische Optionen nur für zwei Kassenarten reservieren. Dies wird zu Recht von den übrigen Kassenarten beklagt, für die daraus zusätzliche Wettbewerbsnachteile resultieren. Ein Verbot zusätzlicher Öffnungen für die Kassenwahl der Versicherten und von weiteren Neugründungen, wie von den Ersatzkassen gefordert (VdAK 2002b), würde einen Rückschritt gegenüber der Seehoferschen Wettbewerbsöffnung bedeuten, die bislang nicht geöffneten Kassen benachteiligen und dürfte politisch kaum durchsetzbar sein. Auf der anderen Seite gibt es keinen vernünftigen Bedarf an weiteren gesetzlichen Krankenkassen, und die Erweiterung der Neugründungsrechte auf alle Kassenarten wäre ein erster Schritt zur Öffnung des GKV-Marktes für private Versicherungsunternehmen und damit zur Auflösung des GKV-Systems. Vermutlich läge die Lösung in der Mitte: Keine Gründung neuer Kassen und bundesweite Öffnung aller bestehenden.

Wenn es nicht gelingen sollte, den Kassenwettbewerb auf eine Weise zu organisieren, die das Solidaritätsprinzip unangetastet lässt, dürfte die Bildung einer Einheitskasse die richtige Alternative sein. Das gegliederte Kassen(-arten-)system ist ohnehin ein deutsches Unikum und ein historisches Relikt, das spätestens seit dem Gesundheitsstrukturgesetz obsolet geworden ist. Mittlerweile bilden sich auch die ersten Koalitionen über die Grenzen der Kassenarten hinweg.

Länder mit Einheitsversicherungen, oft steuerfinanziert, sind im internationalen Vergleich eher erfolgreicher als wettbewerbsorientierte wie z.b. das der USA. Eine Einheitsversicherung würde den lähmenden politischen Streit zwischen den Kassenarten ebenso vermeiden wie die Konzentration auf Risikoselektion. Wichtige gesundheitspolitische Grundziele, wie Einheitlichkeit des Leistungskataloges und Angleichung der Beitragsbelastungen, wären automatisch erreicht.

Die Versicherung hätte eine gute Verhandlungsposition gegenüber Leistungserbringern und könnte zugleich besser nach demokratischen Prinzipien gesteuert werden. Es wären flexiblere Vertragsstrukturen mit den Leistungserbringern möglich, ohne dass der/die einzelne ÄrztIn gleich mehrere unterschiedliche Verträge zu beachten hätte. Auf der anderen Seite könnte so – ähnlich wie z.B. in Großbritannien – auf lokaler oder regionaler Ebene zwischen den Leistungsanbietern Wettbewerb stattfinden.

Allerdings ist derzeit für eine »große Lösung«, eine »regionalisierte Einheitsversicherung mit gesundheits- und organisationswissenschaftlich gestütztem Management und einem Wettbewerb um die besten gesundheitlichen Ergebnisse, ... keine durchsetzungsfähige Kraft in Sicht« (Rosenbrock 2002b: 34).

Möglicherweise ist das Ziel einer solidarischen Wettbewerbsordnung, also die Versöhnung von Wettbewerbs- und Solidaritätsprinzip, grundsätzlich schon deswegen nicht erreichbar, weil das System der Regulierungen, mit denen die Solidarität vor dem Wettbewerb geschützt werden soll, zu komplex sein muss, um realisiert werden zu können.

Literatur
Amelung, V., Schumacher, H. (1999): Managed Care, Wiesbaden
Andersen, H. H. (2002): Der VdAK-AEV-Versichertenreport 2001, www.vdak-aev.de 10.7.2002
Aust, B. (1994): Zufriedene Patienten? Eine kritische Diskussion von Zufriedenheitsuntersuchungen in der gesundheitlichen Versorgung, Veröffentlichungsreihe der Forschungsgruppe Gesundheitsrisiken und Präventionspolitik, Wissenschaftszentrum Berlin für Sozialforschung P94-201
Bormann, C., Schroeder, E. (1994): Soziale Ungleichheit im Krankenstand dargestellt am Beispiel des Indikators »Tage mit gesundheitlicher Beeinträchtigung«, in: Mielck (1994), 209-226
Braun, B., Kühn, H., Reiners, H. (1998): Das Märchen von der Kostenexplosion, Frankfurt a.M.
Breyer, F., Kifmann, M. (2001): Optionen der Weiterentwicklung des Risikostrukturausgleichs in der GKV, DIW-Diskussionspapier Nr. 236, Berlin
Buchholz, W., Edener, B., Grabka, M., Henke, K.-F., Huber, M., Ribhegge, A., Wagener, H.-J., Wagner, G.G. (2001): Wettbewerb aller Krankenversicherungen kann Qualität verbessern und Kosten des Gesundheitswesens senken, DIW-Diskussionspapier Nr. 247, Berlin

BMG (2001a): Bundesministerium für Gesundheit: Fragen und Antworten zur Reform des Risikostrukturausgleichs
BMG (2001b): Bundesministerium für Gesundheit: Statistisches Taschenbuch Gesundheit 2001
Fiedler, E. (1995): Vorfahrt für die Selbstverwaltung, in: Die Ersatzkasse 3/1995, 81
Forum für Solidarität und Wettbewerb in der gesetzlichen Krankenversicherung (2002): Positionen des Forums für Solidarität und Wettbewerb in der gesetzlichen Krankenversicherung zur Gesundheitspolitik in der 15. Legislaturperiode, www.gkv-forum.de (9.7.2002)
Gerlinger, Th. (2002): Zwischen Korporatismus und Wettbewerb: Gesundheitspolitische Steuerung im Wandel, Veröffentlichungsreihe der Arbeitsgruppe Public Health, Wissenschaftszentrum Berlin für Sozialforschung P94-201
Haenecke, H. (2001): Krankenkassen-Marketing. Eine empirische Analyse der Erfolgsfaktoren, München, Mehring
Hajen, L., Paetow, H., Schumacher H. (2000): Gesundheitsökonomie, Stuttgart
Haustein, K.-O., Höffler, D., Lasek, R., Müller-Oerlinghausen, B. (1998): Außerhalb der wissenschaftlichen Medizin stehende Methoden der Arzneitherapie, in: Deutsches Ärzteblatt 1998; 95: A-800-805 Heft 14], www.bundesaerztekammer.de (2.2.1999)
IGES, Cassel, D., Wasem, J. (2001): Zur Wirkung des Risikostrukturausgleichs in der gesetzlichen Krankenversicherung. Gutachten im Auftrag des Bundesministeriums für Gesundheit
Jacobs, K., Häussler, B. (2002): Disease Management im künftigen Kassenwettbewerb, In: G+G Wissenschaft 1/2002, 24-31
Kahrs, M., Marstedt, G., Niedermeier, R., Schulz, T. (2000): »Alternative Medizin«. Paradigma für veränderte Ansprüche von Patienten, in: Arbeit und Sozialpolitik 1-2/2000, 20-30.
Kühn, H. (1993): Arzt-Konsument-Verhältnis: Der gesunde Patient, in: Arzt-Konsumenten-Verhältnisse, Jahrbuch für Kritische Medizin 21, 1993, 6ff.
Kühn, H. (1997): Managed Care. Medizin zwischen kommerzieller Bürokratie und integrierter Versorgung am Beispiel USA, in: Gesundheit, Bürokratie, Managed Care, Jahrbuch für Kritische Medizin 27, S. 7-52
Glaeske, G., Lauterbach, K.W., Rürup, B. Wasem, J. (2001): Weichenstellung für die Zukunft – Elemente einer neuen Gesundheitspolitik. Gutachten für die Friedrich-Ebert-Stiftung
Lauterbach, K.W., Wille, E. (2001): Modell eines fairen Wettbewerbs durch den Risikostrukturausgleich. Gutachten im Auftrag des VdAK, AEV, AOK-Bundesverbandes und des IKK-Bundesverbandes
Mielck, A., (Hrsg.) (1994): Krankheit und soziale Ungleichheit, Ergebnisse der sozialepidemiologischen Forschung in Deutschland, Opladen
Niederbühr, K. (2000): Leitfaden für qualitätsgesicherte Präventionsmaßnahmen verabschiedet, in: die ersatzkasse 8/2000, 312ff.
Paetow, H. (2001): Neue Anforderungen an das Gesundheitsmarketing, in: Zerres M., Zerres, Ch. (Hrsg.): Gesundheitsmarketing, München, Mehring, 1-17
Paetow, H. (2002): Ökonomisierung der Gesundheit – die Rolle der Gesundheitsökonomie, in: spw – Zeitschrift für sozialistische Politik und Wirtschaft 3/2002, 17-21

Rebscher, H. (2001): Disease Management und Risikostrukturausgleich, in: die ersatzkasse 11/2001, 420-421
Reiners, H. (2002): Ökonomisches Dogma und Gesundheitspolitik, in: Deppe, H.-U., Burkhardt, W. (Hrsg.): Solidarische Gesundheitspolitik, Hamburg, S. 36-56
Rosenbrock, R. (2002a): Das GKV-System – mehr Effizienz durch noch mehr Wettbewerb?, in: spw – Zeitschrift für sozialistische Politik und Wirtschaft 3/2002, 24-26
Rosenbrock, R. (2002b): Kann die Soziale Krankenversicherung in der Marktgesellschaft überleben?, in: Deppe, H.-U., Burkhardt, W. (Hrsg.): Solidarische Gesundheitspolitik, Hamburg, S. 24-35
Schwarze, J./Andersen, H. H. (2001): Kassenwechsel in der Gesetzlichen Krankenversicherung: Welche Rolle spielt der Beitragssatz?, DIW Diskussionspapier Nr. 267, Berlin
Spitzenverbände der gesetzlichen Krankenversicherung (2000): Gemeinsame und einheitliche Handlungsfelder und Kriterien der Spitzenverbände der Krankenkassen zur Umsetzung von § 20 Abs. 1 und 2 SGB V vom 21. Juni 2000
VdAK (2002a): Verband der Angestellten-Ersatzkassen e.V./Arbeiter-Ersatzkassenverband e.V., Basisdaten 2002
VdAK (2002b): Verband der Angestellten-Ersatzkassen e.V./Arbeiter-Ersatzkassenverband e.V.: Forderungen der Ersatzkassen zur Strukturreform im Gesundheitswesen
WIdO (2002): Wissenschaftliches Institut der Ortskrankenkassen: WIdO-Frühjahrsstudie 1998/1999, http://www.wido.de/Marktforschung/wechsler/index.html (7.5.02)

Christoph Kranich
Patient, Verbraucher, Kunde: Auf dem Weg zum selbstbestimmten Subjekt?

Seit zehn Jahren hat das Thema *Patienten* Konjunktur. Überall steht der Patient »im Mittelpunkt«. Wenn man genauer hinschaut, hat man allerdings den Eindruck, dass er dort im Weg steht. Denn die Akteure des Gesundheitswesens (zu denen Patienten nicht gehören) wollen doch alle sein Bestes! Und er gibt es nicht her...

In der Theorie, in wissenschaftlichen und politischen Proklamationen vollzieht sich ein *Paradigmenwechsel:* Wo noch vor zehn bis 15 Jahren klar war, dass der Arzt unangefochten bestimmt, was zu tun ist, wird die Stellung des Patienten heute schon ganz anders gesehen, sowohl auf der individuellen Ebene des Arzt-Patient-Verhältnisses als auch gesellschaftlich und politisch. Die Realität dagegen hat sich nicht im gleichen Maße verändert; da wird zwischen allen Akteuren im Gesundheitswesen (zu denen Patienten inzwischen zunehmend auch gehören) heftig um die Meinungsführerschaft gekämpft. Vor allem die Funktionäre der Ärzteschaft wollen sich ihre Vorrangstellung als »Leitprofession« des Gesundheitswesens nicht so einfach streitig machen lassen. Dabei sind die Bedingungen dieses Kampfes nicht sehr ausgeglichen: Die Ärzteschaft wie die Krankenkassen verfügen über hunderte von Organisationen und eine Menge geschickt für ihre Interessen eintretende Lobbyisten; die Patienten dagegen stehen fast alleine da, mit einer Handvoll halbprofessionellen Unterstützern und kaum ausgeprägten Strukturen der Selbstorganisation und -vertretung.

Angesichts dieser deprimierend klingenden Ausgangslage ist es umso wichtiger, dass der Politik Vorschläge und Argumente zur Stärkung der Patientenseite an die Hand gegeben werden. Der größte Teil des Weges liegt noch vor uns, und da die Geldbeutel überall leer sind, muss wohl vieles ohne die ermutigenden Signale öffentlicher Finanzierung entwickelt werden.

Ich zähle zuerst einige wichtige Meilensteine der letzten zehn Jahre in Theorie und Praxis auf und beschäftige mich dann mit der Frage, was Patienten mit Verbraucherschutz zu tun haben. Abschließend gehe ich auf notwendige und wünschenswerte politische Entwicklungen der nächsten Jahre ein.

Der Paradigmenwechsel der 90er-Jahre

Man kann den Eindruck gewinnen, in den letzten zehn Jahren sei die Patientin[1] als eigenes, autonomes Wesen erst entdeckt worden. Jedenfalls finden sich seit dieser Zeit verstärkt Forderungen wichtiger Gremien, sie als *Subjekt* mit der Fähigkeit zu Selbstbestimmung und Autonomie zu respektieren. (Auf physiologischer Ebene gibt es das schon viel länger: Jegliche Naturheilkunde setzt vor allem auf die biologischen Selbstheilungskräfte des Körpers. Aber auch sie vernachlässigt in der Regel die *sozialen* Selbstheilungs- und Gestaltungskräfte der Patientin, um die es mir hier geht.)

Als wichtigste Meilensteine auf dem Weg zu einer Sicht der Patientin als Subjekt erwähne ich zuerst die Entwicklung in Deutschland und dann die Impulse auf europäischer und internationaler Ebene.

■ 1992 formulierte der *Sachverständigenrat für die Konzertierte Aktion im Gesundheitswesen* erstmals in seinem Jahresgutachten ein Kapitel über Patientenrechte. Dort heißt einer der Kernsätze: »An die Stelle des *benevolenten Paternalismus* muss als zeitgemäße Form der Arzt-Patient-Beziehung ein *Partnerschaftsmodell* treten. Darin gibt der Arzt vermöge seines medizinischen Wissens den Rahmen vor, innerhalb dessen der Patient mit Hilfe des Arztes seine Entscheidungen trifft« (SVR 1992: Ziffer 363). Hier ist – wahrscheinlich erstmals in Deutschland – von einem hochrangigen Expertengremium die Gleichwertigkeit der Rollen von Ärztin und Patientin hervorgehoben worden. Der Arzt – und damit das gesamte Gesundheitswesen – steht der Patientin hilfreich zur Seite, aber die Entscheidungen trifft diese selbst: »Entscheidungen zwischen Alternativen unterschiedlicher Risiken und Chancen sind individuelle Wertentscheidungen (value judgements), die nicht mit medizinischem Sachverstand gefällt werden können, sondern ausschließlich von den Betroffenen selbst aufgrund der Beratung durch einen medizinischen Sachverständigen« (SVR 1992, Ziffer 361).

■ 1996 forderte die *Gesundheitsministerkonferenz* die Bundesregierung auf, »gemäß den Vorschlägen des Sachverständigenrates für die Konzertierte Aktion im Gesundheitswesen (Jahresgutachten 1992) Maßnahmen zur Verbesserung der Rechtsstellung von Patientinnen und Patienten und des gesundheitlichen Verbraucherschutzes zu ergreifen und rechtlich abzusichern« (GMK 1996). Vier Jahre lang war offensichtlich nichts geschehen. Kein Wunder, waren doch die regierenden Fraktionen der CDU/CSU und F.D.P. der Meinung, es gebe gar kein Problem. Noch Ende September 1998, im letzten Monat der 13. Legislaturperiode, hatte die SPD-Fraktion eine große Anfrage im Bundestag mit den Worten

---

[1] »Der Patient« ist natürlich immer auch »Die Patientin«. Ein Wort für beide fehlt in der deutschen Sprache. Daher verwende ich mal das eine, mal das andere. Der Lesbarkeit wegen vermeide ich das große Innen-i.

begonnen: »In der Bundesrepublik Deutschland ist die Position von Patientinnen und Patienten gegenüber den Leistungserbringern im Gesundheitswesen unzureichend. Selbst bei offensichtlichen Behandlungsfehlern ist es für Patientinnen und Patienten schwer, zu ihrem Recht zu kommen und ihre Forderungen durchzusetzen. Darüber hinaus mangelt es an unabhängigen Beratungs- und Vertretungsmöglichkeiten z.b. durch Patientenbeauftragte oder Verbraucherzentralen.« (Drs. 13/10701 vom 30.9.1998) Die Antwort der Regierung lautete lapidar: »Die Einschätzung, dass in der Bundesrepublik Deutschland die Position von Patienten gegenüber den Leistungserbringern im Gesundheitswesen unzureichend sei, ist nicht zutreffend.« (Drs. 13/11452: 3)

■ Kein Jahr später schickte die *Gesundheitsministerkonferenz* eine noch deutlichere Aufforderung an die inzwischen rot-grüne Bundesregierung: »Bis zum 1.1.2003 sind neutrale Patienteninformierungssysteme über die Einrichtungen des Gesundheitswesens für die Bevölkerung aufzubauen und vorzuhalten. (…) Von Interessen der einzelnen Beteiligten im Gesundheitswesen unabhängige Patientenberatungsstellen sind auf Landesebene, in großen Flächenländern in angemessener Zahl so einzurichten, dass eine inhaltliche Abhängigkeit ausgeschlossen ist. Bis zum 1.1.2003 sind Patientenvertretungen bzw. Verbraucherschutzverbände in die Gremien des Gesundheitswesens einzubeziehen, die sich federführend mit Qualitätsmanagement auseinandersetzen.« (GMK 1999) Hier wurden erstmals Termine gesetzt – von heute aus gesehen ein sehr knapper Zeitplan!

Parallel gingen ähnliche Impulse von der internationalen und europäischen Ebene aus:

■ 1994 verabschiedete die Weltgesundheitsorganisation in Amsterdam ihre »Declaration on the Promotion of Patients' Rights in Europe«. Sechs Jahre später hatten acht europäische Länder Patientenrechte per Gesetz geregelt (Dänemark, Finnland, Georgien, Griechenland, Island, Israel, Litauen, die Niederlande und Norwegen) und vier (Frankreich, Irland, Portugal und Großbritannien) hatten die Patientenrechte in Form einer Charta kodifiziert (WHO 2000). Deutschland wird in diesem Zusammenhang überhaupt nicht erwähnt.

■ 1996 forderte die Konferenz der *Gesundheitsminister der 40 Staaten des Europarates* einen »*trilateralen Sozialpakt*« zwischen Patienten, Leistungserbringern und Kostenträgern«. Dafür »sollten die Regierungen die Institutionen und Instrumente des politischen und sozialen Dialogs zwischen diesen Partnern stärken, um ihnen die gleichen Möglichkeiten zur Mobilisierung der öffentlichen Meinung zu geben« (EurR-GMK 1996: 200). Die Gesundheitsminister deuten nur an, was das konkret bedeuten könnte: Da ist z.B. die Rede von einem »Dialog zwischen medizinischen Berufsverbänden und Patientenorganisationen« mit einem »Ausbalancieren von Rechten und Pflichten«, oder von der »Förderung der demokratischen Teilnahme von Patienten an der Entwicklung gesundheitspolitischer Richtlinien durch Gesetzgebung, durch Bereitstellung finanzieller Mittel und durch andere geeignete Instrumente« – Formulierungen, die zwar deutlich eine Richtung angeben, zugleich aber nur Empfehlungen sind und jede konkrete Umsetzung offen lassen.

Was ist in diesen zehn Jahren wirklich geschehen? Als 1998 die rot-grüne Regierung die politische Macht übernahm, erwarteten viele, dass den nationalen und internationalen Reden und Forderungen nun endlich Taten folgen würden. Etliche Elemente der neuen Gesundheitspolitik konnten den Patienten auch wirklich Erleichterung verschaffen – etwa die Absenkung von Zuzahlungsbeträgen und die Rücknahme allzu unsozialer Maßnahmen, wie sie z.B. die Privatisierung der Versorgung mit Zahnersatz darstellte. Die Umsetzung der Forderungen nach mehr Patientenunterstützung und -beteiligung blieb aber sehr überschaubar:

■ Als wichtigste Maßnahme wird meist der § 65b des fünften Sozialgesetzbuches angesehen. Er verpflichtet die Krankenkassen, jährlich zehn Millionen Mark zur Unterstützung unabhängiger Einrichtungen der Patienteninformation und -beratung bereitzustellen.[2] Allerdings dokumentiert schon die Formulierung des Gesetzestextes die Schwierigkeiten seiner Entstehung – eines Ringens zweier Regierungsparteien, deren eine die Patienten durch die Verwaltungsräte der Krankenkassen bereits ausreichend vertreten sah, deren andere jedoch endlich einmal auch etwas für die Unterstützung der Patienten tun wollte. Da wird im Gesetzestext einerseits »Neutralität und Unabhängigkeit« gefordert, andererseits den Krankenkassen die Definitionsmacht darüber gegeben, wer dieses Kriterium erfüllt. Nun sind aber gerade die Kassen einer der großen Akteure im System, von denen die Patienten und ihre Unterstützer *unabhängig* sein müssen! Hier wäre eine gründlichere Analyse der Begriffe »neutral« und »unabhängig« notwendig gewesen, bevor ein Gesetz mit derartig weitreichenden Auswirkungen formuliert wird (Kranich 2000).

[2] »§ 65b Förderung von Einrichtungen zur Verbraucher- und Patientenberatung (1) Die Spitzenverbände der Krankenkassen fördern mit jährlich insgesamt 10 Millionen Deutsche Mark je Kalenderjahr im Rahmen von Modellvorhaben gemeinsam und einheitlich Einrichtungen zur Verbraucher- oder Patientenberatung, die sich die gesundheitliche Information, Beratung und Aufklärung von Versicherten zum Ziel gesetzt haben und die von den Spitzenverbänden als förderungsfähig anerkannt wurden. Die Förderung einer Einrichtung zur Verbraucher- oder Patientenberatung setzt deren Nachweis über ihre Neutralität und Unabhängigkeit voraus. § 63 Abs. 5 Satz 2 und § 65 gelten entsprechend. (2) Die Spitzenverbände der Krankenkassen haben die Fördermittel nach Absatz 1 Satz 1 durch eine dem Anteil der Mitglieder ihrer Kassenart an der Gesamtzahl aller Mitglieder der Krankenkassen entsprechende Umlage aufzubringen. Das Nähere zur Vergabe der Fördermittel vereinbaren die Spitzenverbände der Krankenkassen gemeinsam und einheitlich...« (SGB V, vom 20.12.1988 [BGBl. I, S. 2477, Artikel 1], zuletzt geändert durch Gesetz vom 22. Dezember 1999 [BGBl. I, S. 2626])

■ Für die Umsetzung der Forderungen des Sachverständigenrates auf der individuellen Arzt-Patient-Ebene finanziert die Bundesregierung seit September 2001 ein auf drei Jahre angelegtes Modellprojekt »Der Patient als Partner im medizinischen Entscheidungsprozess«, das die *gemeinsame Entscheidungsfindung von Arzt und Patient (shared decision making)* erproben soll. Zehn Forschergruppen arbeiten daran. So erfreulich dieses Modellprojekt ist, so deutlich zeigt es auch, wie *nötig* es ist: Wenn die »gemeinsame Entscheidungsfindung« erst als Modell erprobt werden muss, ist sie folglich noch etwas ganz Neues, von dem man noch nicht genau weiß, wie sie funktioniert und welche Folgen sie für unser Gesundheitswesen haben wird. Dies ist ein Eingeständnis, dass die selbstverständliche Dominanz der Professionellen, der »benevolente Paternalismus« (immerhin wohlwollend), bei uns noch die Regel ist![3]

■ Die 70. Gesundheitsministerkonferenz beschloss 1997 in Saarbrücken die Entwicklung einer »*Charta der Patientenrechte*«, um alle bereits existierenden rechtlichen Regelungen, die Patienten betreffen, übersichtlich zusammenzufassen und das bestehende Recht bei Patienten wie Leistungserbringern bekannt zu machen (GMK 1997). Denn es war nur allzu deutlich, dass Patienten und Patientenunterstützer ein großes Defizit vor allem in der *Durchsetzung* des vorhandenen Rechts sahen. »Recht haben und Recht bekommen sind eben zwei Paar Stiefel«, heißt das in Verbrauchersprache. Patientenrecht ist zu 90% Richterrecht, also nicht direkt in Gesetzen geregelt, sondern es muss von den Gerichten aus anderen Gesetzes- und Verfassungsnormen abgeleitet werden. Nun könnte man denken, dass die Zusammenstellung existierender Rechte keine allzu schwierige und kontrovers verlaufende Aufgabe ist. Falsch! Die Interpretation des geltenden Rechts entzweite die beteiligten Akteure (zu denen inzwischen auch Patientenvertreter gehörten) nachhaltig. Vor allem die verfasste Ärzteschaft tat sich bemerkenswert patientenfeindlich hervor: Zuerst beeinflusste sie den Prozess möglichst deutlich entsprechend ihrem Interesse – den Patienten möglichst wenig klar definierte Rechte zuzuschreiben. Dann verhinderte sie (übrigens in einer Sitzung, zu der die Patientenvertreter *nicht* eingeladen waren), dass das Dokument den Titel »Charta« trägt. Und schließlich erklärte sie, dass sie mit dem verbliebenen Rest trotzdem nicht leben könne, und verließ den Kreis. Zwei Monate später präsentierte die Bundesärztekammer im Alleingang dann ihre

---

[3] Dies ist keine Unterstellung. Selbst wenn etliche Ärzte bzw. therapeutische Teams mit Recht von sich in Anspruch nehmen können, sie seien schon wesentlich weiter – viele der etwa 160 Anträge, aus denen die zehn Modellprojekte zum *shared decision making* ausgewählt wurden, dokumentierten deutlich das Eingeständnis, dass bisher eben noch stark oder ausschließlich paternalistisch mit den Patienten umgegangen wird. Ich war einer der Gutachter, die die Bundesregierung bei der Auswahl der Projekte berieten, und habe alle Anträge gesehen.

Patient, Verbraucher, Kunde: Auf dem Weg zum selbstbestimmten Subjekt? 59

eigene »Charta der Patientenrechte«, ein Dokument, das vor allem die Patientenrechte auf gute Behandlung betont – und damit vielleicht als Kampfinstrument gegen die Sparsamkeit der Krankenkassen geeignet ist, sonst aber für Patienten wenig hilfreich sein dürfte.[4] Der Prozess, im Konsens aller Akteure eine *gemeinsame* Charta der Patientenrechte zu schaffen, war damit gescheitert.

■ Die GMK hatte nicht nur die übersichtliche Zusammenstellung der existierenden Rechte, sondern auch eine Beschreibung des Bedarfs zu deren *Weiterentwicklung* in Auftrag gegeben. Für diesen zweiten Auftrags-Teil wurde beim Bundesgesundheitsministerium (BMG) eine Arbeitsgruppe mit drei Themenschwerpunkten gebildet: *Transparenz* und *Patientenbeteiligung* wurden unter Federführung des BMG zusammen mit allen relevanten Akteuren im Gesundheitswesen (zu denen Patientenvertreter inzwischen fast schon regelmäßig gehören) bearbeitet; dem *Haftungsrecht* widmete sich eine Untergruppe, der auch Vertreter des Bundesjustizministeriums (BMJ) sowie der Richter und Rechtsanwälte angehörten. Das Abschlussdokument der Arbeitsgruppe nennt nur wenige Punkte, über deren Weiterentwicklungsbedarf Konsens hergestellt werden konnte, z.B. dass Patienten mehr Informationen über die Leistungsqualität brauchen oder dass die Beteiligung von Patientenvertretern an ausgewählten Gremien (z.B. Ethikkommissionen) erprobt werden sollte. Bei den meisten Einzelfragen standen sich jedoch Reformer und Bewahrer unversöhnlich gegenüber – was in der Praxis natürlich dazu führt, dass der Status quo unangetastet bleibt. Insgesamt halte ich dieses Dokument für den Versuch, den unabweisbaren Paradigmenwechsel hin zum Ernstnehmen und Einbeziehen der Patienten zwar nicht völlig zu ignorieren, ihm jedoch jede Wendung, die für die großen Akteure im Gesundheitswesen gefährlich werden könnte, von vorneherein zu nehmen.

■ »Ziele für die Gesundheitspolitik« hieß vor drei Jahren ein Beschluss der *Gesundheitsministerkonferenz* (GMK 1999). Für Deutschland sollten Gesundheitsziele entwickelt werden, wie sie schon seit 1979 von der WHO und vielen anderen Ländern formuliert worden waren. An ihnen soll sich künftig auch in Deutschland die Politik aller Beteiligten ausrichten. Unter Federführung der Gesellschaft für Versicherungswissenschaft und -gestaltung (GWG) wurden in acht Arbeitsgruppen ausgewählte Ziele entwickelt, eine davon beschäftigte sich mit dem Ziel »Gesundheitliche Kompetenz von Bürgern und Patienten stärken«, also der Patientenautonomie und -unterstützung. Eine hohe Priorität hatte auch hier, ähnlich wie bei den zuvor erwähnten Vorhaben, der Konsens aller Akteure (bei denen die Patientenvertreter nun wirklich, gerade bei diesem Thema, nicht mehr fehlen durften). Die Fortschritte und Ergebnisse werden regelmäßig im Internet

---

[4] Ich war als einer der beiden Patientenvertreter am Prozess der Entwicklung einer Charta für die GMK beteiligt und fühle mich daher berechtigt, ein so eindeutiges Urteil zu fällen.

veröffentlicht (*http://www.gesundheitsziele.de*). Wie sie die Praxis verändern werden, muss die Zukunft zeigen.

Die Aufzählung wichtiger Meilensteine macht deutlich, dass zwar in der Theorie mindestens seit zehn Jahren ein Gleichgewicht der Patienten mit den anderen Akteuren im Gesundheitswesen gefordert wird, dass jedoch in der Praxis nur allererste Schritte gegangen werden konnten. Die Verwirklichung der hochtrabenden Ziele scheitert an vielen zusammenwirkenden Faktoren: allen voran am Widerstand der Großen, vor allem der Ärztefunktionäre, die sich kein Stück ihrer Macht nehmen lassen wollen; dann aber auch an der Unfähigkeit der Patienten, sich davon einfach etwas zu nehmen, wie man das von einer so großen Gruppe – »Wir alle sind doch immer wieder mal Patienten« – eigentlich erwarten könnte.

Um diesen zweiten Grund für die große Diskrepanz zwischen Theorie und Praxis zu verstehen, beleuchte ich kurz die Besonderheiten der Patientin gegenüber den verwandten Begriffen Verbraucherin und Kundin.

Sind Patienten Verbraucher?

Unter den Einrichtungen und Organisationen, die Patienten beraten, unterstützen und vertreten (Kranich 1999), finden sich auch die Verbraucherzentralen. Sie sind seit 45 Jahren bekannt als kleine, aber feine Gegengewichte gegen die Unmenschlichkeiten der Konsumwelt. Was haben sie Patienten zu bieten? Können Patienten einfach unter die Verbraucher eingereiht werden?

Es ist modern, statt von Patienten nur noch von »Kunden« zu sprechen. Krankenhäuser beispielsweise, die sich am Markt behaupten müssen, treten immer häufiger wie Firmen auf, die ihre Kunden umwerben. Je mehr dies zunimmt, desto passender ist es, dass sich auch Verbraucherzentralen dieser »Kunden« annehmen und ihnen den Rücken stärken. Verbraucher und Kunden sind zwei verwandte, aber nicht identische Begriffe. Sie unterscheiden sich durch zwei Merkmale. Ein Unterschied ist, dass der Begriff *Kunde* vor allem von Anbietern und Leistungserbringern verwendet wird, wenn sie das Objekt ihrer Begierde umwerben; *Verbraucher* ist derselbe Mensch aus Sicht der Institutionen, die sich mit Konsumentenschutz beschäftigen. Es sind zwei verschiedene Blickwinkel auf dieselbe Rolle. Daneben gibt es einen weiteren Unterschied: Der *Kunde* ist so etwas wie der personalisierte Verbraucher, gipfelnd im Stammkunden, der seinen Händler persönlich kennt (und umgekehrt); der *Verbraucher* dagegen ist der anonyme Kunde, der etwa im Kaufhaus kauft, wo er niemanden kennt (und auch nicht kennen will oder muss).

Grundsätzlich ist Verbrauchern, Kunden und Patienten gemeinsam, dass sie zwei zunächst widersprüchliche Bedürfnisse haben: Sie müssen erstens *geschützt*

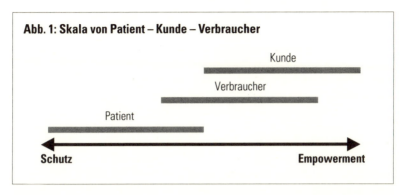

Abb. 1: Skala von Patient – Kunde – Verbraucher

werden vor der Übermacht derer, die als Anbieter (von Produkten, Dienstleistungen, Versicherungen usw.) meistens mehr Information, viel mehr Geld und natürlich die besseren Anwälte haben. Zweitens gilt es, sie zu *stärken*, damit sie es mit dieser Übermacht möglichst gut selbst aufnehmen können – nicht nur weil die Kapazitäten der Helfer und Unterstützer immer begrenzt sind, sondern auch weil Autonomie und Selbstbestimmung als Leitwerte dieser Unterstützung gelten müssen, was bedeutet, jegliche Abhängigkeit und Unselbständigkeit zu reduzieren. Diese Stärkung der Eigenkräfte wird meist *empowerment* genannt.

Verbraucherschutz und Kundenstärkung, oder: Patientenschutz und empowerment – zwischen diesen Polen pendelt jede Einrichtung der Patientenunterstützung. Man könnte sagen: Je mündiger, je kundenartiger eine Person agieren kann, desto mehr wird sie sich durch empowerment bald selbst autonom zu helfen wissen. Und umgekehrt: Je eingeschränkter eine Person ist, beispielsweise durch Krankheit oder Behinderung, desto mehr braucht sie den Schutz und die Stellvertretung durch andere, die in ihrem Sinn und Auftrag handeln.

Bisher waren Patienten meist *Objekte* in einem paternalistischen Arzt-Patient-Verhältnis und in einem ebenso strukturierten Medizinbetrieb. Wenn Anbieter die Patientin künftig immer mehr als Kundin (oder Verbraucherin) ansprechen, dann besteht die Gefahr, dass sie nur die alte durch eine neue Abhängigkeit ersetzen – sie bleibt Objekt, nur jetzt nicht mehr in behördenartigen Strukturen, sondern gegenüber den ausgefeilteren Überrumpelungs-Strategien überlegener Marktteilnehmer. Gerade weil die Patientin aus sich selbst heraus weniger als die normale Kundin und Verbraucherin danach lechzt, autonomes Subjekt zu sein und die Marketing-Strategien der Gegenseite zu durchschauen, weil Patient-Sein gerade bedeutet, passiv zu sein, sich zurückzulehnen, den Körper sich selbst heilen zu lassen (unterstützt durch Medikamente, Ärzte, Operationen usw.) – gerade deshalb ist Patientenschutz so notwendig. Patienten brauchen noch viel mehr Schutz als Verbraucher und Kunden, weil ihre Fähigkeit zur Selbstbestimmung durch Krankheit (und oftmals auch noch durch Fehlbehandlung und entsprechende »Kunstfehler«-Karriere) ganz besonders eingeschränkt ist.

Patient und Kunde bzw. Verbraucher markieren verschiedene Punkte auf einer gemeinsamen Skala zwischen den Dimensionen Schutz und empowerment. Beide haben immer beides nötig, nur in unterschiedlicher Gewichtung. (Siehe Abbildung 1)

Die Aufgaben der Politik im nächsten Jahrzehnt

Dass Patienten Subjekte sein sollen und dass zwischen Arzt und Patient eine partnerschaftliche Beziehung wünschenswert ist, hört man heute überall – nicht nur von Vertretern der Pharma-Industrie, die den Leidensdruck der chronisch Kranken und ihrer Selbsthilfegruppen systematisch für ihre Absatzsteigerung nutzen, sondern auch von ärztlichen Standesfunktionären. Die verfasste Ärzteschaft zum Beispiel würde Patienten gerne an denjenigen fachlichen und politischen Gremien beteiligen, wo zu erwarten ist, dass sie *ihre* Position unterstützen: etwa im Bundesausschuss Ärzte und Krankenkassen. Dort würden die Patienten eher die Ärzte gegen die Krankenkassen stärken – jedenfalls wenn als Patienten Kranke aus Selbsthilfegruppen ausgewählt werden, die für ihre eigene Krankheit natürlich jede medizinische Hilfe für sinnvoll und wünschenswert halten und daher leichter auch politisch einer Leistungsausweitung im Gesundheitswesen das Wort reden.

Umgekehrt werden die Krankenkassen versuchen, ihre Verwaltungsratsmitglieder aus den Reihen der Arbeitnehmerschaft als »Patientenvertreter« voran zu schicken, die, sofern sie nicht zufällig auch gerade krank sind, wohl eher auf niedrige Beitragssätze Wert legen und dem Bedürfnis der Ärzte nach »Mehr Geld ins System« Paroli bieten. In einem solchen Szenario wird zwar von allen Beteiligten Patientenbeteiligung gefordert, die Patienten werden aber nicht als selbstbestimmte Subjekte angesehen, sondern für Fremdinteressen instrumentalisiert, ja es besteht die Gefahr, dass sie zwischen den Fronten der Großen im System zerrieben werden.

Bevor Patienten am »dreiseitigen Sozialpakt« teilnehmen können, bevor sie gesellschaftlich als »dritte Kraft« auftreten können, bevor sie in relevanten Gremien und Ausschüssen eine »dritte Bank« besetzen können, muss ein gehöriges Maß an Patientenunterstützung nachgeholt werden. Andere europäische Länder sind da sehr viel weiter, sie haben nicht nur Patientenschutzgesetze, sondern auch viel weiter entwickelte Strukturen der Information, Beratung und des Beschwerdemanagements.

Welche Unterstützung brauchen Patienten?

Es reicht nicht aus, eine einzige Einrichtung zu schaffen, die Patienten unterstützt, und sich dann auszuruhen. Angesichts der besonderen Schwierigkeiten, die einer Aktivierung der Eigenkräfte oft im Wege stehen, muss Patientenunterstützung auf mehreren horizontalen Ebenen und in mehreren vertikalen Linien organisiert werden.

Auf der linken Seite der Abbildung 2 ist der professionelle Zweig dargestellt:
■ Patienten im Krankenhaus stehen hauptamtliche und unabhängige *Patientenvertrauenspersonen* zur Seite. In Holland gibt es sie z.B. für die Psychiatrie seit mehr als 20 Jahren, inzwischen sogar auf gesetzlicher Grundlage (Manders & Widdershoven 1997). Die Patientenfürsprecher in deutschen Krankenhäusern sind demgegenüber nur ein allererster, höchst bescheidener Anfang.
■ Ambulante Patienten können sich direkt an *unabhängige Patienten-Informations-, Beratungs- und Beschwerdestellen* wenden, die auch für die Vertrauenspersonen Aufgaben der Koordination und Weiterbildung übernehmen. Solche gibt es in Deutschland seit 22 Jahren an einigen Gesundheitsläden und seit 15 Jahren bei Verbraucherzentralen. Sie sind langjährig erprobt, können jedoch den bundesweiten Bedarf bei weitem nicht decken (Kranich 1999). Die durch § 65b SGB V neu geschaffenen, von den Krankenkassen finanzierten Modellprojekte sind der Versuch, weitere Akteure einzubeziehen, aber auf einer unzureichenden Grundlage.

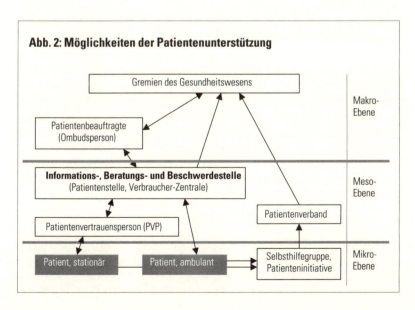

Rechts unten auf dem Bild die *Selbstorganisation*: Patienten schließen sich auf verschiedenen Ebenen in Gruppen und Initiativen zusammen – manche davon gibt es auch bereits in Deutschland. Uns fehlt jedoch ein bundesweiter, von allen akzeptierter *Patientenverband*, wie er in vielen anderen Ländern existiert, z.B. in den Niederlanden als Nederlandse Patiënten/Consumenten Federatie (NP/CF). Er könnte zusammen mit den professionellen Patientenunterstützern eine kompetente, akzeptierte und legitimierte Vertretung der Patientenstimme in allen wichtigen Gremien des Gesundheitswesens darstellen.

Da all das die strukturelle Unterlegenheit der Patienten noch nicht beseitigt, sollten wir auch eine *Patientenbeauftragte* auf der politisch-parlamentarischen Ebene hinzufügen, etwa analog den Datenschutz-, Ausländer- oder Behindertenbeauftragten des Bundes und der Länder. Sie können auf einer noch höheren Ebene für die Einhaltung der Grundprinzipien Individualität und Solidarität im Sinne des Patientenwohls eintreten (Kranich 1995).

Was heißt das für die Politik?

Patientenschutz und Patientenunterstützung müssen *auf allen Ebenen* gefördert werden. Jede Halbherzigkeit arbeitet denen in die Hände, die die Patienten für ihre eigenen Ziele vereinnahmen wollen.

■ Ein *Patientenschutzgesetz* muss die Rechte der Patienten übersichtlich zusammenfassen und einige noch bestehende Mängel ausbügeln. Da reichen, wie die Erfahrung zeigt, keine freiwillig von den Großen im System verabschiedeten good-will-Dokumente, da muss der Gesetzgeber seine Rahmenkompetenz ausüben.

■ Die *Selbstorganisation* der Patienten muss gestärkt und unterstützt werden mit dem Ziel, eine gemeinsame Bewegung zu bilden mit einem Kern konsensfähiger Ziele. Die aus verschiedenen Traditionen und historischen Entwicklungen stammenden Teilbewegungen – etwa die Selbsthilfegruppen mit ihren Dachorganisationen NAKOS und BAGH; kritische Patientenorganisationen wie NGM, AKG und BIG; die verschiedenen Gruppen der Psychiatrie-Erfahrenen; Zusammenschlüsse selbstbewusst auftretender Senioren und viele andere[5] – sollten das Gemeinsame vor dem Trennenden sehen lernen, wozu massiver Druck aus der Politik nötig sein dürfte.

---

[5] NAKOS = Nationale Kontaktstelle zur Anregung und Unterstützung von Selbsthilfegruppen, Berlin; BAGH = Bundesarbeitsgemeinschaft Hilfe für Behinderte, Bonn; NGM = Notgemeinschaft der Medizingeschädigten; AKG = Arbeitskreis Kunstfehler in der Geburtshilfe; BIG = Bundesinteressengemeinschaft Geburtshilfegeschädigter

■ *Unabhängige Institutionen der Patientenunterstützung* müssen endlich flächendeckend Verbreitung finden, anstatt mit zeitlich und räumlich stark begrenzten Modellen nur Alibi-Projekte in die Welt zu setzen (z.B. § 65b SGB V). Dabei ist auf wirkliche Unabhängigkeit Wert zu legen – denn nicht überall ist drin, was draufsteht!

Diese Unterstützungsstellen haben zwei große Aufgabenkreise: für die Ratsuchenden bieten sie Information, Beratung (incl. Rechtsberatung) und die Bearbeitung von Beschwerden; und sie setzen ihre Wahrnehmungen in Impulse an Anbieter, Kostenträger und die Politik um, sie haben also die Aufgabe der Interessenvertretung durch Bündelung der Patientenstimmen und durch dementsprechende Öffentlichkeitsarbeit.

Möglicherweise können sie auch die Schulung der Patientenvertreter übernehmen, die in Gremien und Ausschüssen mitarbeiten.

■ Besondere Aufmerksamkeit muss dabei der *Transparenz des Gesundheitswesens für Patienten* geschenkt werden. Je mehr Wahlmöglichkeiten Versicherte und Patienten haben – z.B. freie Arzt-, Krankenhaus- und Krankenkassenwahl –, desto mehr Informationen brauchen sie über die *Qualität* von deren Leistungen (siehe dazu auch unter *http://www.patientennavigation.org*). An die Stelle eines wieder nur marktwirtschaftlich-unregulierten kommerziellen Wildwuchses der information provider, z.B. im Internet, muss die qualitätsgesicherte, öffentlich überwachte Information durch ein eigens dafür geschaffenes Institut treten, dessen Arbeit auch von Patientenorganisationen kontrolliert und mitgestaltet wird. Beispielsweise müssten die Ärztekammern, Krankenhausgesellschaften, Krankenkassen usw. gesetzlich verpflichtet werden, ihre Datengrundlagen sowie eigenen Erkenntnisse über die Leistungsqualität der Anbieter einem solchen Institut zur Auswertung zur Verfügung zu stellen.

Natürlich wird jede halbwegs realistisch denkende Leserin fragen, wie das alles in Zeiten knappster öffentlicher Kassen bezahlt werden soll. Eine unabhängige Informations-, Beratungs- und Beschwerdestelle kostet einige hunderttausend Euro, und wenn in jeder größeren Stadt oder gar in jedem Landkreis eine errichtet werden soll, geht die Summe in die Millionen.

Ich bin überzeugt, dass das Gesundheitswesen enorme Reserven birgt – nicht nur für die Rettung des Lebensstandards von Ärzten und Zahnärzten, sondern vor allem für die Finanzierung patientenunterstützender Einrichtungen und für Institutionen, die Transparenz schaffen.

Patienteninformation, -beratung und die Bearbeitung von Beschwerden sowie Patientenbeteiligung müssen als ganz normale Bestandteile der Gesundheitsversorgung gelten. Die Politik muss da für angemessene Rahmenbedingungen sorgen.

Dass die Bezahlung solcher Aufgaben die Leistungsfähigkeit der Kostenträger nicht überfordern muss, mag eine Modellrechnung zeigen:

Angenommen, es gäbe in Deutschland jährlich 120.000 Behandlungsfehler.[6] Angenommen, davon könnten durch die Tätigkeit unabhängiger Patientenunterstützungsstellen weitere 10% auf dem Regresswege den Kostenträgern ersetzt oder gar vermieden werden. Angenommen, ein Behandlungsfehler koste durchschnittlich nur 5.000 Euro – alles eher vorsichtige Annahmen. Dann würden jährlich 60 Millionen Euro freigesetzt, das würde für eine einigermaßen gut ausgestattete Patientenunterstützungsstelle in jedem der 320 Landkreise Deutschlands ausreichen.

Wenn der politische Wille da ist, dass Patienten wirklich Akteure werden (und nicht »Passeure« bleiben, wie die Verwandtschaft des Wortes Patient mit der Passion, dem Erleiden, nahelegen könnte), dann lassen sich auch die Rahmenbedingungen und die Finanzierung entsprechend gestalten. Leider hat sich bisher nur eine politische Partei wirklich für ein Ernstnehmen der Patientin als selbstbestimmtes Subjekt eingesetzt, und auch bei ihr ist nicht erkennbar, ob sie das weiter durchhält. Vielleicht sollten Patienten eine eigene Partei gründen (wie es etwa die Biertrinker und Autofahrer versucht haben). Schön wäre es, wenn *alle* Politiker daran denken, dass auch sie Patienten sind – und dass andere Patienten viel weniger privilegiert sind als sie. Wirkliches Verständnis für Patienten haben meist doch nur Menschen, die selbst einmal die Situation als Patient einschneidend erlebt haben. Das sollte man natürlich niemandem wünschen, vielleicht gibt es auch andere Wege dorthin – zum Beispiel empfehle ich jedem Professionellen im Gesundheitswesen den Film oder das Buch »Der Doktor. Ein Arzt wird Patient« (Rosenbaum 1992).

---

[6] Das sind zehnmal so viele wie die 12.000 durch Schlichtungsstellen, Versicherungen und Gerichte *nachgewiesenen* Fehler, die das Robert-Koch-Institut im Rahmen seiner Gesundheitsberichterstattung ausweist (rki 2001). Ich vermute, dass die Dunkelziffer nicht nur 1:10 beträgt, sondern noch viel höher ist (vielleicht 1:100), weil sich Patienten sehr viel weniger gern beschweren als Konsumenten anderer Waren und Dienstleistungen, und schon dort besteht eine recht hohe Dunkelziffer.

Patient, Verbraucher, Kunde: Auf dem Weg zum selbstbestimmten Subjekt? 67

Literatur

Behörde für Arbeit, Gesundheit und Soziales der Freien und Hansestadt Hamburg, (März 2000): Patientenrechte in Deutschland heute, Selbstverlag
EurR-GMK (Gesundheitsministerkonferenz der Staaten des Europarates) (1996): Soziale Herausforderungen an die Gesundheit: Gerechtigkeit und Patientenrechte im Kontext von Gesundheitsreformen. Fünfte Konferenz der europäischen Minister für Gesundheit, Warschau, 7.-8.11.1996. Übersetzung in: Kranich, Christoph/Böcken, Jan (Hrsg.) 1997: Patientenrechte und Patientenunterstützung in Europa. Baden-Baden (Nomos)
GMK (Gesundheitsministerkonferenz) (1996): Entschließung zur Gewährleistung und systematischen Weiterentwicklung der Qualität im Gesundheitswesen. Sondersitzung am 21. November 1996 in Cottbus.
GMK (Gesundheitsministerkonferenz) (1997): Ergebnisniederschrift der 70. GMK am 20. und 21. November 1997 in Saarbrücken, TOP 7.3: Patientencharta
GMK (Gesundheitsministerkonferenz) (1999): 72. Sitzung am 9./10. Juni 1999 in Trier, TOP 8.1: Ziele für eine einheitliche Qualitätsstrategie im Gesundheitswesen, Unterpunkt 1: Konsequente Patientenorientierung im Gesundheitswesen; und TOP 8.4: Ziele für die Gesundheitspolitik
Kranich, Christoph (1995): Patientenbeauftragte. Ombudsfrauen und Ombudsmänner als Frühwarnsystem im Gesundheitswesen, Bremen.
Kranich, Christoph (1999): Patientenunterstützung in Deutschland. In: *Badura*, Bernhard/*Hart*, Dieter/*Schellschmidt*, Henner (Hrsg.) (1999): Bürgerorientierung des Gesundheitswesens, Baden-Baden (Nomos), S. 305ff.
Kranich, Christoph (2000): Unabhängig und neutral – ein Unterschied? Was Worte sagen, wenn man sie sorgfältig gebraucht – oder: Wer soll Patienten unterstützen? In: Dr. med. Mabuse Nr. 125, Mai/Juni 2000, S. 14–15
Kranich, Christoph/ *Böcken*, Jan (Hrsg.) (1997): Patientenrechte und Patientenunterstützung in Europa. Baden-Baden (Nomos)
Manders, Harry/*Widdershoven*, Ton-Peter (1997): Patientenvertrauensarbeit in der Psychiatrie. In: Kranich, Christoph/Böcken, Jan (Hrsg.): Patientenrechte und Patientenunterstützung in Europa. Baden-Baden (Nomos)
Rosenbaum, Edward E. (1992): Der Doktor. Ein Arzt wird Patient. Zürich (Kreuz Verlag)
SVR (Sachverständigenrat für die Konzertierte Aktion im Gesundheitswesen) (1992): Ausbau in Deutschland und Aufbruch nach Europa. Jahresgutachten 1992. Baden-Baden (Nomos), Kapitel 3
WHO (2000): Press release EURO 07/00, Copenhagen, 24 May 2000

Ulrich Paschen
Der politische Auftrag: Qualitätssicherung im Gesundheitswesen

Beim letzten Anlauf zu einer weitreichenden Reform der Krankenversorgung in Deutschland hat am Ende nur ein Komplex die parlamentarischen Hürden fast unwidersprochen genommen: Gegen die Paragraphen zur Qualitätssicherung mochte keiner etwas sagen. Wer ist schon gegen Qualität? So viel Einigkeit entsteht nur, wenn die eigentlichen Absichten möglichst vage gehalten werden. Und in der Tat ist der politische Auftrag zur Qualitätssicherung viel unklarer, als es der Sache zuträglich ist.

Hier soll den verschiedenen, keineswegs übereinstimmenden Vorstellungen über Qualitätssicherung nachgegangen werden. Die jetzigen Formulierungen sollen ausgedeutet und dahingehend präzisiert werden, worin der gesundheitspolitische Auftrag bestehen könnte.

Worauf zielt Qualitätsmanagement in der Medizin? Auf ein besseres und billigeres Gesundheitswesen? Auf mehr Patientenorientierung? Auf gute Unternehmen im Gesundheitswesen? Auf einen kontrollierbaren Umgang mit den Ressourcen? Oder auf eine »bessere Medizin«, was auch immer das ist?

Gesundheitspolitik und QM

Betrachtet man die Gesundheitspolitik der letzten Jahrzehnte, ist sie mehr Marktordnungspolitik als Gesundheitspflege. Richtig: Unser Leben hängt mehr von ausreichender Ernährung, Sauberkeit, guten Wohnverhältnissen und Arbeitsbedingungen ab als von den Bemühungen der Ärzte in Krankenhaus und Praxis. Die Vorstellung, die klinische Medizin trage wesentlich dazu bei, die Gesellschaft gesünder zu machen, ist eine antiquierte Idee. Sie nährt den Mythos, die Politik müsse das Angebot steuern, um einen Bedarf zu decken, den man fest umschreiben könne. Natürlich sind Leistungen, für die gar kein Bedarf besteht, nicht wirtschaftlich. Aber was ist bedarfsgerecht? Und woran wird Wirtschaftlichkeit gemessen? Etwa am volkswirtschaftlichen Nutzen?

Über- und Fehlversorgung entspringen nicht den Möglichkeiten der modernen Medizin, sondern den falschen wirtschaftlichen Anreizen. Die Ströme des

Angebotes kann man nur durch Marktregeln lenken. Der Qualitätsnachweis durch Qualitätsmanagement kann so eine Marktregel sein.

Der Sachverständigenrat bleibt in seinem Gutachten »Bedarfsgerechtigkeit und Wirtschaftlichkeit« in der sozialmedizinischen und gesundheitspolitischen Planwirtschaft stecken (Gutachten 2000/2001, Bd. III). Qualitätsmanagement wird verstanden als das »bessere« Management. Neue Führungsmethoden sollen staatlich bewertet und dann verordnet werden, wenn sich die Wirksamkeit solcher »Sekundärtechnologien« belegen lässt. Die Verbesserungen sollen ablesbar sein an weniger vermeidbaren Todesfällen, mehr Krankheit soll gelindert, geheilt oder verhütet werden – eben mehr Gesundheit entstehen für weniger Geld.

Zielt darauf der Ruf nach Qualitätsmanagement ab? Das klingt so, als hätten die Leistungserbringer es an gutem Willen dazu fehlen lassen. Ob Erlasse sie zu besseren Managementmethoden bewegen? Sicher tragen Qualitätszirkel, Beschwerdemöglichkeit, Qualitätsindikatoren als klinische Messgrößen, Teamgespräche und eine Optimierung der internen Abläufe zur Verbesserung der Krankenhäuser bei.

Aber auf welcher Ebene spielt sich das ab? Sollen die globalen Versorgungsprozesse des Gesundheitswesens oder die diagnostischen und therapeutischen Verfahren in Krankenhaus und Praxis verbessert werden? Brauchen wir eine bessere Gesundheitspolitik oder eine bessere Medizin? Die Sachverständigen sind da unschlüssig: Ist Qualitätsmanagement als Technik der Unternehmensführung eine »Sekundärtechnologie« oder eine neue Regel für den Gesundheitsmarkt?

Qualitätsmanagement

Der Begriff »Qualitätsmanagement« (QM) ist ein Kunstwort, ein normierter Terminus der Internationalen Standard Organisation (ISO), und kam bis zum Jahre 1988 in keiner natürlichen oder Fachsprache vor. Er ist aus der Not geboren, weil Worte wie quality control und Qualitätskontrolle, quality assurance und Qualitätssicherung sich nicht übersetzen ließen. Der neue Name sollte nur dafür stehen, was die Fachleute der Qualitätslehre damit meinen. Das ist gründlich misslungen.

Qualitätsmanagement steht nur für »die aufeinander abgestimmten Tätigkeiten zum Leiten und Lenken einer Organisation bezüglich Qualität« (International Standard Organisation 2002). Nichts anderes, nicht mehr, nicht weniger. Dazu zählen so wichtige Tätigkeiten wie Qualitätsplanung, -lenkung, -prüfung und -verbesserung. Sie gehen weit über Einzeltechniken wie Qualitätszirkel, Beschwerdewesen oder Befragungen zur Patientenzufriedenheit hinaus.

Das SGB V setzt offensichtlich als bekannt und unstrittig voraus, was mit Qualität oder Qualitätsmanagement gemeint ist. Wenn der Gesetzgeber eine nähere Begriffsbestimmung für nicht erforderlich hält, darf sich der Anwender auf den Stand von Wissenschaft und Technik beziehen, wie er in den DIN-Normen zum Ausdruck kommt. Über den Begriff der Qualität und den für Qualitätsmanagement kann es also keine zwei Meinungen geben.

Das Gesetz meint mit Qualität aber etwas anderes als die Norm. Wir dürfen uns über einige Inkonsistenzen nicht wundern. Unter Qualität wird dort naiv das »gute« Ergebnis der Versorgung verstanden, ohne dass wir erfahren, wer die Merkmale einer »guten« Versorgung inhaltlich bestimmt.

Was ist denn das Ziel der Versorgung? Und wie will man prüfen, ob die dafür eingesetzten Mittel ausreichend und zweckmäßig sind? Ziel und Zweck werden im Gesetz mit Qualität gleichgesetzt und implizit als bekannt vorausgesetzt. Das aber ist nicht richtig.

Wie kann die Qualitätslehre hier helfen? Zunächst muss das Produkt identifiziert werden, dessen Qualität betrachtet werden soll. Das können Hilfsmittel, Medizinprodukte, Blutkonserven, Arzneimittel und andere materielle Produkte sein. Ärztliche oder andere medizinische Behandlungen sind dagegen immaterielle Produkte. Alle Produkte haben Merkmale, an denen man sie unterscheiden kann. Die Gesamtheit ihrer Merkmale macht ihre Beschaffenheit aus. Erfüllen nun die Merkmale eines Produktes die Forderungen der Kunden, sprechen wir von Qualität. Mit »Kunde« ist ganz allgemein diejenige Person gemeint, für die ein Produkt oder eine Dienstleistung erstellt wurde. Qualität ist definiert als der »Grad zu dem ein Satz von Merkmalen die Anforderungen erfüllt« (DIN Deutsches Institut für Normung e.V., 2002, 29/id). Diese konzeptionelle Kundenorientierung steht im Gegensatz zu dem verbreiteten Qualitätsbegriff, bei dem Experten, Politiker oder ihre Institutionen Qualitätskriterien oder -merkmale definieren. Was das für die Medizin bedeuten könnte, scheint aber noch lange nicht klar. Qualitätssicherung im technischen Sinne ist in der Medizin etwas Neues. Bisher sollte die Wissenschaft Nachweise dafür liefern, ob Therapie und Diagnostik als Behandlungsverfahren die Erwartungen erfüllen. Für die alltägliche Arbeit in Klinik und Praxis haben wir bisher keine Nachweistechnik gehabt. Werden die erprobten Behandlungsverfahren ordnungsgemäß, das notwendige Maß nicht überschreitend angewandt?

Bei der Produkthaftung sind solche Probleme bekannt. Ein Arzneimittel oder ein Medizinprodukt mag »an sich« gut erdacht sein, aber wird es auch in gleichbleibender Weise in der Serie produziert? Arzneimittel- und Medizinprodukte-Hersteller haben in den letzten Jahrzehnten viele damit zusammenhängende Fragen beantwortet. Keine einfache Sache, aber die meisten Probleme wurden inzwischen gelöst. Wir haben heute ein Konzept der Qualitätssicherung, das sich auch dort bewähren wird, wo sich hartnäckig Widerstand hält.

Der politische Auftrag: Qualitätssicherung im Gesundheitswesen

Qualitätsmanagement ist ein wohl durchdachtes Konzept. Vage Absichtserklärungen, alles zum Besseren zu wandeln, zählen nicht dazu. Leider ist im SGB V von der Qualitätstechnologie nichts zu finden. Deutlich wird das an der Forderung, »ein einrichtungsinternes Qualitätsmanagement« einzuführen. Hier steht der unbestimmte Artikel, als ginge es um ein besseres Management. Richtig wäre gewesen, von Kliniken, Heimen, Praxen und Apotheken die Einrichtung von *QM-Systemen* zu verlangen, so wie man es von den Arzneimittel-, den Lebensmittel- und den Medizinprodukte-Herstellern und vielen anderen erwartet.

Das Gesetz zur Qualitätssicherung und zur Stärkung des Verbraucherschutzes in der Pflege (Pflege-Qualitätssicherungsgesetz) ist dagegen durchaus mit den Normen in Einklang zu bringen. Dort werden QM-Systeme zum Nachweis der Leistungsqualität erwartet, aus denen sich sogar die Leistungsvergütung begründen lässt. Um einen Systembruch zu vermeiden, muss sich QM in der Medizin an den Ideen des globalen Konzeptes der europäischen Gemeinschaft, der international bewährten und konsentierten normengerechten Qualitätslehre orientieren, oder Qualitätssicherung wird nicht sein in der Medizin.

Befragungen und Messung der Patientenzufriedenheit

Die Kundenorientierung im Qualitätsmanagement hat eine schon betagte Methode der Evaluation medizinischer Leistungen zu Ehren kommen lassen: die Messung der Patientenzufriedenheit. Nichts scheint einfacher und konsequenter, als den Patienten selbst danach zu befragen, was er von der Behandlung seines Arztes hält. Die Begeisterung für dieses Thema knüpft an Traditionen medizinkritischer Massenbewegungen an, dem Patienten mehr Rechte zu verschaffen und ihn zu stärken (neu jetzt als Empowerment). Solch enthusiastischem Qualitätsmanagement sollte man redliche Absichten unterstellen. Viel wird dafür getan, die Patienten aus der ärztlichen oder staatsmedizinischen Bevormundung herauszuholen.

Trotz aller Verfeinerung des sozialempirischen Instrumentariums bleibt eine eigentümliche Skepsis gegenüber den Ergebnissen aus Befragungen: Patientenzufriedenheit misst man in Werten, die an Abstimmungsergebnisse undemokratischer Regierungen erinnern. Wer die Klinikwirklichkeit kennt, mag das nicht glauben. Was aber taugt ein empirisches Ergebnis, dem man nicht traut? Patientenzufriedenheit ist kein Qualitätsmerkmal – sie ist noch nicht einmal ein guter Indikator für die Qualität. Sie wird weder besonders sensitiv noch spezifisch gemessen. Es muss schon viel passieren, damit die Zufriedenheit unter 80% sinkt.

Die Patienten orientieren sich an Qualitätsmerkmalen, die unmittelbar wahrnehmbar sind: an dem Respekt, der ihnen entgegengebracht wird, der Sauberkeit, der Information und anderem. Danach werden sie auch meistens gefragt.

Von diesen Merkmalen schließen sie auf die viel wichtigeren Merkmale Wirksamkeit und Sicherheit der Behandlung, die man aber aus dem Einzelfall nicht ablesen kann. Auch schlechte Ärzte berufen sich gerne auf die Zufriedenheit ihrer Patienten.

Kann man sich das Geld also sparen, weil die Messung der Patientenzufriedenheit so wenig über die Qualität der Leistungen aussagt? Ganz so leicht sollten wir es uns nicht machen. Natürlich brauchen wir viel mehr solide »Kunde« über unsere Patienten, besonders zu zwei Themen:

1. Wir müssen mehr über die Lebensgewohnheiten, die Präferenzen und Erwartungen der Patienten wissen. Was ist den Patienten wichtig? Wollen wirklich alle im Einzelzimmer liegen? Wer isst vegetarisch? Wie viele können auf häusliche Betreuung hoffen? Wann stehen unsere Patienten üblicherweise auf? Hierzu reichen grobe Mittelwerte der Zustimmung nicht. Wir müssen die Untergruppen herausfragen. Wer isst kein Schweinefleisch? Wer will gerne wohnortnah behandelt werden, wer will gerade das nicht? Kennt man die Wünsche besser, kann man es jedem recht machen. Marktforscher haben langjährige Erfahrungen. Sie wissen, wie folgenreich methodische Fehler sind.

2. Wir müssen mehr darüber wissen, wie unsere Patienten medizinische Leistungen wahrnehmen. Warum werden technische Leistungen als bedrohlich empfunden? Warum fühlen sich so viele als Gegenstand behandelt? Warum folgen so viele Patienten nicht den Anweisungen ihrer Ärzte? Die Antworten dürfen uns nicht gleichgültig sein, wenn wir davon überzeugt sind, dass unsere Medizin gut ist für die Gesundheit.

Externe Qualitätssicherung

Am längsten hält sich eine Methode der Qualitätssicherung, die lange als »eigentlich« medizinisch galt: die statistisch vergleichende Datenerhebung nach § 137. Man hat das Misslingen dieser Methode gerne damit erklärt, die Ärzte fürchteten die Transparenz – in Wirklichkeit aber wird ein gigantischer Wust von Daten gesammelt, dessen Bedeutung für die Ergebnisqualität ganz unsicher ist: Daten, deren Herkunft oft genug im Dunkeln liegt, die sich für statistische Vergleiche nicht eignen und deren Weiterverarbeitung trotz aller Anstrengungen bisher ungesichert ist.

Die statistisch vergleichenden Qualitätssicherungsverfahren wurden in den 60er und 70er Jahren für die industrielle Massenproduktion entwickelt. Für sie braucht man große Stückzahlen und klar definierte Messparameter, die in der Medizin nur selten vorkommen. Der Erfolg blieb auf die Perinatalstudie (Selbmann 1980) begrenzt. Die Übertragung auf ausgewählte Tracer legte die Schwächen des Verfahrens bloß (Eichhorn/Schega/Selbmann 1989).

Der Gesetzgeber bekräftigt sein Festhalten an den »einrichtungsübergreifenden Maßnahmen der Qualitätssicherung« mit der Androhung von Vergütungs-

Der politische Auftrag: Qualitätssicherung im Gesundheitswesen

abschlägen. Für die Fallpauschalen sollen wie bei den Tracer-Diagnosen (Kessner/Kalk/Singer 1973) qualitätsrelevante Daten erhoben werden. Sie werden in Tabellen und Grafiken eingetragen. Am Ende soll man dann ablesen können, wer über und wer unter dem Mittel liegt. Das macht einen empirischen Eindruck, ist es aber nicht.

Zweifel an der Anwendbarkeit der industriellen Qualitätssicherung sind schon früh geäußert worden (Paschen/Vitt 1992). Daten sind keine Qualitätsmerkmale. Man erfährt nichts, wovon sich auf die Qualität medizinischer Leistungen eines Krankenhauses schließen ließe. Die Datensätze bilden kaum ein für Patienten oder Kostenträger wichtiges Qualitätsmerkmal ab. Weder Wirksamkeit, Sicherheit noch Annehmbarkeit einer Behandlung werden damit erfasst, nicht die Stabilität und Kontinuität der Leistungserbringung – nicht einmal die Angemessenheit lässt sich damit prüfen.

Was kann ein Mittelwert als Orientierung für die Qualität schon bedeuten? Doch nur, dass immerhin 50% der teilnehmenden Krankenhäuser bewiesen haben, dass es auch besser geht. Warum orientiert man sich dann nicht an den besten? (Paschen 1990)

Aus technischen Gründen erscheinen die Vergleichsberichte viel zu spät. Selbst wer Kritik einstecken muss, kann sie lässig mit dem Hinweis wegwischen, dass sei vor zwei Jahren so gewesen, jetzt habe sich das längst geändert. Was will man dem entgegenhalten? Vorausgesetzt ist bei alledem, dass die Daten ehrlich und vollständig erfasst und auch verarbeitet wurden. Dafür fehlt weiterhin der Beweis.

Gegner der Vergleichsverfahren sind keine Dunkelmänner, die das Licht der Transparenz scheuen. Sie fürchten vielmehr, dass gigantische Geldsummen und wertvolle Arbeitszeit der Ärzte verpulvert werden, um letztlich Datenfriedhöfe anzulegen.

Wir haben heute die konzeptionellen und technischen Voraussetzungen für eine interne Datenverarbeitung. Man trägt die Daten in Qualitätsregelkarten ein und beobachtet sie über die Zeit. So oder ähnlich werden heute »performance indicators« gemessen (Joint Commission on Accreditation of Healthcare Organizations 1990). Man misst damit allerdings nicht die Qualität der Leistung selbst, sondern Qualitätsmerkmale der Leistungserstellung wie ihre Stabilität, Kontinuität, Wiederholbarkeit usw. Indikatoren müssen nicht auf Fallpauschalen beschränkt werden. Sie können für jedes Problem von Interesse formuliert werden (Joint Commission on Accreditation of Healthcare Organizations 1997).

Die Datensätze unserer »externen« Qualitätssicherung sollten darauf untersucht werden, ob sie als Indikatoren brauchbar sind. Ich befürchte, dass nicht viel von ihnen übrig bleiben wird.

Interne Qualitätssicherung

Die Forderung, »einrichtungsintern ein Qualitätsmanagement einzuführen und weiterzuentwickeln« lässt offen, ob die Manager besser werden sollen oder ob QM-Systeme nach dem Stand von Wissenschaft und Technik gemeint sind.

Das Bundesministerium für Gesundheit hat zwischen 1998 und 2001 ein Demonstrationsprojekt (DemoProQM) zur Erprobung von Qualitätsmanagementmethoden in Krankenhäusern gefördert (Pietsch-Breitfeld/Heizmann/Selbmann 2002).

Die Pilotkrankenhäuser sollten damals noch auf keine QM-Methode festgelegt werden. Die Projekte reichten deswegen von klassischer Organisationsentwicklung bis zu fachlich konzipierten QM-Systemen. Was aber erwartet das Ministerium, wenn »internes Qualitätsmanagement« kaum etwas anderes ist als eine Art besseres Management? Besseres Krankenhausmanagement auf dem Wege der Verordnung?

Oder soll etwas ganz Neues eingeführt werden? Wenn ja, worin besteht das Neue? Sind Erfahrungen der Industrie und des Handels mit QM-Systemen, den Gute Praxis-Richtlinien oder der International Standard Organization nicht doch gut auf die Medizin anwendbar? (Paschen/Bastek/Huland 1998)

Qualitätsmanagement in der fachlichen Auffassung (und nur die kann der Gesetzgeber meinen) bezieht sich immer auf eine Organisation. Es ist ein Satz von Maßnahmen zur Qualitätsplanung, -lenkung, -prüfung und -verbesserung. Neu am QM ist der systematische Ansatz. Alle Elemente einer ordnungsgemäßen Betriebsführung werden berücksichtigt. Neu ist die Darlegung aller Verfahren und Geschäftsprozesse in Schriftform. Neu die Bereitschaft, alle Verpflichtungen und Regelungen einzuhalten und das von einem Unabhängigen Dritten auch prüfen zu lassen.

QM und QM-Systeme dienen dem Zweck, Vertrauen zwischen Vertragspartnern oder Leistungserbringern und ihren Kunden zu schaffen. Wie man das macht und was dazu gehört, wurde in vielen Diskussionen über Jahrzehnte hinweg auf internationalem Niveau erarbeitet (DIN Deutsches Institut für Normung e.V., 2000, 21/id). Die Norm soll Vertragspartnern helfen, über Qualität und Nachweisanforderungen zu verhandeln.

QM könnte als neues Instrument eingeführt werden, damit Leistungserbringer und Kostenträger zukünftig nicht nur über Geld, sondern über die Qualität von Leistungen verhandeln können, vergleichbar der Buchführung, die in den Krankenhausbetrieb auch nicht eingeführt wurde, um irgendwie wirtschaftliches Denken zu fördern. Partner dürfen von einander erwarten, dass sie erfahren, was man für ihr Geld bekommt.

QM ist aber im Krankenhausbereich bisher nicht am Stand der Technik orientiert. QM nach dem Stil der »ISO« ist auch von höchster Stelle als bloß »technisch« oder »industrieorientiert« denunziert worden. Kein Wunder also, dass

Der politische Auftrag: Qualitätssicherung im Gesundheitswesen 75

viele QM-Aktivisten ihr Heil in vermeintlichen Alternativen suchten. Den größten Zulauf erhielt bisher das so genannte Modell der European Foundation for Quality Management (EFQM). EFQM steht nicht im Gegensatz zu den normierten QM-Systemen. Man sagt, EFQM berücksichtige die Ergebnisse für Kunden und Mitarbeiter und anerkenne so genannte Befähigungsparameter und die Geschäftsergebnisse. Es gehe weit über das »nur mechanistische« Konzept der ISO hinaus.

Nun ist EFQM kein Modell für Unternehmen, schon gar keine Blaupause für exzellente Unternehmensführung, sondern ein Bewertungssystem nach Punkten. Trotz eines ausgeklügelten Punktsystems entstehen keine reproduzierbaren, gleichgewichteten Bewertungen. Mit appellativen Formeln wird Excellence beschworen, aber wenig greifbar gemacht. Den guten Absichten ist nicht zu widersprechen – sie lösen das Problem aber nicht: Maßnahmen zu implementieren, mit denen man seine Ziele erreichen kann und das auch zu belegen. EFQM ist im Gesundheitswesen ungebrochen populär, aber trotzdem nur eine esoterische Theorie, die die Menschen glauben lässt, auch ohne große Anstrengung allen anderen voraus sein zu können.

Warum scheut die Politik das klassische QM der Normen? Mag der Aufsicht führende Staat von seinen Pflichten nicht lassen?

Wohl aus Sorge, das ganze etablierte Geflecht der Qualitätssicherung aus Behörden, Kammern und Krankenkassen könne in sich zusammensinken, hat das Bundesministerium noch vor Ende des Pilotprojektes DemoProQM begonnen, ein Zertifizierungsverfahren zu fördern, das in den Händen des VdAK, der Bundesärztekammer, der Deutschen Krankenhausgesellschaft und des Deutschen Pflegerates liegt.

Die Kooperation für Transparenz und Qualität (KTQ®) ist ein Zertifizierungssystem, das parallel zum etablierten Akkreditierungs- und Zertifizierungssystem aufgebaut wird. KTQ® firmiert als gemeinnützige GmbH und betont ihre Unabhängigkeit – trotzdem ist bei den Krankenhäusern der Eindruck entstanden, das KTQ®-Verfahren sei nun für alle Pflicht. Das steht so nicht im Gesetz.

KTQ® ist nach eigener Auskunft ein Zertifizierungsverfahren, kein QM-System und deswegen auch nicht das vom Gesetz geforderte »einrichtungsinterne Qualitätsmanagement«. Man wird abwarten müssen, wie weit KTQ® die Entwicklung dazu fördert oder hemmt. Die Interessenverbände könnten dazu tendieren, die Anforderungen in ihrem Zertifikat niedrig zu hängen oder bei der Prüfung nicht so genau hinzusehen.

Dem Gesetzgeber kann nur empfohlen werden, die Qualitätssicherung analog dem Globalen Konzept der EU zu liberalisieren. Warum sollte er seine Verantwortung an die Verbände abgeben, die noch weniger einer demokratischen Kontrolle unterliegen als er selbst? Den Einrichtungen des Gesundheitssektors sollte die Auswahl ihres QM-Systems und ihrer Zertifizierungsgesellschaft freigestellt bleiben. Wettbewerb belebt auch hier, Zwangssysteme tendieren dazu, teuer und von minderer Qualität zu sein. Wer sich keiner Konkurrenz mehr erwehren muss, sieht kaum Grund zur Verbesserung.

Die »grundsätzlichen Anforderungen« müssen nicht erst definiert werden, sondern finden sich als »Stand der Technik« in den DIN-Normen, gelten weltweit und haben sich bewährt. Alles andere wäre provinziell und nicht zeitgemäß. Die Einrichtung, Wirksamkeit und Konformität frei gewählter QM-Systeme mit dem bekannten Standard sollte durch Unabhängige Dritte nachgewiesen werden, selbst wenn dadurch Gelder der Sozialversicherung in Hände gelangt, die sich bisher nicht aus diesem Topf bedient haben.

Leitlinien, EbM (Evidence based Medicine)
Entgegen dem Eifer, der sich inzwischen entfaltet, ist der politische Auftrag des § 137 zur »Bewertung von Untersuchungs- und Behandlungsmethoden im Krankenhaus« längst nicht so klar wie unterstellt.

Sicher besteht darin Einigkeit, dass Untersuchungs- und Behandlungsmethoden, die nicht halten, was sie versprechen, nicht aus der Kasse der Solidargemeinschaft bezahlt werden dürfen. Aber der Streit darüber, welche Verfahren wirksam und sicher sind oder welche einem anderen überlegen sind, ist so alt wie die Medizin selbst. Um eine Wahl zwischen Behandlungsverfahren treffen zu können, muss man die Unterschiede erkennen. Wirksamkeit und Sicherheit sind jedoch – dem Glauben des Laien zum Trotz – keine unmittelbar erfahrbaren Qualitätsmerkmale. Sie werden in wissenschaftlichen Studien mit ziemlich großem Aufwand erforscht. Die Ergebnisse sind nicht immer eindeutig, oft genug unzureichend oder sogar widersprüchlich.

Die Vorstellung ist illusorisch, ein Arzt könne durch Fortbildung den sich kumulierenden »Stand« der Wissenschaft verfolgen. Er braucht die Hilfe von Bibliothekaren und Biometrikern, um heutzutage mit der medizinischen Literatur fertig zu werden.

Gut also, dass schon vor zwanzig Jahren Fachgesellschaften, Behörden und andere interessierte Kreise begonnen haben, für ihre Mitglieder Leitlinien herauszugeben, die den Kenntnisstand um Methoden der Medizin erschöpfend zusammenstellen. »Leitlinien sollen ausführliche, kritische und abgewogene Informationen bieten zu den Vor- und Nachteilen der verschiedenen diagnostischen und therapeutischen Prozeduren, auf die der Arzt im individuellen Behandlungsfall seine sorgfältig begründete Empfehlung stützt.« (World Health Organisation, 1993, 30/id)

Die Regeln der ärztlichen Kunst werden so nach und nach verschriftlicht. Wer sie beachtet, kann sich wie bei technischen Regeln die Mühe sparen, selbst die Beweise für Wirksamkeit und Sicherheit seiner Methoden zusammenzutragen.

Der politische Auftrag: Qualitätssicherung im Gesundheitswesen

Nicht immer haben wir Erkenntnismaterial zu unseren Behandlungsverfahren, das notfalls auch vor Gericht Bestand hat. Das muss nicht gegen die Behandlung sprechen. Auch vor Gericht werden mehr oder weniger überzeugende Beweise zugelassen. Der Richter wertet sie für seine Entscheidung in der Gesamtschau. In diesem Sinne meint das englische »evidence« das Maß an Überzeugungskraft und nicht etwa den schlüssigen Beweis. Letztlich ist die Evidence based medicine nichts anderes als das, was man früher wissenschaftliche Medizin genannt hat mit dem Unterschied, dass die EBM nur klinisch-epidemiologische Daten, die wissenschaftliche Medizin auch laborexperimentelle Ergebnisse zulässt. Die Arbeitsgemeinschaft der medizinisch-wissenschaftlichen Fachgesellschaften (AWMF) hat sich seit 1997 dem Auftrag der Politik gestellt. In überraschend kurzer Zeit wurden Leitlinien herausgegeben. Sie genügten jedoch nicht ihrem eigenen Anspruch und fielen deswegen bei den Anwendern durch. Ein weiterer Anlauf wird mit einer »Clearing-Stelle für Leitlinien« unternommen, die unter der »Schirmherrschaft« (d.h. Oberaufsicht) der Bundesärztekammer steht. Nun sollen bei der Leitlinienentwicklung alle an einem Strang ziehen. Ein Koordinierungsausschuss wird durch die Vergabe von Aufträgen zur Leitlinien-Entwicklung einen Fördertopf ganz neuer Art verwalten. Die Finanzierung will man einer Stiftung übertragen, an der alle Interessenverbände beteiligt werden (Bundesministerium für Gesundheit 2002). Wie unabhängig und entschlossen so die Interessenkonflikte überwunden werden, bleibt abzuwarten.

Was wird dabei herauskommen? Eine normierte Medizin, in der nur noch bezahlt wird, was sich auch beweisen lässt? Die Behörde zur Zulassung von Arzneimitteln hat genügend Erfahrung damit, wie schwierig der so einhellig beschworene »allgemein anerkannte Stand der medizinischen (sic! Nicht etwa »wissenschaftlichen«) Erkenntnisse« festzustellen ist. Die Erfahrungen der letzten Jahrzehnte mit höchst bedenklichen Therapiemethoden wie z.B. den Frischzellen oder die Diskussionen um die Positiv-Liste von Arzneimitteln sollten den Optimismus dämpfen, endlich zwischen »vernünftigen« und »unvernünftigen« Methoden unterscheiden zu können.

Was die Leistungserbringer brauchen, ist Hilfe dabei, mit der Informationsflut fertig zu werden. Das muss nicht jeder Arzt, jedes Krankenhaus, nicht einmal jede Nation für sich oder noch einmal klären. Eine Koronarangiographie kann in Ottawa nicht so anders aussehen als in Johannesburg oder Dortmund.

Gute Argumente sollen für Behandlungsverfahren zusammengetragen werden. Sie müssen abgewogen und wenn nötig verworfen werden. Hier liegt die große Gemeinschaftsaufgabe, die unter der Führung der Ärzte, gefördert von den Verbänden, angepackt werden muss. Die Entscheidungen werden im Großen und Ganzen dann dorthin fallen, wo die besseren Argumente sind.

Niemandem sollte das Recht streitig gemacht werden, sich so behandeln zu lassen, wie er möchte. Aber zulasten der gesetzlichen Krankenkassen können nur solche Untersuchungs- und Behandlungsmethoden gehen, die sich gut begründen lassen. Solidarische Krankenversicherung und wissenschaftliche Medizin sind untrennbare Geschwister. Das wird durch die Evidence based medicine nur aktualisiert.

Soll das gelingen, müssen die Politiker ihre vermeintlich populären Vorstellungen noch korrigieren:

1. Leitlinien können nicht verbindlich sein. Sie enthalten Information – vollständige, überzeugende, verständliche, nützliche, überflüssige, Vertrauen erweckende – aber Information ist nie verbindlich. Niemandem wird man die Augen verschließen können für das Bessere.

2. Ein Ausschuss wie in § 137 c zusammengesetzt wird die ihm gestellte Aufgabe nicht bewältigen können. Wenn man sich die Größe des Bundesinstitutes für Arzneimittel und Medizinprodukte vergegenwärtigt, kann man über so viel Naivität nur staunen.

3. Leitlinien können keine Entscheidungsleitlinien für den Einzelfall sein. Die angebotene »Unterstützung« darf nicht als höfliche Umschreibung für den sanften Druck stehen, der die Ärzte zu Entscheidungen für kostengünstigere Therapien treiben soll.

Wissenschaft und Evidence können nur Aussagen zu den Qualitätsmerkmalen eines Therapieverfahrens machen. Wie wirksam ist dieses Verfahren? Wie sicher? Wie annehmbar für den Patienten? Wie robust ist die Ausführung in diesem Krankenhaus?

Die Entscheidungen von Arzt und Patient sind aber nicht wissenschaftlich begründbar. Wer das behauptet, verlässt die rationale Argumentation der Wissenschaft. Sie können sich für mehr Wirksamkeit, dafür weniger Sicherheit oder eine größere Annehmbarkeit entscheiden. Sie werden ihre Auswahl begründen können, wir können sie ihnen aber nicht vorschreiben.

Bis hierher wäre alles gut und das Leitlinien-Projekt hätte gute Zukunftsaussichten, wenn im Gesetz Folgendes stände:

»Untersuchungs- und Behandlungsverfahren dürfen nur angewandt werden, wenn Daten zur Wirksamkeit, Sicherheit und Durchführungsqualität vorliegen, die nachvollziehbar sind und die erkennen lassen, ob das Verfahren zu einer ausreichenden und zweckmäßigen Versorgung der Versicherten beitragen kann. Wenn die Kostenträger daran Zweifel haben, kann das strittige Behandlungsverfahren durch einen Ausschuss geprüft werden usw.«

Das steht aber nicht im Gesetz. Dort heißt es vielmehr im § 137 c:

»... überprüfen ... Untersuchungs- und Behandlungsmethoden ... daraufhin, ob sie für eine ausreichende, zweckmäßige und wirtschaftliche Versorgung der Versicherten unter Berücksichtigung des allgemein anerkannten Standes der medizinischen Erkenntnisse erforderlich sind« (Bundesrepublik Deutschland, 1999, 31/id).

Das Verfahren soll nicht selbst geprüft werden, auch nicht die Anwendung im Einzelfall, sondern ob es für die Versorgung aller Versicherten überhaupt nötig ist. Wie will man aber wissenschaftlich (d.h. unabweisbar, überzeugend, unvoreingenommen) begründen, was ausreichend und wirtschaftlich ist? Wofür man seine Mittel einsetzen will, ist bekanntlich keine akademische Frage, sondern eine politische. Ist die Anzahl der Mammographie-Screening-Angebote ausreichend? Für welches Ziel? Ist Mammographie-Screening wirtschaftlich? Oder verbessern wir lieber das klinische Screening für die angeborene Hüftdysplasie?

Disease Management-Programme

Sicher erleichtert man dem Arzt die Arbeit, wenn man ihm Pfade durch den Dschungel der Therapiemöglichkeiten schlägt. Vorgaben für komplexe Behandlungsprogramme ganzer Krankheitsgruppen sollten gut begründet sein – was sonst?

Der Sachverständigenrat stellt sich vor, dass mit Versorgungsleitlinien die vermutete Fehl-, Über- oder Unterversorgung vermieden werden kann. Politischen Niederschlag haben diese Überlegungen in den Disease Management-Programmen (DMP) gefunden. In ihnen soll festgelegt werden, für welche Behandlungsabläufe – vornehmlich chronische Leiden – Kosten übernommen werden. Etwas abstrakter ausgedrückt: für die ein Risikostrukturausgleich zwischen den Kostenträgern erfolgen darf. Warum sollte eine Kasse der anderen oder eine Kasse dem Versicherten Kosten erstatten für Leistungen zweifelhaften Wertes?

Der Sachverständigenrat erwartet pro Jahr zehn solcher Programme, eine Aufgabe, der sich die Kassen – allen voran die AOK – jetzt stellen werden (AOK Bundesverband, 2002, 32 /id). Die ersten Behandlungsprogramme beziehen sich auf solche, die besonders kostenintensiv, weil langdauernd sind. Im Katalog der ersten Stunde stehen chronische Erkrankungen wie der Diabetes mellitus Typ 1 und 2, Koronare Herzkrankheit, Hypertonie, Asthma bronchiale, Chronisch obstruktive Lungenerkrankung und das Mammakarzinom.

Für Qualitätsvereinbarungen im Risikostrukturausgleich werden sich die Kostenträger dort Rat holen, wo sie ihn am besten begründet finden: in der wissenschaftlichen Medizin oder bei der Evidence based medicine. Die Kostenträger werden sich ihr Urteil unabhängig von den Leistungsanbietern bilden wollen. Vermutlich sind die Fehlentwicklungen der Versorgung ja auf bestimmte Interessen zurückzuführen.

Die Leistungsanbieter – allen voran die Ärzte – drängen auf Beteiligung an den DMP aus Sorge, die Programme könnten zum Nachteil ihrer Patienten ausfallen oder (etwas egoistisch) gerade ihre Angebote könnten dabei auf der Strecke bleiben. Man wird kaum DMP etablieren können, ohne sich dem erbitterten Streit um die Qualität der medizinischen Behandlungsangebote auszusetzen.

Wie auch immer man zu DMP steht und wie man die Auswirkungen auf unseren Gesundheitssektor einschätzt, stellt sich unabweisbar die Frage, wie die Qualität solcher Behandlungsprogramme gesichert oder genauer: nachgewiesen werden kann. Gerade hier kann die moderne Qualitätslehre einen wichtigen Beitrag leisten.

Man unterscheidet dafür am besten zwischen drei Beiträgen zur Qualität:

1. Design-Beitrag

Wenn die Ziele eines Behandlungsprogramms eindeutig angegeben sind, lässt sich untersuchen, ob das Programm »an sich« so entworfen ist, dass diese Ziele auch erreicht werden können. Die Ziele dürfen nicht unter dem ohnehin allgemein Möglichen liegen. Als Zielparameter sollten nicht nur Mortalität und Morbidität dienen, sondern genau so der klinische Befund unter Einbeziehung der Lebensweisen und Erwartungen der Patienten, ihre Lebensqualität. Kurz: Die Behandlungsprogramme müssen »an sich« wirksam, sicher und annehmbar sein.

Ergebnisse der Behandlung chronischer Erkrankungen werden erst nach vielen Jahren beurteilbar. Beim Diabetes mellitus vergehen bis zu 30 Jahre, bis man die Überlegenheit des einen gegenüber dem anderen Verfahren feststellen kann. Die Wirksamkeit der DMP kann man nicht einfach daran messen, wie lange einige Komplikationen des natürlichen Krankheitsverlaufes vermieden werden. Der Erfolg könnte sogar darin liegen, alt genug zu werden, um diese Komplikationen zu erleben. Nicht Gesundheit, sondern Krankheit mit hoher Lebensqualität müsste das Ziel sein. Das abzuwägen wird nicht einfach sein: Viele Einzelschritte und Varianten der Behandlungsmöglichkeiten müssen berücksichtigt werden. Im Methodenstreit wird das wissenschaftliche Erkenntnismaterial zu einzelnen Teilen selten ausreichen. Selbst wenn es reicht, wissen wir noch nicht genug über das Zusammenwirken aller Teile im Programm.

Wenn nun die Ärztekammern in vorauseilendem Gehorsam solche Programme in Form von Nationalen Leitlinien selbst formulieren, dann ist das aus ihrer Sicht verständlich. Sie setzen sich aber angesichts der divergierenden Interessen und Meinungen des eigenen Klientels einer Zerreißprobe ohnegleichen aus, ohne dass ein Vorteil erkennbar ist. Gerade die Ärzteschaft sollte die gesundheitsökonomische Schere aus ihrem Kopf verbannen und deutlich machen, was heute »an sich« medizinisch möglich ist.

Wie viel Mammographie ist nötig, um den Todeszeitpunkt einer Frau um ein Jahr hinauszuschieben? Oder wollen wir mit dem Geld lieber diabetische Kinder betreuen? Medizinisch-wissenschaftlich lassen sich dazu Daten präsentieren – was aber davon gewollt wird, ist eine ethische und gesundheitspolitische Frage. So muss sie auch entschieden werden.

2. Perfomanz-Beitrag

Selbst an die besten Programme werden sich längst nicht alle Leistungsanbieter halten. Ein Risikostrukturausgleich setzt Vertrauen voraus, dass von allen nur

Der politische Auftrag: Qualitätssicherung im Gesundheitswesen 81

die festgelegten und vorausgesetzten Schritte in der geforderten Qualität ausgeführt werden. Das wird man genau prüfen müssen. Leistungen müssen kontinuierlich, stabil und überall gleichmäßig und zuverlässig erbracht werden (können). Wir werden die Performanz-Qualität kontrollieren müssen, die Qualität in der Erbringung der medizinischen Leistungen. Sie ist keineswegs mit der Design-Qualität der DMP identisch.

Dafür haben wir bisher kein geeignetes Instrumentarium. Die vergleichende Statistik ist dafür nicht vorbereitet. Indikatoren werden erst entwickelt. Wie so etwas aussehen könnte, zeigt der vergleichsweise einfache Parameter des HbA1-Wertes, der sich als brauchbarer Indikator für eine stabile Einstellung des Blutzuckers erwiesen hat.

3. Angemessenheit

Der wichtigste Beitrag zur Qualität von Behandlungsprogrammen bleibt die Angemessenheit der Behandlung. DMP werden für wohl definierte Patienten-Kollektive aufgestellt, deren Versorgung verbessert werden soll. Dabei wird vorausgesetzt, dass in der Arzt-Patient-Entscheidung nur die eingeschlossen werden, die auch wirklich davon profitieren. Ein Programm kann gut entworfen sein und auch zuverlässig ausgeführt werden – wenn aber die falschen Patienten eingeschlossen werden, ist es weder wirksam noch lassen sich die Kosten vertreten.

Wer kann solche Programme prüfen? Die Ärztekammern scheiden aus, wenn sie sich an der Entwicklung beteiligen wollen. Ein unabhängiges Institut ist wohl die einzige Lösung. Ob jedoch das wissenschaftliche Erkenntnismaterial für eine Design-Abnahme durch den »Unabhängigen Dritten« ausreicht, darf jetzt schon bezweifelt werden. Die Ungewissheit wird oft genug durch die Politik ausgeglichen werden müssen.

Wer aber prüft die Performanz? Es wird darüber nachzudenken sein, wie das einrichtungsinterne Qualitätsmanagement und der Qualitätsnachweis durch die Leistungserbringer selbst sich mit den DMP verknüpfen lassen. Das gilt vor allem für die Angemessenheit der Aufnahme in DMP.

Fazit

1. Wir brauchen eine gezielte Erforschung des unbekannten Wesens »Patient«. Wir brauchen keine bestätigte Zufriedenheit unserer Patienten, an die wir nicht glauben mögen.
2. Das Kapitel der statistisch vergleichenden Qualitätssicherung sollte abgeschlossen werden. Valide Performanz-Indikatoren sollen von allen Leistungserbringern erfasst und – wenn sie aussagekräftig sind – öffentlich bekannt gegeben werden.

3. Der Gesetzgeber sollte die Qualitätssicherung analog dem Globalen Konzept der EU liberalisieren. Die Leistungsanbieter sollten ihr QM-Systems und seine Zertifizierung selbst gestalten dürfen. Die »grundsätzlichen Anforderungen« dafür findet man in den DIN-Normen.
4. Die Qualitätsbewertung neuer Behandlungsmethoden durch den Ausschuss wendet Kriterien an, die nicht einmal im Gesundheitssektor als Ganzem brauchbar sind. Der Wunsch des Arztes, bessere Informationen für seine Entscheidungen im Einzelfall zu erhalten, bleibt auf der Strecke. Die von ihm durchaus begrüßten Leitlinien werden zu Versorgungsstrategien. Warum aber sollte ein Arzt seinem Patienten eine Behandlung verweigern, nur weil sie – aufs große Ganze gesehen – keinen wesentlichen Beitrag zur »ausreichenden, zweckmäßigen und wirtschaftlichen Versorgung der (!) Versicherten« leistet?
5. Die Qualität von DMP lässt sich vielleicht einfacher so belegen: Fragen wir doch, wie viele überflüssige Leistungen, die wir in den »gewachsenen« Behandlungspfaden vermuten, sich mit besser durchdachten, »designten« Pfaden verhindern ließen! Können wir Vertrauen bei den Kostenträgern in den Risikostrukturausgleich schaffen und damit das System stabil halten, wird der politische Erfolg schwerer wiegen als eine positive Auswirkung auf die Gesundheit der versorgten Bevölkerung.

Literatur

Sachverständigenrat für die Konzertierte Aktion im Gesundheitswesen: Gutachten 2000/2001: Bedarfsgerechtigkeit und Wirtschaftlichkeit, Bd. III: Über-, Unter-, Fehlversorgung. Nomos Verlagsgesellschaft Baden-Baden (2002)

Bundesministerium für Gesundheit (2002): Empfehlungen des »Runden Tisches« auf seiner 3. Sitzung zur Qualitätsverbesserung in der medizinischen und pflegerischen Versorgung. www.bm-gesundheit.de

Eichhorn, S., Schega, W., Selbmann, H.-K. (1989): Qualitätssicherung in der stationären chirurgischen Versorgung. Robert Bosch Stiftung: Materialen und Berichte 24. Gerlingen, Bleicher

International Standard Organisation (2002): Qualitätsmanagementsysteme, Begriff. DIN EN ISO 9000: 2000

Joint Commission on Accreditation of Healthcare Organizations (1990): Primer on Indicator Development and Application. Oakbrook Terrace, Illinois, USA, Joint Commission on Accreditation of Healthcare Organizations

Joint Commission on Accreditation of Healthcare Organizations (1997): National Library of Healthcare Indicators. Oakbrook Terrace, Illinois, USA, Joint Commission on Accreditation of Healthcare Organizations

Kessner, D.M., Kalk, C.E., Singer, J. (1973): Assessing Health Quality: the case of tracers. N Engl J Med 288, 189-194

Paschen, U., Bastek, A., Huland, H. (1998): Die »Gute Hospital-Praxis« – ein Qualitätsmanagement-System für das Krankenhaus. Perspektiven in Gesundheitsmanagement und Krankenhausorganisation, II. Kölner Krankenhaustag der Universität Köln

Paschen, U., Vitt, K.-D. (1992): Das Tracer-Konzept der Qualitätssicherung im Krankenhaus – eine kritische Überprüfung. Das Gesundheitswesen 54 [9], 460-464. Stuttgart, Thieme

Paschen, U. (1990): Qualität darf kein Synonym für Mittelmaß sein. Deutsches Ärzteblatt 87 [24 A], 1953-1957. Köln, Deutscher Ärzte-Verlag

Pietsch-Breitfeld, B., Heizmann, G., Selbmann, H.-K. (2002): Umfassendes Qualitätsmanagement in Klinikverbünden. Bundesgesundheitsblatt – Gesundheitsforschung – Gesundheitsschutz 45 [3], 240-248. Berlin, Heidelberg, New York, Springer

Selbmann, H.-K. (1980): Münchner Perinatal-Studie 1975-1977. Zentralinstitut für die Kassenärztliche Vereinigung, Wissenschaftliche Reihe 17. Köln, Deutscher Ärzte-Verlag

Heinz-J. Bontrup
Solidarische Finanzierung von Gesundheitsausgaben

Die solidarische Absicherung von Gesundheitsrisiken in Form einer gesetzlichen Krankenversicherung (GKV) geht auf das Jahr 1883 zurück. »Die Einführung (...) war kein administrativer Akt, sondern eine weitreichende politische Entscheidung der herrschenden Klasse in Deutschland. Sie hatte aus den Erfahrungen mit der Pariser Kommune von 1871 gelernt. Mit dem Konzept von ›Zuckerbrot und Peitsche‹ sollte das bestehende Gesellschaftssystem überlebensfähig gemacht werden« (Deppe 2000, 12). Anfangs war die gesetzliche Krankenversicherung nur zum Schutz der Arbeiterklasse vorgesehen und die Beiträge wurden zu einem Drittel von den Unternehmen und zu zwei Dritteln von den Beschäftigten erbracht. Mit der Einführung der Reichsversicherungsordnung (RVO) im Jahr 1911 wurde die Versicherungspflicht auf zusätzliche Arbeitergruppen (z.B. landwirtschaftliche Arbeiter) und auf Angestellte bis zu einer festgelegten Einkommensgrenze erweitert. So waren 1911 etwa 18 v.H. der Bevölkerung des Deutschen Reichs in rund 22.000 Krankenkassen pflichtversichert (vgl. Bauer 1992, 1.228). Heute existieren noch 420 gesetzliche Krankenkassen bei einem Versicherungsgrad der Bevölkerung von etwa 90 v.H. (vgl. Statistisches Bundesamt 2001, 468). Addiert man dazu die Mitglieder in den rund 100 Kassen der privaten Krankenversicherung (PVK), sind lediglich 0,3 v.H. der deutschen Bevölkerung ohne einen Krankenversicherungsschutz. »Dabei handelt es sich einerseits um besonders Reiche, die sich nicht gegen das Risiko Krankheit abzusichern brauchen, andererseits um arme Wohnsitzlose« (Deppe 2002, 27).

Mit Gründung der Bundesrepublik 1949 wurde weiter an den Strukturprinzipien der RVO festgehalten. Bezüglich der GKV gilt jetzt aber die Selbstverwaltung zwischen Arbeitgebern und Arbeitnehmern in paritätischer Form. In Ausnahme davon können die Ersatzkassen ihre Selbstverwaltungsorgane mit gewählten Versichertenvertretern besetzen. Bereits gegen Ende der 1950er Jahre kam es auf Grund von Finanzierungsschwierigkeiten zu ersten interessenorientierten Reformüberlegungen in der GKV. Diese wurden aber zu Beginn der 1960er Jahre durch die allgemein sich positiv entwickelnde wirtschaftliche Lage (»deutsches Wirtschaftswunder«) zu den Akten gelegt. Im Gegenteil, bis zur ersten großen wirtschaftlichen Nachkriegskrise in den Jahren 1974/75 erfuhren die Gesundheitsleistungen einen nachhaltigen Ausbau. Mit der Wirtschaftskrise stiegen die Arbeitslosenzahlen kräftig an, sie durchbrachen die »Schallmauer« von einer Million Erwerbslosen. Die verminderten Arbeitsentgelte zogen spürbare Einnahmeausfälle in der GKV nach sich. Die Krankenkassen mussten die Beitragssätze erhöhen. Die damalige sozialliberale Koalition unter Bundeskanzler Helmut Schmidt reagierte 1976 darauf mit einem »Krankenversicherungs- Weiterentwicklungsgesetz«, das allerdings noch »kostenneutrale Reformen« durch Rationalisierungseffekte vorsah. Erst mit dem »Krankenversicherungs-Kostendämpfungsgesetz« von 1977 wurde der Grundstein für die heute praktizierte so genannte »Globalsteuerung« im Gesundheitswesen gelegt, die im Wesentlichen auf eine »einnahmenorientierte Ausgabenpolitik« in Form einer Budgetierung setzt. Der Sachverständigenrat für die Konzertierte Aktion im Gesundheitswesen (SVKAiG) stellte dazu in einem Sondergutachten fest: »Die Gesundheitspolitik folgt seit 1976 einem interventionistischen Leitbild gegenüber der GKV. Immer dann, wenn die Ausgabenzuwächse sich deutlich von den Einnahmenzuwächsen der Kassen entfernten, griff der Staat ein, um die erforderliche Beitragssatzanhebung der Kassen in Grenzen zu halten. Dieser Interventionismus hat stets punktuelle Erfolge gezeigt, ohne jedoch den Trend steigender Ausgaben zu brechen. Daher folgte ein interventionistischer Eingriff dem anderen« (SVKAiG, 1995, S. 155). Den bisher wohl schärfsten Angriff auf das Solidarprinzip der GKV stellt die »3. Stufe der Gesundheitsreform von 1997« auf Basis des 1992 verabschiedeten »Gesundheits-Strukturgesetzes« (GSG) dar, mit der drastische Erhöhungen der Zuzahlungen der Versicherten (»Selbstbeteiligung«) im Krankheitsfall beschlossen wurden. »Die ›3. Stufe der Gesundheitsreform‹ rückte die soziale Krankenversicherung immer deutlicher in die Nähe der privaten Krankenversicherung. Es fand eine weitere Verlagerung der Ausgaben für Krankheit von den Unternehmen auf die Beschäftigten, den Gesunden auf die Kranken und den Einkommensstarken auf die Einkommensschwachen statt« (Deppe 2000, 18f.).

Weiter steigende Beitragssätze in der GKV auf heute durchschnittlich fast 14 v.H. der Lohn- und Gehaltssumme haben sowohl auf der Arbeitnehmerseite (zunehmende Krankenkassenbeiträge führen hier zu geringeren Nettolöhnen und -gehältern) als auch auf der Arbeitgeberseite (wegen steigender Lohnnebenkosten) zu einer verstärkt öffentlichen Debatte um die künftige Finanzierung der GKV geführt. Zusätzlich angeheizt wird die Diskussion durch säkulare Prognoserechnungen, die für das Jahr 2050 Beitragssätze bis zu 26 v.H. vorhersagen (vgl. Ulrich, 2000); dies insbesondere der ungünstigen demografischen Entwicklung und Alterungsprozesse der deutschen Bevölkerung wegen. Während allerdings bei den Arbeitnehmern weiterhin eine hohe Bereitschaft besteht, Beitragssatzerhöhungen bei verbesserter Versorgungsqualität und -quantität in Kauf zu nehmen (vgl. Greiffenhagen, 1998) – dies zeigt sich auch am Wachstum des »grauen Gesundheitsmarktes« für Heilpraktiker, alternative Medizin, Gesundheitskost etc. –, werden aus dem Arbeitgeber- und Politiklager immer umfangreichere »Bedrohungsthesen« in Richtung GKV formuliert. Diese münden fast ausnahmslos in der Klage, dass die in den Lohnnebenkosten enthaltenen Arbeitgeberbeiträge zur Krankenversicherung viel zu hoch seien. Hierdurch würde die »Deutschland-AG« in ihrer Wettbewerbsfähigkeit letztlich bedroht, es käme zu Wachstumsausfällen, Kapitalflucht und damit zu Arbeitsplatzverlusten. Einmal abgesehen von dem Tatbestand, dass die effektiv ausgabenwirksamen Lohnnebenkosten unter Berücksichtigung der Produktivitätsentwicklung in Deutschland alles andere als zu hoch sind (vgl. Bontrup, H.-J., 1998a), hat Kühn erst kürzlich anhand von empirischen Berechnungen für das Verarbeitende Gewerbe gezeigt, dass die aktuelle Beitragsbelastung der Unternehmen durch die GKV exakt bei 1,004 v.H. im Jahr liegt. »Eine zehnprozentige Erhöhung des Beitragssatzes, z.B. von 13,5 auf 14,85 Prozent (1,35 Prozentpunkte sind deutlich mehr als die Hälfte der Beitragssatzsteigerung von 1980 bis 2000) würde bei voller Überwälzung auf den Preis ein Produkt, das 1000 EUR kostet, um 1 Promille auf 1001 EUR verteuern« (Kühn, 2001, S. 6). Bereits marginale Produktivitätssteigerungen führen hier schon zu einer Überkompensation. Von einer Wettbewerbsgefährdung der deutschen Wirtschaft kann also nicht die Rede sein. Dennoch wird zur Stabilisierung des Beitragssatzes die »Stärkung der Eigenverantwortung« gefordert, durch die man sich mehr »Wettbewerb im Gesundheitswesen« und eine »Entlastung der Solidargemeinschaft« verspricht. Hinzu kommt die Forderung, die bisher paritätische Finanzierung der Beitragssätze zur GKV durch Arbeitnehmer und Arbeitgeber zugunsten der Arbeitgeber aufzuheben, in dem z.B. der prozentuale Arbeitgeberbeitrag auf heutigem Niveau eingefroren wird. Dabei ist der Finanzierungsanteil der Arbeitgeber an den gesamten Gesundheitsausgaben seit 1970 im früheren Bundesgebiet von 23,7 v.H. auf 12,7 v.H. im Jahr 1997 zurückgegangen, während der Anteil der solidarisch finanzierten GKV im selben Zeitraum von 35,5 v.H. auf 46,5 v.H. kräftig zulegte (vgl. Statistisches Bundesamt 1999, 973; WIdO 2001, 226).

Vor diesem einleitenden Hintergrund will der folgende Beitrag aufzeigen, dass es keine Gründe für eine zukünftig noch größere Entsolidarisierung am Gesundheitsmarkt gibt. Die so genannte »Krise des Gesundheitswesens« kann nicht durch überproportionale relative Ausgabensteigerungen erklärt werden. Vielmehr sind die Probleme der GKV der schwächelnden Einnahmenseite geschuldet (vgl. Braun/Kühn/Reiners 1998). Das macht eine Stärkung der Krankenkasseneinnahmen bei gleichzeitiger Ausschöpfung von Wirtschaftlichkeitsreserven auf der Ausgabenseite der GKV erforderlich. Außerdem geben der medizinisch-technische Fortschritt und die verbesserte Versorgung der Bevölkerung mit Gesundheitsgütern Veranlassung, auch über alternative (zusätzliche) Finanzierungsformen in der GKV nachzudenken – nicht zuletzt aus gesellschaftlichen Gerechtigkeitsüberlegungen.

Nicht Ausgabensteigerungen – zu geringe Einnahmen sind in der GKV das Problem

In der alten Bundesrepublik sind die absoluten Ausgaben für Gesundheit zwischen 1970 und 1997 von gut 69,6 Mrd. DM auf 439,6 Mrd. DM um 531,6 v.H. gestiegen. Jahresdurchschnittlich entspricht dies einer Steigerungsrate von 7,1 v.H.. Das nominale Bruttoinlandsprodukt (BIP) nahm im selben Zeitraum jahresdurchschnittlich dagegen um 5,9 v.H. zu. Infolgedessen stieg der Anteil der Gesundheitsausgaben am BIP. 1970 betrug die Gesundheitsquote 11,0 v.H. und 1997 waren es schon 13,6 v.H.. Dies entspricht in 27 Jahren einem relativen Anstieg der Gesundheitsausgaben in Höhe von 2,6 Prozentpunkten (vgl. diverse Jahrgänge des Statistischen Jahrbuchs der Bundesrepublik). Auch eine Analyse der Leistungsausgaben der GKV (alte Bundesländer) am BIP zeigt zwischen 1980 und 1998 einen Anstieg von 5,8 v.H. auf 6,2 v.H., also um 0,4 Prozentpunkte (vgl. Bächer/Bispinck u.a., 2000, S. 129). Ursache für diesen keinesfalls – auch im internationalen Vergleich – überproportionalen relativen Anstieg der Gesundheitsausgaben waren dabei nicht besonders hohe »Kostenschübe«, wie immer wieder fälschlich behauptet wird, sondern vielmehr das stark rückläufige Wirtschaftswachstum seit Anfang der 1980er Jahre. Nach der Wiedervereinigung machte sich ab Anfang der 1990er Jahre zusätzlich der Einfluss der neuen Bundesländer bemerkbar, »in denen zwar die Gesundheitsausgaben begannen, sich an das Niveau der alten Bundesländer anzunähern, gleichzeitig aber Produktion und Einkommen drastisch einbrachen« (Hajen/Paetow/Schumacher, S. 82f.).

Bereits 1982 schrieb die Arbeitsgruppe Alternative Wirtschaftspolitik: »Die Entschärfung des Finanzierungsproblems auf der Einnahmenseite ist grundsätzlich nur im wirtschafts- und beschäftigungspolitischen Zusammenhang denkbar, da die Grundlohnsumme als Finanzierungsbasis von den makroökonomischen Verteilungskonstellationen abhängig ist« (Arbeitsgruppe Alternative Wirtschaftspolitik, 1982). Dabei setzt sich die Finanzierung bekanntlich aus den beitragspflichtigen Löhnen/Gehältern und Sozialeinkommen zusammen. Sinken diese Einkommen und damit die Lohnquote, ausgedrückt durch die Bruttolohn- und -gehaltssumme am Volkseinkommen (Wertschöpfung), dann müssen die Beitragssätze in der GKV auch bei einem konstanten Ausgabenanteil zwangsläufig steigen. Umgekehrt kommt es selbst bei moderaten Zuwächsen auf der Ausgabenseite zu einem Erhöhungsdruck auf die Beitragssätze, wenn die Beschäftigung sinkt und/oder die Arbeitslosigkeit steigt. Auch ein nur mäßig ausgefallener Anstieg der Arbeits- und Sozialentgelte kann dann erhöhte Beitragssätze nach sich ziehen. Die Lohn- und Gehaltssumme verringert sich, wenn die Zahl der Selbstständigen gegenüber der Zahl der abhängig Beschäftigten steigt. Dabei kann sich eine zunehmende Scheinselbstständigkeit unter sonst gleichen

Umständen negativ auf die Lohnsumme und damit die Einnahmeseite der GKV auswirken, zumal wenn die Scheinselbstständigen in der GKV nicht freiwillig Versicherte bleiben. Die beste Therapie für konstante oder sogar sinkende Beitragssätze in der GKV wäre demnach eine Erhöhung der Lohnquote auf mindestens das alte Niveau zu Beginn der 1980er Jahre. Dies schließt allerdings eine grundlegende arbeitsmarktpolitische Umkehr in Richtung Vollbeschäftigung ein. Die konsequente Ausnutzung des verteilungsneutralen Spielraums (Produktivitätserhöhung plus Inflationsrate) mit einer entsprechenden Umverteilungsgröße in den Tarifverhandlungen (vgl. Schlecht 2002; Bontrup 2001) könnte das unterstützen. Damit wäre der gesundheitspolitischen Daseinsfürsorge die beste Finanzierungsbasis geschaffen. Seit über zwei Jahrzehnten fordert die Arbeitsgruppe Alternative Wirtschaftspolitik mit guten Gründen immer wieder eine entsprechend nachhaltige kompensatorische und staatliche (links-keynesianische) Wirtschaftspolitik ein, die schwerpunktmäßig auf ökologisch orientierte Beschäftigung und sozial gerechte Verteilung der arbeitsteilig geschaffenen gesellschaftlichen Werte setzt (vgl. Arbeitsgruppe Alternative Wirtschaftspolitik 2002).

Die allgemeine Diskussion über die Finanzierung der GKV blendet diese Sicht der Dinge aus. Selbst von der durch den Arbeitsmarkt geprägten Schwächung der Einnahmeseite der GKV will der »mainstream« nichts wissen. Im Gegenteil: die neoklassische/neoliberale Richtung in Wissenschaft und Politik will marktwirtschaftliche Lösungen für die Stabilisierung der Beiträge für die GKV. Dabei können die »Selbstheilungskräfte des Marktes« für eine optimale Allokation weder theoretisch noch empirisch überzeugen. (Vgl. Deppe 2000, Hajen/Paetow/Schumache 2000) Daneben will man die medizinische Versorgung durch eine drastische Beschneidung der Ausgaben in Form von Leistungskürzungen, Unterscheidung in Grund- und Wahlleistungen, Zuzahlungen der Patienten sowie Modifikationen der kostenfreien Mitversicherung von Familienangehörigen immer mehr vom jeweiligen Einkommen und Vermögen der Versicherten abhängig machen und sie damit entsolidarisieren. Dies führt im Ergebnis zu einer nachhaltigen Zweiklassenmedizin.

Kommt es zu säkularen Beitragssatzerhöhungen?

Neuerdings wird die finanzielle Situation der GKV auch durch langfristige Betrachtungen dramatisiert, die sich von neoliberalen Interessen leiten lassen. Diese Hochrechnungen malen das Gespenst eines Beitragssatzes von 26 v.H. für das Jahr 2050 an die Wand. An Gründen werden der demografische Wandel, das »Altern der Gesellschaft«, der medizinisch-technische Fortschritt und die »Anspruchsinflation« genannt. Daher seien »Einschnitte« ins Gesundheitswesen unumgänglich. Einmal abgesehen von der Tauglichkeit solcher säkularen Prog-

Solidarische Finanzierung von Gesundheitsausgaben

nosen zur Erklärung der wirklichen Entwicklung der Beitragssätze, haftet all diesen Rechnungen das Problem eines wie auch immer gesetzten Prämissenkatalogs an. Insbesondere die nicht veränderte Struktur der heutigen Finanzierung auf Basis der Lohn- und Gehaltssumme ruft Kritik hervor (vgl. dazu die folgenden Finanzierungsalternativen). Aber auch eine Änderung nur weniger anderer der vielfältig gesetzten unabhängigen Variablen (z.b. der Produktivitätsentwicklung oder einer politisch veränderten Zuwanderungspolitik) führt bereits zu völlig anderen Ergebnissen. Hinzu kommt, dass alle Modelle mit einer Regressionsanalyse arbeiten, die bekanntlich die Vergangenheit im Zukunfts-Ergebnis trendmäßig »mitschleppt«.

So erstaunt es auch nicht, dass die Spannbreite der prognostizierten Beitragssätze in den Prognosen bis zum Jahr 2050 von eher unproblematischen 15 v.H. bis zu extremen 26 v.H. reichen (Ulrich 2000). Legt man dabei die Untersuchung der Prognos AG für die Jahre bis 2040 mit einem Satz von 15,4 v.H. und bis 2050 (15,9 v.H.) zugrunde, so kommt es hier zu moderat steigenden Beitragssätzen in der GKV (vgl. Eckerle, 1998). Dagegen sagt das den Arbeitgeberverbänden nahestehende Kölner Institut der deutschen Wirtschaft eine dramatische Eskalation der Beitragssätze voraus. Danach sollen die Sätze bis 2050 in einer »unteren Prognosevariante« auf 21 v.H. und in der »oberen Variante« auf 26,1 v.H. (vgl. Hof 2001) zunehmen. Aber auch das Deutsche Institut für Wirtschaftsforschung (DIW) geht von 23 v.H. im Jahr 2040 aus, wenn es bis dahin zu keinen einschneidenden Interventionen in das Gesundheitssystem kommt (vgl. DIW, 2000, S. 374ff.). Ein ähnliches Beitragsniveau befürchten auch die Autoren Breyer und Ulrich in ihrem ökonometrischen Schätzmodell (vgl. Breyer/Ulrich, 1999).

Diese »Horror«-Prognosen laufen fast immer auf die Forderung nach einer wettbewerbsorientierten Ausrichtung des Gesundheitsmarktes in Verbindung mit drastischen Ausgabenkürzungen und einer deutlichen Verlagerung der Finanzierung weg vom solidarischen Bedarfs- und Sachleistungsprinzip in Richtung privater Eigenfinanzierung auf Basis des Äquivalenzprinzips hinaus. Dem hält Kühn entgegen, dass für einen realistisch überschaubaren Zeitraum von 10 bis 15 Jahren weder von der Altersstruktur noch vom medizinischen Fortschritt dramatische Wirkungen auf die Finanzierbarkeit in der GKV ausgehen. »Der Druck auf Beitragssatzerhöhungen ist überwiegend einnahmebedingt, und die alles überragende Einnahmebedingung bleibt die ›Grundlohnsumme‹ bzw. der Arbeitsmarkt« (Kühn, 2001, S. 22). Dazu gibt es aber weitreichende Alternativen, die nicht nur auf die heute (noch) weitgehende Solidarität bei der Finanzierung von Gesundheitsgütern setzen, sondern darüber hinaus auf einen Ausbau der Solidarität in Richtung von mehr Gerechtigkeit in der gesellschaftlichen Finanzierung.

Bevor darauf eingegangen wird, sei zunächst noch einmal auf die Ausgabenseite in der GKV hingewiesen. Hier ist im Gegensatz zu heute unter allen Umständen ein effizienterer Einsatz der knappen Ressourcen herzustellen. Dies impliziert Eliminierung von Unwirtschaftlichkeiten im Gesundheitssystem, Ausschöpfung bestehender Wirtschaftlichkeitsreserven, nachhaltige Reduzierung durch Marktmacht realisierter funktionsloser Gewinne und weit überdurchschnittlich Profitraten zahlreicher Leistungsanbieter (vgl. Bontrup 1999; Hajen/Paetow/Schumacher 2000; Deppe 2000; Arbeitsgruppe Alternative Wirtschaftspolitik 1982, 234ff.). Außerdem belasten krankenversicherungsfremde Leistungen die Ausgaben, die zu verteilungspolitischen »Verschiebebahnhöfen« gemacht worden sind (vgl. Arbeitsgruppe Alternative Wirtschaftspolitik 2002, 131). So werden z.B. familienpolitische Aufgaben bezahlt, die nicht im engeren Sinne zur Gesundheitsversorgung zählen, sondern allgemeine Staatsaufgaben sind. Würden nur diese Maßnahmen auf der Ausgabenseite politisch umgesetzt und würde Vollbeschäftigung sowie eine »verteilungsneutrale Tarifpolitik« betrieben werden, würde sich das »mehr Geld ins System pumpen« erübrigen. Solange aber Massenarbeitslosigkeit anhält, die zwar beseitigt werden könnte (vgl. u.a. Arbeitsgruppe Alternative Wirtschaftspolitik 2002), dessen Bekämpfung aber politisch durch das Wirken neoklassischer/neoliberaler Heilslehren wegen unterbleibt, und von durchaus sinnvoll steigenden Gesundheitsausgaben als gesellschaftliche Wohlfahrtssteigerung auszugehen ist – man denke nicht zuletzt an den Bereich der gesundheitlichen Prävention, sollte die Ausgabenseite effizienter gestaltet und die Einnahmeseite auf eine breitere Basis aus Gerechtigkeitsgründen gestellt werden.

Finanzierungsalternativen

Ausweitung steuerfinanzierter Bundeszuschüsse

Die bruttolohnbezogene Beitragsfinanzierung durch Arbeitgeber und Arbeitnehmer ist das wesentliche Element der GKV. »Dabei beschränkt der Finanzierungsmodus der GKV die Last bei der Bewältigung«, heißt es im Institut der AOK, »auf den Kreis der Versicherungspflichtigen. Versicherungspflichtige werden für gesamtgesellschaftliche Aufgaben belastet. Hierdurch wird der Kreis der Steuerpflichtigen begünstigt« (WIdO 2001, 11). Daher ist es durchaus vorstellbar, steuerfinanzierte Bundeszuschüsse als ergänzende Finanzierungsart in der GKV einzusetzen (vgl. Bäcker/Bispinck u.a. 2000, 71). Dies gilt insbesondere für den Bereich der versicherungsfremden Leistungen. Was allerdings genau solche Fremdleistungen in der GKV sind, ist nicht eindeutig bestimmbar. Das Institut für Gesundheitssystem-Forschung (IGSF) in Kiel zählt dazu alle vom Sozialgesetzbuch (SGB V) definierten Fremdleistungen, die reduzierten Beitragspflichten und Beitragsfreiheiten bestimmter Transferempfänger sowie die beitragsfreie Mitversicherung von Familienangehörigen (vgl. Beske/Kern,

Solidarische Finanzierung von Gesundheitsausgaben

2000). Auch kann man über eine steuerfinanzierte Übernahme der wiedervereinigungsbedingten Zusatzleistungen nachdenken.

Ohne dass es zu einer Verquickung von Steuer- und Gesundheitspolitik (Verletzung des Non-Affektationsprinzips) käme, könnte der Beitragssatz durch eine Anhebung von Verbrauch-, Einkommen- und Gewinnsteuern niedrig gehalten werden. Der Vorteil läge in der Erweiterung der GKV-Finanzierungsgrundlagen über die heutige Basis der reinen Lohn- und Gehaltseinkommen hinaus. Dadurch würden u.a. auch Unternehmensgewinne und andere Einkommensarten (Mieten, Pachten, Zinsen u.a.) zur solidarischen Finanzierung der GKV herangezogen. Auf den ersten Blick wirken sich dabei budgetneutrale Steuererhöhungen (ohne weitere Staatsverschuldung!) nachteilig auf Wachstum und Beschäftigung aus.

Dies trifft bei genauerer makroökonomischer Analyse (Haavelmo-Theorem) nicht zu. Demnach ist die gesamtwirtschaftliche Multiplikatorwirkung einer ausgeglichenen steuerfinanzierten Budgetausweitung immer gleich eins, d.h. sie entspricht einer positiven Wachstumswirkung exakt in der Höhe steuerbedingter Zusatzausgaben. Das Ergebnis ist zudem unabhängig von der Höhe der marginalen Konsum- bzw. Sparquote (vgl. Rittenbruch 1995, 198ff.). Dennoch sind bei einer Steuerfinanzierung technische Durchführbarkeit, fiskalische Ergiebigkeit und steuersystematische Akzeptabilität abzuwägen. Noch bedeutender sind die einzel- und gesamtwirtschaftlichen Allokations-, Stabilitäts- und Verteilungswirkungen von steuerfinanzierten Zuschüssen für die GKV.

Ausdehnung der Versicherungspflicht

GKV versus PKV
Anders als in der GKV, die auf dem Solidarprinzip basiert, dominiert in der privaten Krankenversicherung (PKV) das Äquivalenzprinzip in Verbindung mit dem Anwartschaftsdeckungsverfahren. Hierbei wird eine Gleichwertigkeit der nach Risiken zu entrichtenden Beiträge im Verhältnis zu den Leistungen unterstellt. Die Beitragsgestaltung ist dabei völlig unabhängig von sozialen Aspekten oder der wirtschaftlichen Potenz des Versicherten. Sie bemisst sich nach dem gewählten Leistungstarif und dem jeweils individuell eingeschätzten Gesundheitsrisiko des Versicherten, deren Indikatoren Eintrittsalter, Geschlecht und Gesundheitszustand sind. In der PKV können sich nur die Arbeitnehmer versichern, deren Einkommen die jährlich dynamisierte Beitragsbemessungsgrenze in der GKV übersteigen (2002 liegt diese Grenze bei 3.375 EUR), sowie Selbstständige und Freiberufler. Zur umworbenen Zielgruppe gehören auch Beamte und Studierende.

Da Beamte in der GKV nicht versichert werden, sondern der Staat über eine so genannte Beihilfe einen Teil der anfallenden Krankheitskosten übernimmt, sind sie berechtigt, für den nicht gedeckten Kostenteil eine private Krankenversicherung abzuschließen.

Ingesamt gibt es rund 100 private Krankenversicherungsunternehmen in Deutschland, von denen sich 50 Unternehmen im »Verband der Privaten Krankenversicherung« organisiert haben. »Die Besitz- und Beteiligungsverhältnisse an den Aktiengesellschaften der privaten Krankenversicherung sind in der Öffentlichkeit weitgehend unbekannt. Nur in wenigen Fällen herrscht Transparenz: So ist der Marktführer der privaten Krankenversicherung, die Deutsche Krankenversicherung (DKV), zu 47% im Besitz der Hamburg-Mannheimer Versicherungs AG, zu 26,5% gehört er der Allianz-Holding und zu weiteren 25,5% der Münchener Rückversicherungs AG« (Bäcker/Bispinck 2000, 66). Die im Verband organisierten 50 Mitgliedsunternehmen vereinnahmen 99,9 v.H. aller Beitragseinnahmen der Branche auf sich, die im Jahr 2000 bei rund 40,5 Mrd. DM lagen.

Seit 1975 sind diese um 528 v.H. (!) gestiegen. Neben den Beiträgen finanziert die PKV ihre Leistungsausgaben aus Vermögenserträgen (2000: 9,7 Mrd. DM) sowie aus den Entnahmen der Rückstellung für Beitragsrückerstattungen (2000: 3,5 Mrd. DM) als auch aus den Entnahmen aus der Alterungsrückstellung, deren Zuführungen aber in der Regel höher als ihre Entnahmen sind. Die gesamten Erträge der PKV beliefen sich demnach im Jahr 2000 auf gut 53,7 Mrd. DM (vgl. Verband der privaten Krankenversicherung, 2001).

Durch das Bestehen einer PKV neben der GKV wird das solidarische Gesundheitssystem der GKV in seiner Finanzierung nachhaltig geschwächt. »Da besser verdienende ArbeiterInnen und Angestellte nicht in der GKV pflichtversichert sind, sondern sich freiwillig weiterversichern lassen können, können sie die für sie günstigere Versicherung auswählen. Das bedeutet in der Praxis, dass gesunde, alleinstehende Beschäftigte eine PKV wählen und damit aus dem solidarischen Risikoausgleich der GKV ausscheiden. Dies ermöglicht der PKV eine Politik des ›Rosinenpickens‹, d.h. das Abwerben günstiger Risiken« (Bäcker/Bispinck 2000, 68f.). Dies wird von immer mehr ArbeitnehmerInnen genutzt. So ist die Zahl der vollversicherten Personen in der PKV von 1975 in Höhe von 4,176 Mio. Mitglieder auf 7,522 Mio. Mitglieder im Jahr 2000 gestiegen. Dies entspricht einer Steigerungsrate um 80,1 v.H.. Die Zahl der Zusatzversicherten stieg im selben Zeitraum sogar um 102,7 v.H. von rund 3,6 Mio. auf 7,5 Mio. Mitglieder. Insgesamt waren Ende 2000 rund 15 Mio. Personen in der PKV voll- und zusatzversichert (vgl. Verband der privaten Krankenversicherung, 2001).

Anhebung der Versicherungspflichtgrenze und Einbeziehung in den RSA
Durch eine Abschaffung der PKV würde die Finanzierungsbasis der GKV insgesamt auf eine wesentlich breitere solidarische Basis in Richtung »Volksversicherung« gestellt. Demnach müssten sich auch alle Selbstständigen, Freiberuf-

Solidarische Finanzierung von Gesundheitsausgaben

ler und Beamten in der GKV versichern. Da eine solche Forderung politisch allerdings kaum durchsetzbar ist und auch an rechtliche Grenzen stößt, kommt wohl nur eine Anhebung der Versicherungspflichtgrenze (z.Z. 3.375 EUR), auch als so genannte »Friedensgrenze« zwischen privater und gesetzlicher Krankenversicherung bezeichnet, in Frage. Die jetzige Gesundheitsministerin Schmidt sieht hierin ein Mehr an Solidarität, während der Verband der PKV und auch die Bundesärztekammer eine solche Anhebung der Pflichtgrenze zur Behebung der Finanzierungsprobleme in der GKV ablehnen (vgl. PKV Publik 2002).

Neben einer Erhöhung der Versicherungspflichtgrenze könnte die PKV auch in den Risikostrukturausgleich (RSA) der GKV einbezogen werden. Hierdurch wird dem kontraproduktiven Wettbewerb der gesetzlichen Krankenkassen um »gute Risiken« und eine damit verbundene Versichertenselektion auch im Hinblick auf eine seit dem Jahr 2000 geschaffene Öffnung des kollektiven Vertragssystems zur integrierten Versorgung in der GKV (Korenke, 2001, S. 268ff.) entgegengewirkt. Durch eine Ausweitung des RSA auf die PKV würden die dort versicherten Menschen »einen angemessenen solidarischen Beitrag zur Finanzierung des deutschen Gesundheitswesens leisten« (Pfaff, 1995), dem sie sich heute in unsolidarischer Form entziehen.

Anhebung der Beitragsbemessungsgrenze

Im Gegensatz zur Versicherungspflichtgrenze, die die Ausstiegsoption aus der GKV festlegt, regelt die Beitragsbemessungsgrenze die maximale finanzielle Belastung eines Krankenversicherten in der GKV. Die Höhe der jährlich dynamisch angepassten Beitragsbemessungsgrenze liegt 2002 bei 3.375 EUR, das entspricht 75 v.H. der Bemessungsgrenze in der gesetzlichen Rentenversicherung. Das heutige System limitiert somit bis zu dieser Grenze die Einkommensproportionalität der Beitragszahlungen. »Für darüber hinausgehende Einkommensanteile begrenzt sie aber die absolute Belastung des Einzelnen. Insofern ist die Beitragsmessungsgrenze ein Residual des Äquivalenzprinzips in der GKV. Bei entsprechend hohen Einkommen kommt es sogar zu regressiven Verteilungswirkungen durch die Beitragsbemessungsgrenze, d.h. der effektive Beitragssatz sinkt mit steigendem Einkommen jenseits der Beitragsbemessungsgrenze« (WIdO, 2001, S. 43). Legt man hier die Beitragsbemessungsgrenze für das Jahr 2002 in der GKV zugrunde und einen unterstellten Beitragssatz von 13,5 v.H., so beträgt der absolute Höchstsatz 455,63 EUR. Diesen teilen sich Arbeitgeber und Arbeitnehmer. Bei einem individuellen Einkommen von 4.000 EUR beträgt der absolute Höchstsatz immer noch 455,63 EUR. Die relative Einkommensbelastung beläuft sich aber nicht mehr auf 13,5 v.H., sondern nur noch auf 11,4 v.H.. Bei einem Einkommen von 6.000 EUR reduziert sich der Satz auf 7,6 v.H. usw. Daher ist es im Sinne einer Einlösung des Solidaritätsgedankens und des gesellschaftlichen Gerechtigkeitsgebots mindestens angebracht, die Beitragsbemessungsgrundlage in der GKV auf die Höhe der Bemessungsgrundlage in der gesetzlichen Rentenversicherung (2002: 4.500 EUR) anzuheben.

Einbeziehung weiterer Einkommensarten

Mit steigendem Volkseinkommen pro Kopf ist die Sparfähigkeit breiter Bevölkerungsschichten gestiegen. »Wenn wir die Einkommen aus unselbstständiger Arbeit, die Einkommen aus Unternehmertätigkeit und die Vermögenseinkommen (jeweils als Bruttoeinkommen) getrennt betrachten, so fällt sofort die ungeheure Zunahme der Vermögenseinkommen auf. Sie sind im alten Bundesgebiet von 1960 bis 1990 um das 27fache gestiegen, während die Lohneinkommen sich lediglich verneunfacht, die Einkommen aus Unternehmertätigkeit sich knapp verfünffacht haben. Nehmen wir ab 1991 die neuen Bundesländer bis 1997 hinzu, betrachten also die Periode von 1960 bis 1997, dann sind die Vermögenseinkommen um das 40fache angewachsen, die Einkommen aus unselbstständiger Arbeit um das 13fache und die Einkommen aus Unternehmertätigkeit um knapp das 9fache. Die Erklärung für die erheblich gestiegenen Vermögenseinkünfte liegt vor allen Dingen darin, dass im Laufe der kapitalistischen Entwicklung der renditeträchtige Kapitalbestand, neben den Produktionsmitteln i.e.S. auch das Grundbesitzvermögen (etwa der vermietbare Wohnungsbestand) sowie die Geldvermögensbestände stark angewachsen sind. Damit sind die Einkommen, die darauf fußen, nämlich vor allem Zinsen, Dividenden und Mieten, ebenfalls stark gestiegen. Außerdem wird ein großer Teil der Geldvermögenseinkünfte wiederum in finanziellen Aktiva angelegt, sodass sich ein selbstverstärkender Effekt bei der funktionalen Einkommensverteilung hin zu einem wachsenden Anteil der Vermögenseinkommen am gesamten Einkommen ergibt« (Mattfeldt, 2000, S. 45f.). Auf die erheblichen Gefahren dieser Entwicklung für die Volkswirtschaft und ihre realen Kreisläufe hat bereits Keynes in den 1930er Jahren nachdrücklich hingewiesen. Bei gleichzeitig hoher Einkommens- und Vermögenskonzentration haben sich in der Bundesrepublik mittlerweile über 3,5 Billionen EUR an Geldvermögen angehäuft. Die daraus fließenden Einkommen gehen aber heute nicht in die Finanzierung der GKV ein, obwohl es eine Reihe von Argumenten gibt, die Finanzierung für Gesundheitsleistungen nicht mehr allein auf abhängige Arbeit zu sützen. So nennt Wille eine stärkere Orientierung an der individuellen Leistungsfähigkeit, eine Abschwächung der konjunkturellen Abhängigkeit der GKV-Einnahmen unter der Annahme, dass Nicht-Arbeitseinkommen stetiger fließen, eine tendenzielle Abschwächung der intergenerativen Umverteilung unter dem Hinweis auf höhere Zinseinkommen älterer Menschen sowie bei fehlender sozialer Schutzwürdigkeit eines Mitglieds mit niedrigem Arbeitsentgelt auch die Erweiterung in Richtung (zumutbarer) Risikoäquivalenz (Wille, 1998, S. 23). Denkbar ist hierbei, dass die Nicht-Arbeitsentgelte analog zur jeweilig hälftigen Heranziehung der Arbeitnehmer und Arbeitgeber bei den Arbeitsentgelten berücksichtigt werden. Darüber hinaus sollten Kleinsparer von der Finanzierung durch festzulegende Freigrenzen befreit werden.

Einführung einer Wertschöpfungsabgabe

Außer der Einbeziehung zusätzlicher Einkommensarten gibt es eine lange Diskussion um die Berücksichtigung einer Wertschöpfungsabgabe zur Finanzierung der GKV. Dabei geht es allerdings nicht wie häufig mit den Begriffen »Maschinensteuer« oder »Maschinenbeitrag« falsch suggeriert wird, um eine einseitige Belastung des Faktors Kapital, sondern vielmehr darum, Unternehmen holistisch gemäß ihrer jeweiligen ökonomischen Leistungsfähigkeit – und zwar unabhängig von deren Quellen – an der GKV-Finanzierung adäquat zu beteiligen. Vor dem nachhaltig empirisch zu beobachtenden Rückgang der unternehmerischen Personalintensitäten (Anteil Personalaufwand an der Gesamtleistung eines Unternehmens) würde hierdurch die Finanzierung der GKV auf eine breitere Basis gestellt bzw. erweitert. Dabei kann es aber nicht um eine so genannte substitutive Lösung gehen, bei der der bisherige lohnsummenbezogene Arbeitgeberbeitrag aufkommensneutral nur mit einer Umverteilung im Unternehmenssektor wirkt, sondern um eine additive Lösung. Diese könnte so umgesetzt werden, dass der Wertschöpfungsbeitrag zusätzlich zum bisherigen lohnbezogenen Arbeitgeberbeitrag erhoben wird. Damit würden gleichzeitig im Unternehmenssektor mehr personalintensive Betriebe entlastet und in der Regel kapitalintensive Großunternehmen relativ mehr belastet. Gegen die Einführung einer solchen additiven Wertschöpfungsabgabe werden aber insbesondere von den Arbeitgeberverbänden u.a. die Verteuerung des Kapitaleinsatzes, Diskriminierung von Investitionen, Verminderung der Produktivität und Verschlechterung der internationalen Wettbewerbsfähigkeit vorgetragen. Dem stehen als Argumente gegenüber: eine größere Belastungsgerechtigkeit auf der Arbeitgeberseite und eine entsprechende Orientierung an der Leistungsfähigkeit eines Unternehmens, die Stärkung des Produktionsfaktors Arbeit sowie die Stabilisierung der Einnahmebasis der GKV. Das Wissenschaftliche Institut der AOK hat die finanziellen Auswirkungen einer Wertschöpfungsabgabe berechnet. Demnach ergäbe sich als zusätzliche Einnahme in der GKV eine Summe von rd. 16,3 Mrd. DM. Dieser Betrag hätte auf Basis des Jahres 1999 einem Volumen von 0,92 Beitragssatzpunkten entsprochen (WIdO, 2001, S. 162).

Literatur

Arbeitsgruppe Alternative Wirtschaftspolitik (1982), Memorandum 1982. Quantitatives Wachstum statt Gewinnförderung – Alternativen der Wirtschaftspolitik, Köln

Arbeitsgruppe Alternative Wirtschaftspolitik (2002), Memorandum 2002. Blauer Brief für falsche Wirtschaftspolitik – Kurswechsel für Arbeit und Gerechtigkeit, Köln

Bauer, R. (Hrsg.) (1992), Lexikon des Sozial- und Gesundheitswesens, Bd. 2, München, Wien

Bäcker, G./Bispinck, R./Hofemann, K./Naegele, G. (2000), Gesundheit und Gesundheitssystem, in: Sozialpolitik und soziale Lage in Deutschland, 3. Aufl., Wiesbaden

Beske, F./Kern, A. O. (2000), Zum Stand der Fremdleistungen in der Gesetzlichen Krankenversicherung 1997, Kiel

Bontrup, H.-J. (1998), Zur Diskussion zu hoher Lohnnebenkosten, in: Gewerkschaftliche Monatshefte, Heft 12/1998

Bontrup, H.-J. (1999), Zu den Irrtümern am Gesundheitsmarkt, in: Sozialer Fortschritt, Heft 4

Bontrup, H.-J. (2001), In der Lohnpolitik muss umgedacht werden, in: Gewerkschaftliche Monatshefte, Heft 7

Braun, B./Kühn, H./Reiners, H. (1998), Das Märchen von der Kostenexplosion. Populäre Irrtümer zur Gesundheitspolitik, Frankfurt/M.

Breyer, F./Ulrich, V. (1999), Gesundheitsausgaben, Alter und medizinischer Fortschritt: eine ökonomische Analyse, in: Wirtschaftswissenschaftliche Diskussionspapiere der Ernst-Moritz-Arndt-Universität Greifswald, Nr. 1/1999, Greifswald

Deppe, H.-U. (2000), Zur sozialen Anatomie des Gesundheitssystems. Neoliberalismus und Gesundheitspolitik in Deutschland, Frankfurt/M.

Eckerle, K. (1998), Auswirkungen veränderter ökonomischer Rahmenbedingungen auf die Gesetzliche Rentenversicherung in Deutschland, in: Verband Rentenversicherungsträger (Hrsg.), Bd. 9, Frankfurt/M.

Greiffenhagen, M. (1998), Soziale Sicherheit und politische Legitimität, in: Blätter für deutsche und internationale Politik, Heft 10

Hajen, L./Paetow, H./Schumacher, H. (2000), Gesundheitsökonomie. Strukturen-Methoden-Praxisbeispiele, Stuttgart, Berlin, Köln

Hof, B. (2001), Auswirkungen und Konsequenzen der demographischen Entwicklung für die gesetzliche Kranken- und Pflegeversicherung, PKV-Dokumentation 24, Köln

Korenke, T. (2001), Innovativer Wettbewerb infolge integrierter Versorgung in der gesetzlichen Krankenversicherung?, in: Sozialer Fortschritt, Heft 11

Kühn, H. (2001), Finanzierbarkeit der gesetzlichen Krankenversicherung und das Instrument der Budgetierung, Berlin 2001

Mattfeldt, H. (2000), Einkommensverteilung und Klassenanalyse, in: Goldschmidt, W./Klein, D./Steinitz, K., Neoliberalismus. Hegemonie ohne Perspektive, Heilbronn

Pfaff, M. (1995), Funktionsfähiger Wettbewerb innerhalb und zwischen den gesetzlichen und privaten Krankenkassen, in: Arbeit und Sozialpolitik, Heft 9-10
PKV Publik (2002), Nr. 3/02
Rittenbruch, K. (1995), Makroökonomie, 9. Aufl., München, Wien
Schlecht, M. (2002), Tarifpolitik. Freiheitsgrade und Abhängigkeiten, in: Gewerkschaftliche Monatshefte, Heft 4-5
Statistisches Bundesamt (Hrsg.) (1999), Statistisches Jahrbuch 1999 für die Bundesrepublik Deutschland, Wiesbaden
Statistisches Bundesamt (Hrsg.) (2001), Statistisches Jahrbuch 2001 für die Bundesrepublik Deutschland, Wiesbaden
Sachverständigenrat für die Konzertierte Aktion im Gesundheitswesen (SVKAiG), Sondergutachten 1995, Gesundheitsversorgung und Krankenversicherung 2000, Baden-Baden 1995
Ulrich, V. (2000), Medizinisch-technischer Fortschritt, demographische Alterung und Wachstum der Gesundheitsausgaben. Was sind die treibenden Faktoren? Discussion Paper, Ernst-Moritz-Arndt-Universität Greifswald
Verband der privaten Krankenversicherung (2001), Zahlenbericht 2000/2001, Köln
WIdO (2001), Wissenschaftliches Institut der AOK (Hrsg.), Finanzierung und Leistungen der Gesetzlichen Krankenversicherung, Bonn
Wille, E. (1998), Zukünftige finanzielle Absicherung des Krankheitsrisikos, in: Arbeit und Sozialpolitik, Heft 1-2

Marion Leonhardt
Beschäftigte im Gesundheitswesen zwischen Arbeitshetze und Verantwortung

Im deutschen Gesundheitswesen arbeiten rund vier Millionen Menschen, also 11,2 v.H. aller Erwerbstätigen. Wir haben es hier mit einem wichtigen und personalintensiven Bereich zu tun, in den ca. 10,4 v.H. unseres Bruttosozialprodukts fließen. (Siehe Tabelle 1) Die demografische Entwicklung lässt einen steigenden Bedarf an Gesundheitsdienstleistungen erwarten. Doch der Arbeitsplatz Gesundheitswesen wird immer mehr selbst zum Patienten. Die Zeichen eines drohenden Pflege- und Ärztenotstandes sind nicht mehr zu übersehen. Freie Arztstellen in Krankenhäusern können nicht mehr besetzt werden, Pflegeheime suchen händeringend nach Pflegekräften, erfüllen noch seltener als sonst die gesetzlich vorgeschriebene Quote von mindestens 50 v.H. Fachkräften pro Schichtbesetzung. Pflegequalität und Arbeitsschutz geraten so in den Hintergrund. Bilder gefährlicher Pflege werden uns auch weiterhin im Alltag und in den Medien begleiten. Was verursacht diese Misere? War dieser Personalmangel tatsächlich so unvorhersehbar? Wie haben sich die Arbeitsbedingungen in Krankenhäusern, in Pflegeheimen und in der ambulanten Pflege entwickelt? Personalstruktur und fehlendes Personal sind ein eindeutiges Warnsignal, sich Arbeitsintensität, Arbeitszeiten, Aus- und Fortbildung und Vergütungen in diesem Bereich genauer anzusehen.

Welche Instrumente könnten diesen Trend umkehren? Brauchen wir wieder eine Pflegepersonalregelung? Was muss sich sonst an der Ausbildung und den Arbeitsbedingungen ändern?

Tab. 1: Beschäftigungspotenzial des Gesundheitswesens 1995

Wirtschaftszweig	Erwerbstätige insgesamt (in 1000)	Erwerbstätige im Gesundheitsdienst (in 1000)	Erwerbstätige in anderen Berufen (in 1000)
Alle Wirtschaftszweige	36048	2284	33764
Gesundheitswesen	4028	2284	1744
Gesundheitswesen i.e.S.	3770	2272	1498
Gesundheitsindustrie	258	12	246
Sonstige Wirtschaftszweige	32020	–	32020

Quelle: Gesundheitsbericht für Deutschland 1998

Arbeitsmarktpolitische Aspekte der Gesundheitsberufe

Krankenhäuser verweigern die Umsetzung und die Einhaltung arbeitszeitrechtlicher Vorschriften mit dem Hinweis, erfolglos versucht zu haben, freie Arztstellen zu besetzen. Pflegeheime inserieren Stellen inzwischen bundesweit und erhalten immer wieder Ausnahmegenehmigungen von den Gewerbeaufsichtsämtern/Ämtern für Arbeitsschutz und der Heimaufsicht, wenn sie die Fachkräftequote oder Arbeitszeitregelungen nicht einhalten. Arbeitslosigkeit also ein Fremdwort für Beschäftigte des Gesundheitswesens? Weit gefehlt: Tabelle 2 verdeutlicht, was die Bundesanstalt für Arbeit in ihrem Bestand an Arbeitslosen nach Berufskennziffern im Juli 2000 unter anderen ausweist.

Insgesamt sind also neben den 22.316 Arbeitslosen in der Altenpflege im engeren Bereich der ÄrztInnen (ohne ZahnärztInnen) und Krankenpflege 43.844 Arbeitslose (davon 34.848 Frauen) registriert. Eine Arbeitslosigkeit, die vor allem weiblich ist und am stärksten die Hilfsberufe mit einer unter dreijährigen Ausbildung trifft. Folgen sowohl des Abbaus von Arbeitsplätzen vor allem in Krankenhäusern, des mangelnden Aufbaus von entsprechenden Strukturen im ambulanten Bereich und des damit provozierten Verdrängungswettbewerbs zwischen Krankenpflegekräften und Altenpflegekräften in Heimen und in der ambulanten Pflege. (Siehe Tabelle 3)

Diese einschneidende Entwicklung setzt sich fort, wie das »2. Krankenhausbarometer – Herbstumfrage 2000« als repräsentative Erhebung von Krankenhausdaten – erstellt vom Deutschen Krankenhausinstitut im Auftrag der Deutschen Krankenhausgesellschaft(DKG) – belegt.

Tab. 2: Arbeitslosigkeit von Beschäftigten im Gesundheitswesen

Berufsgruppen	Anzahl	davon Frauen
ÄrztInnen	8.776	5.234
Pflegekräfte	16.167	14.506
davon KrankenpflegerInnen	12.915	11.358
UnterrichtspflegerInnen	231	195
Säuglings- u. KinderkrankenpflegerInnen	1732	1716
PsychiatriepflegerInnen	24	21
OperationspflegerInnen	217	200
AnaesthesiepflegerInnen	75	62
Hebammen	591	590
Gemeindeschwestern	140	139
Funktionsschwestern	242	225
HelferInnen in der Krankenpflege	18.901	15.108
AltenpflegerInnen und AltenpflegehelferInnen (Dezember 2001)	22.316	

**Tabelle 3: Entwicklung des Krankenhauspersonals –
umgerechnet in Vollkräfte 1993-1998**

Jahr	Personal insgesamt	Ärzte	Nicht ärztliches Personal insgesamt	Pflegedienst
1993	875.115	95.640	779.474	332.724
1994	880.150	97.105	783.045	342.324
1995	887.564	101.590	785.974	350.571
1996	880.000	104.352	775.648	349.423
1997	861.549	105.618	755.930	341.138
1998	850.948	107.106	743.842	337.716

Quelle: Statistisches Bundesamt, Fachserie 12, Reihe 6.1. 1993-1998

Eine Hochrechnung der Daten befragter Krankenhäuser auf den gesamten Krankenhaussektor ergab für 1999 und im ersten Halbjahr 2000 einen Abbau von 21500 Vollzeitstellen. Mit über 50% war davon der Pflegedienst betroffen (1999: 6063 Stellen, 1. Halbjahr 2000: 5626 Stellen) Gleichzeitig konnten in 1999 7500 Stellen und im 1. Halbjahr 2000 über 8100 Stellen nicht besetzt werden. Als Begründung für Stellenabbau und Nichtbesetzung offener Stellen gab die Mehrheit der Krankenhäuser eine unzureichende Finanzierung der Personalkosten an.

Es sind auch die Arbeitsbedingungen, die viele aus dem Beruf treiben. Die durchschnittliche Verweildauer im Pflegeberuf beträgt fünf Jahre. Dies wird auch aus der Altersstruktur der Beschäftigten in der Pflege deutlich: Der Schwerpunkt der Altersstruktur liegt eindeutig bei den Jüngeren in der Altersgruppe 25-34 Jahre. Nach einer Langzeituntersuchung von Becker/Meifort verlassen 80% der AltenpflegerInnen ihren Beruf nach fünf Jahren, ausschlaggebend sind nach Umfrage die Arbeitsbedingungen, insbesondere auch die Arbeitszeiten.

Wenn man es nicht schafft, die Menschen in den Berufen zu halten und arbeitslose Ärzte und Pflegekräfte zu einer Rückkehr in den Beruf zu motivieren, ist dann wenigstens mit einer bedarfsdeckenden Ausbildung versucht worden, das Problem drohenden Personalmangels zu lösen?

Mitnichten: Die Berufsbildungsberichte belegen, dass die Zahl der Ausbildungsplätze im Gesundheitswesen seit Jahren rückläufig ist. (Siehe Tabelle 4)

In der Altenpflege zeigt sich ein ähnliches Bild: Statt einer Ausbildungsoffensive wurden in vielen Bundesländern trotz wachsenden Bedarfs Ausbildungsplätze reduziert.

Trotz jahrzehntelangem Gerangel zwischen Bund und Ländern gibt es immer noch keine bundeseinheitliche Altenpflegeausbildung. Diese wäre schon vor Jahren ein wichtiger Schritt gewesen, um die Attraktivität des Berufsbildes Altenpflege zu steigern und die Berufsabwanderung aufzuhalten. Das neue Alten-

Tabelle 4: SchülerInnen in den Berufen des Gesundheitswesens 1992-1999

Ausbildungsberufe	1992[1]	1995[2]	1996[3]	1997[4]	1998[4]	1999[4]
Beschäftigungs- und Arbeitstherapeut/in	2.341	4.534	5.870	4.748	5.246	5.360
Diätassistent/in	982	1.343	1.846	1.173	1.187	1.130
Entbindungspfleger/ Hebamme	1.580	1.670	1.786	1.617	1.637	1.710
Krankenpfleger/-schwester	55.884	63.931	65.612	59.164	57.839	55.169
Kinderkrankenpfleger/-schwester	8.083	8.217	7.854	7.204	6.993	6.772
KrankenpflegehelferIn	4.542	3.193	2.773	2.041	1.972	1.785
KrankengymnastIn/ PhysiotherapeutIn	8.680	13.381	16.645	16.184	16.426	16.141
MasseurIn	1.096	662	453	591	512	508
MasseurIn u. med. BademeisterIn	1.697	1.782	1.877	1.478	1.105	808
Logopäde/in	857	1.281	1.651	1.636	1.831	1.923
Techn. AssistentIn in der Medizin[5]	2.520	179	151	162	196	210
Med.-techn. Laboratoriums-asssistentIn	2.501	3.161	4.217	3.983	4.108	3.764
Medizin.-techn. Radiologie-assistentIn	1.003	1.567	2.082	2.007	2.054	2.023
Veterinärmed. AssistentIn	92	76	96	119	104	122
Zytologie-AssistentIn	33	54	52	20	21	16
Pharmazeutisch-techn. AssistentIn	2.947	2.859	2.894	3.182	3.280	3.397
Andere med.-techn. AssistentIn[6]	–	155	237	239	235	240
OrthoptistIn	84	103	219	97	96	91
RettungsassistentIn	375	1.918	1.835	1.798	1.805	1.729
Med. Dokumentations-assistentIn	25	175	111	99	63	–
Medizin. FußpflegerIn	44	38	45	43	34	35
Insgesamt	**95.366**	**110.279**	**118.306**	**107.585**	**106.744**	**102.933**

Quelle: Berufsbildungsberichte 1994, 1997, 1998, 1999, 2000; 2001, Stat. Bundesamt; Zusammenstellung von Gerd Dielmann, ver.di-Bundesverwaltung, ohne Altenpflege

[1] Ohne Hessen, Sachsen, Sachsen-Anhalt und Thüringen; [2] Ohne Hessen und Thüringen; [3] Ohne Hessen und Thüringen; [4] Ohne Hessen, Sachsen und Thüringen; [5] nur Bundesland Hamburg; [6] nur Berlin und Niedersachsen

pflegegesetz sollte zum 1.8.2001 in Kraft treten, ist aber aufgrund der Verfassungsgerichtsklage des Freistaates Bayern noch ausgesetzt – Altenpflege sei kein Heilberuf und deshalb sei die Regelungsbefugnis Sache der Bundesländer.

Somit bleibt vorerst die Chance verschenkt, durch eine bundeseinheitliche Ausbildung mit einheitlichen, zukunftsfähigen Ausbildungsinhalten den Altenpflegeberuf vom typischen UmschülerInnenberuf zu einem interessanten Erstausbildungsberuf zu machen.

Mit der Änderung der Aufenthaltsverordnung durch die Länderkammer und die Ergänzung der Anwerbestoppausnahmeverordnung sowie der gleichzeitigen Änderung des Aufenthaltsrechts durch das Bundeskabinett hat Riester die illegale Beschäftigung osteuropäischer Hilfskräfte legalisiert. Dies trägt aber nicht zur Lösung des Fachkräftemangels in der Pflege bei, es sei denn man nimmt billigend in Kauf oder kalkuliert sogar ein, dass diese oft schlecht qualifizierten Hauswirtschaftskräfte außer den Küchenfußboden auch gleich den Pflegebedürftigen waschen. Hier geht es nicht in erster Linie um die Beseitigung eines Mangels an Pflegefachkräften oder hauswirtschaftlichen Kräften, sondern vielmehr darum, dass private Haushalte nicht bereit sind, Sozialversicherungsbeiträge und angemessene Vergütungen für diese Arbeitskräfte zu bezahlen und die Not Zureisewilliger ausnutzen.

Entwicklung der Bedarfe an Gesundheitsdienstleistungen

Spätestens mit dem Gesundheitsstrukturgesetz 1992 wurde mit der Einführung von Wettbewerb und Marktelementen die Privatisierung im Gesundheitswesen eingeläutet. Im Krankenhausbereich heißt dies die Privatisierung von Krankenhäusern, die Schließung von Häusern so wie der Abbau von Betten. (Siehe die Abbildungen 1 und 2)

Dieser Bettenabbau geht einher mit einem Anstieg der Fallzahlen. Dies wirkt sich insbesondere in den neuen Bundesländern verstärkt mit steigenden Fällen je Vollkraft aus. Ebenso sind die nicht pflegerischen und nicht ärztlichen Berufe verstärkt betroffen. Dies ist möglicherweise eine Folge des starken Outsourcings in diesem Bereich. Denn in der Regel wird nach der Fremdvergabe von Dienstleistungen an Private dort mit weniger Personal gearbeitet. Der Krankenhausreport 2001 (Quelle: Statistisches Bundesamt) hält die Veränderungen der Fallzahlen je Vollkraft in Prozent von 1991 zu 1999 wie in Abbildung 3 fest:

Trotz des Bettenabbaus haben wir es also mit einer Zunahme von Fällen zu tun. Es scheint so, dass sich das Krankheitsaufkommen nicht an den Bettenkapazitäten orientiert und der Bedarf größtenteils medizinisch indiziert ist – insbesondere durch die demografische Entwicklung. Zusammen mit einer permanenten Verkürzung der Verweildauer in Krankenhäusern ergibt sich damit eine dras-

Abb. 1: Zahl der Krankenhäuser in Deutschland (bis 1989 West und Ost getrennt, ab 1990 Gesamtdeutschland mit z.T. anderen Abgrenzungen)

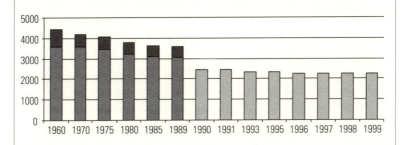

Abb. 2: Krankenhausbetten je 10.0000 EinwohnerInnen in Deutschland (bis 1989 Altbundesrepublik, ab 1990 Gesamtdeutschland)

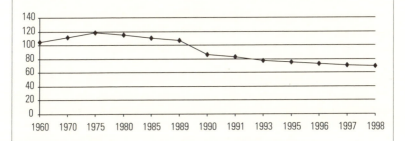

Abb. 3: Fallzahlen je Vollkraft in Prozent von 1991 zu 1999

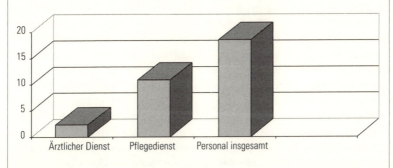

Quelle: Statistisches Bundesamt

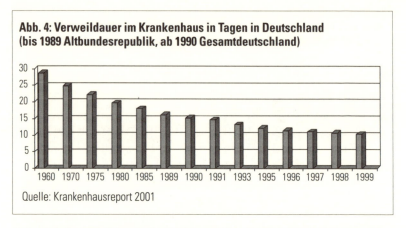

Abb. 4: Verweildauer im Krankenhaus in Tagen in Deutschland (bis 1989 Altbundesrepublik, ab 1990 Gesamtdeutschland)

Quelle: Krankenhausreport 2001

tische Arbeitsintensivierung für das Personal. Immer mehr PatientInnen müssen von immer weniger Personal in immer kürzerer Zeit behandelt und versorgt werden. (Siehe Abbildung 4.)

Die weitere Umsetzung des – richtigen – sozialpolitischen Grundsatzes »ambulant vor stationär« hat zur Folge, dass die eingewiesenen KrankenhauspatientInnen einen höheren Schweregrad der Erkrankung aufweisen. Nur wenn es wegen der Komplexität oder Schwere der Krankheit medizinisch unbedingt notwendig ist, stationär zu behandeln (oder wenn das Vergütungssystem durch seine nach ambulant und stationär getrennten Budgets einen Anreiz dazu schafft!), wird ins Krankenhaus eingewiesen bzw. der Patient im Krankenhaus behalten.

Durch die demografische Entwicklung kommt es auch verstärkt zur Aufnahme älterer, multimorbider PatientInnen. Ebenso muss vom Pflegepersonal ein erhöhter Aufwand patientenferner Tätigkeiten wie das Führen der Dokumentation bewältigt werden. Mit Einführung von diagnosebezogenen Fallpauschalen/ Diagnosis Related Groups (DRGs) als Vergütungssystem in Krankenhäusern werden sich diese ganzen Tendenzen noch verstärken. Gesetzliche Bestimmungen zur Personalbemessung in Krankenhäusern, die die Strukturqualität absichern könnten, gibt es nicht mehr. Unter Seehofer war 1993 die Pflegepersonalregelung (PPR) für Krankenhäuser eingeführt worden, die den Personalbedarf bundesweit verbindlich regelte. Konnte man auch über die Kompliziertheit des Systems in der Praxis streiten, so ging die PPR als erstes in Deutschland verwendetes Verfahren vom individuellen Pflege- und Hilfebedarf aus und hatte zur Folge, dass sie die personelle Unterdeckung in den Krankenhäusern aufdeckte. Wäre sie in all ihren Stufen umgesetzt worden, hätte dies einen Personalmehrbedarf von ca. 14.000 Pflegekräften bundesweit bedeutet. Dies stellte natürlich die Frage nach der Finanzierung dieses zusätzlichen Personals durch die GKV und führte im Ergebnis statt zu weiteren Neueinstellungen zur Aussetzung der

Tab. 5: Zunahme der Pflegebedürftigkeit in Altenheimen

Jahr	Pflegestufe 0	Pflegestufe I	Pflegestufe II	Pflegestufe III
			in %	
1992	17,55	20,05	44,37	18,02
1993	12,28	13,95	47,59	26,18
1994	9,44	13,59	46,46	30,51
1995	8,35	10,73	38,28	42,65
1996	9,16	6,21	29,38	55,24

Quelle: Becker/Meyfort 1998

PPR zum 1. Januar 1996. Da ein gesetzliches Regulativ fehlt und die Häuser in den Wettbewerb gestellt sind, wird dieser auch oder gerade über die Personalkosten geführt. In privaten Krankenhäusern liegen die Personalkosten zum Teil erheblich unter dem durchschnittlichen 67v.H.-Anteil an den Gesamtkosten. Diese Kostenersparnis resultiert nicht nur aus Verbesserungen der Arbeitsorganisation, sondern oft ebenso aus dem Einsatz von weniger Personal und/oder dem Ersetzen von examinierten durch nichtexaminierte Kräfte, der Nichtanwendung von Tarifverträgen, Anwendung von Haustarifverträgen, die unter dem »Leittarifvertrag« BAT liegen, und aus den Ausgliederungen von Dienstleistungen.

In den Pflegeheimen und in der ambulanten Pflege ist von einem steigenden Bedarf auszugehen. Dieser ist der demografischen Entwicklung geschuldet. Das Deutsche Institut für Wirtschaftsforschung (DIW) schätzt sogar, dass sich die Zahl der Pflegebedürftigen bis 2002 auf 2,94 Millionen erhöhen wird. Fortsetzen wird sich auch wohl die seit Jahren zu beobachtende Zunahme der Schwere der Erkrankungen (Becker/Meyfort 1998). (Siehe Tabelle 5)

Realistisch scheint auch die Prognose, dass die Krankenhäuser durch die Einführung der DRGs aus betriebswirtschaftlichen Erwägungen die Verweildauer drastisch senken werden und die »blutig« entlassenen PatientInnen Fälle für die ambulante Pflege und die Pflegeheime werden.

Zu berücksichtigen sind des weiteren sich verändernde Familienstrukturen, größere Mobilität und die ansteigende Erwerbsfähigkeit von Frauen, die es immer schwieriger werden lassen, die Menschen zu Hause zu pflegen.

Im Jahr 1999 gab es 2,2 Millionen pflegebedürftiger Menschen in Deutschland, die Leistungen der Pflegeversicherung in Anspruch nahmen. 1,03 Millionen davon erhielten ausschließlich Pflegegeld, d.h., dass sie durch Angehörige versorgt wurden. Dieser Anteil ist mit 47% aber stark rückläufig. So hatten z.B. 1995 noch 83% das Pflegegeld gewählt.

Insgesamt haben wir es also mit einer weiter zu erwartenden Zunahme von Pflegefällen und eines weiteren Anstiegs von schweren Erkrankungen zu tun. Die gesetzlichen Rahmenbedingungen seit Einführung der Pflegeversicherung sichern hier aber nicht das für die Pflege notwendige Personal und nicht alle notwendigen Pflege- und Hilfebedarfe ab. Für die Beschäftigten bedeutet dies, einer enormen Arbeitsintensivierung und Steigerung des Zeitdrucks bei der Arbeit ausgeliefert zu sein.

In der ambulanten Pflege gibt es keinerlei vorgeschriebene Personalausstattung, um dem entgegen zu wirken. In der Altenpflege gibt es kein bundeseinheitliches Personalbemessungsverfahren mit verbindlichem Betreuungsschlüssel. Grundlage für die Stellenausstattung ist lediglich, was die Einrichtungen mit den Kostenträgern ausgehandelt haben. Auch das Qualitätssicherungsgesetz vom 1.1.02 ändert daran im Prinzip nichts. Es verpflichtet zwar die Vertragspartner auf Landesebene zu einer pflegesatzrelevanten Ermittlung des Personalbedarfs, der Bemessung von Pflegezeiten oder Personalrichtwerten zu kommen, überlässt somit aber die Personalbemessung weiterhin dem Aushandlungsprozess zwischen Kostenträgern und Leistungserbringern. Einzige verbindliche Regelung ist eine nach § 3 Heimgesetz einzuhaltende 50prozentige Fachkräftequote.

Die Berufsgenossenschaft für Gesundheitsdienst und Wohlfahrtspflege hat schon 1999 veranschaulicht, was dies in konkreten Zahlen für die Arbeitsbelastung und Stellenbesetzung bedeutet: »Die durchschnittliche Personalausstattung von stationären Pflegeeinrichtungen liegt mit Länderunterschieden in Deutschland bei einem Mitarbeiter auf 2,8 Bewohner, d.h. umgerechnet: An einem 24 Stunden-Tag stehen durchschnittlich 1,5 Stunden pro Bewohner zur Verfügung. In einer Studie der Caritas wurde anhand einer Einrichtung mit 82 Bewohnern untersucht, ob das ausreichend ist. Ergebnis: Lediglich ein Drittel der Bewohner kommt tatsächlich mit den 1,5 Stunden aus. Ein weiteres Drittel braucht 2-3 Stunden und noch ein weiteres Drittel braucht bis zu 4 Stunden Pflegezeit im Ablauf von 24 Stunden. Um diese Pflegezeiten tatsächlich zu erbringen, müssten in der untersuchten Einrichtung 13 zusätzliche Planstellen geschaffen werden.«

Trägerstruktur im Gesundheitswesen und Arbeitnehmerrechte

Ein Großteil der Krankenhäuser ist noch in öffentlicher Hand. Der politisch gewollte und forcierte Wettbewerb im Gesundheitswesen sowie die Einführung der DRGs als Vergütungssystem wird die Position der seit Jahren unterkapitalisierten öffentlichen Häuser schwächen und der Übernahme durch private Anbieter, in der Regel Klinikketten, preisgeben. Eine Studie der Unternehmensberatung Arthur Andersen prognostiziert die Entwicklung der Krankenhausträgerschaft bis zum Jahr 2015 wie in Tabelle 6 angegeben. Auch wenn es einige handwerkliche Mängel in dieser Studie gibt und man die absoluten Zahlen der Prognose für 2015 sehr vorsichtig betrachten sollte, so ist doch der skizzierte Trend in der Trägerschaft m. E. durchaus wirklichkeitsnah.

Beschäftigte im Gesundheitswesen zwischen Arbeitshetze und Verantwortung

Tabelle 6: Entwicklung der Krankenhausträgerschaft bis zum Jahr 2015

Träger	1990	2000	2015
Öffentlich	1043	790	480
Freigemeinnützig	843	810	700
Privat	321	390	600

Quelle: Arthur Andersen

Laut Pflegestatistik 1999 des Statistischen Bundesamtes gab es bundesweit 8859 Pflegeheime mit 441000 Beschäftigten, davon waren 84% weiblich. Die Mehrzahl der Heime befand sich zu 57% bzw. mit 5017 Heimen in freigemeinnütziger Trägerschaft. An zweiter Stelle fungierten die privaten Träger mit einem Anteil von 35% bzw. 3092 Einrichtungen, während sich nur 8% der Einrichtungen (750 Heime) in öffentlicher Hand befinden. Aufgrund des Rückzugs von Landkreisen und Kommunen aus der Betreibung von Gesundheitseinrichtungen ist ein Anstieg privater Anbieter, überwiegend in Form von Pflegeheimketten, zu erwarten. Auffällig ist, dass die privaten Träger eher kleine Einrichtungen betreiben. Im Durchschnitt werden in den privaten Einrichtungen 47 Pflegebedürftige betreut, während es in freigemeinnützigen 72 Pflegebedürftige und in den öffentlichen Heimen 86 Pflegebedürftige sind.

In der ambulanten Pflege weist die Pflegestatistik 1999 insgesamt 10820 Pflegedienste aus mit 184000 Beschäftigten, davon waren 85% weiblich. 64% aller Beschäftigten sind teilzeitbeschäftigt. 5504 bzw. 51% der Pflegedienste sind in privater Trägerschaft, 47% bzw. 5103 Pflegedienste werden von freigemeinnützigen Trägern betrieben und lediglich 2% bzw. 213 Dienste sind in öffentlicher Hand – entsprechend dem Vorrang anderer Anbieter nach dem SGB XI. Auch in der ambulanten Pflege handelt es sich bei den privaten Diensten um eher kleine Einrichtungen, die im Mittel 27 Pflegebedürftige betreuen, die freigemeinnützigen Träger versorgen dagegen 51 Pflegebedürftige pro ambulantem Dienst. (Siehe Tabelle 7)

Die Dominanz bzw. Ausweitung freigemeinnütziger und privater Träger heißt für die Beschäftigten einschneidende arbeitsrechtliche und tarifrechtliche Nachteile. Die Kirchen als größter freigemeinnütziger Träger z.B. regeln die Arbeitsbedingungen und Arbeitsverhältnisse ihrer ca. 850000 MitarbeiterInnen in eigener Zuständigkeit. Es gibt bis auf einzelne Ausnahmen keine Tarifverträge in diesem Bereich, Gewerkschaften werden weder von der Evangelischen noch von der Katholischen Kirche als Tarifpartner anerkannt und haben kein Zugangsrecht zu den Einrichtungen. Dies hat in den letzten Jahren dazu geführt, dass im Bereich der Diakonie die Gehälter im Hauswirtschaftsbereich um bis zu 20 v.H. abgesenkt wurden und auch die anderen Beschäftigtengruppen Einbußen beim Monatsentgelt, dem Weihnachtsgeld oder dem Urlaubsgeld hinnehmen mussten.

**Tab. 7: Marktanteile von Trägerorganisationen
(nur öffentlicher und freigemeinnütziger Sektor) in Prozent**

	ambulant	teilstationär	vollstationär
Diakonie	24,3	17,9	26,6
Deutsches Rotes Kreuz	16,0	11,7	10,7
Arbeiterwohlfahrt	12,2	16,4	11,0
Caritas	13,4	16,9	14,5
Arbeiter-Samariter-Bund	4,2	1,1	1,8
Lebenshilfe	1,6	0,9	1,9
Malteser-Hilfsdienst	2,1	0,2	0,1
Landkreis/Land	0,1	2,7	4,4
Stadt/Gemeinde	1,6	3,3	6,6
Sonstige Träger	25,3	29,3	23,3

Quelle: Wissenschaftliches Institut der AOK »Der Pflegemarkt in Deutschland«

Zu den Sonderrechten der Kirche und ihrer Einrichtungen gehört es, dass das Betriebsverfassungsgesetz dort keine Anwendung findet. Die MitarbeiterInnen können lediglich eine Mitarbeitervertretung wählen, die auf Grundlage der Mitarbeitervertretungsgesetze der Kirchen arbeiten und mit weit weniger Kompetenzen und Handlungsmöglichkeiten ausgestattet sind als Betriebsräte. Zum anderen sind die Beschäftigten verpflichtet, Mitglied einer christlichen Kirche zu sein und müssen sowohl ihr Arbeits- als auch in ihr Privatleben nach den Grundsätzen der Kirche ausrichten. So sind z.B. Kündigungen im Bereich der Katholischen Kirche oder der Caritas aufgrund von Scheidungen und Wiederverheiratung nicht selten. Die relativ schwache Stellung der Gewerkschaft und der Mitarbeitervertretung als betrieblicher Interessenvertretung spiegelt sich in einem geringen Organisationsgrad wider, was eine Verbesserung der Situation der Beschäftigten erschwert.

Im Bereich der Wohlfahrtsverbände sieht die Situation nicht wesentlich besser aus. Über die Konkurrenzmechanismen des Wettbewerbs wirken sich die Arbeitsbedingungen der Kirchen und ihrer Einrichtungen auch negativ bei den ArbeitnehmerInnen der Wohlfahrtsverbände aus. Nach den Gehaltskürzungen im kirchlichen Bereich rücken auch die beiden größten nicht konfessionellen Wohlfahrtsverbände, die Arbeiterwohlfahrt (AWO) und das Deutsch Rote Kreuz (DRK), von dem Leittarifvertrag des BAT/BAT-O ab. Nachdem jahrelang das Tarifergebnis des Öffentlichen Dienstes von der AWO übernommen wurde, weigert sich die AWO seit 2000, dies Tarifergebnis für die neuen Länder zu tarifieren und bestreitet sogar die Gültigkeit der von ihr mit der zuständigen Gewerkschaft ver.di abgeschlossenen und jahrelang neu verhandelten Tarifverträge für den Osten. Neueinstellungen werden oft weit unter AWO-Tarif bezahlt, »Altbeschäftigte« von der Tarifentwicklung im Westen abgekoppelt. Außerdem entzieht man sich der Tarifbindung durch Wahl der Rechtsform GmbH, in die diejenigen Einrichtungen, die refinanziert werden und im Moment oder perspektivisch Gewinn machen, überführt werden. Die Beschäftigten werden bei Übernahme nach dem einem Jahr Bestandsschutz zu schlechteren Bedingungen weiterbeschäftigt ebenso wie Neueingestellte.

Das DRK hat sich tarifvertraglich verpflichtet, die Tarifabschlüsse des Öffentlichen Dienstes zu übernehmen. Ende letzten Jahres hat das DRK diese so genannte Tarifautomatik für die neuen Länder gekündigt. Das bedeutet für die Beschäftigten, dass ihnen zukünftige Tariferhöhungen vorenthalten werden und auch schon jetzt in einigen DRK-Kreisverbänden ihnen zustehende Erhöhungen nicht mehr gezahlt werden. In den Landesverbänden im Osten, die aus der Bundestarifgemeinschaft ausgetreten sind, werden oftmals widerrechtlich Tariferhöhungen nicht gezahlt und Neueingestellte bekommen Arbeitsverträge mit Dumpinglöhnen, die z.T. weit unter dem Tarifniveau liegen.

Obwohl Wohlfahrtsverbände heute eher wie Sozialunternehmen agieren und durchaus mit anderen klein- und mittelständischen Wirtschaftsunternehmen verglichen werden können, gelten sie arbeitsrechtlich als Tendenzbetriebe. Die Beschäftigten dürfen zwar nach dem Betriebsverfassungsgesetz einen Betriebsrat wählen, dieser hat aber in wichtigen Bereichen weniger Rechte als andere Betriebsräte. So darf er z.B. keinen Wirtschaftsausschuss bilden und wird so über die wirtschaftliche Lage des Unternehmens im Unklaren gelassen, er ist auf die Informationen des Arbeitgebers angewiesen – ohne sie einfordern oder überprüfen zu können. Dies ist bei der Aushandlung und Gestaltung von Arbeitsbedingungen ein entscheidender Vorteil für die Unternehmen, sind doch die Beschäftigten leicht mit dem Hinweis auf die angeblich desolate wirtschaftliche Situation zu disziplinieren. Hier findet eindeutig eine Risikoverlagerung auf die ArbeitnehmerInnen statt. In den meisten Fällen von wirtschaftlichen Schieflagen oder gar Insolvenzen von Wohlfahrtsunternehmen findet man Managementfehler und mangelnde Anpassung der Leitungsqualität als Ursache vor.

Des weiteren hat der Betriebsrat kein Mitspracherecht bei personellen Einzelmaßnahmen wie etwa Einstellungen und Kündigungen bei so genannten Tendenzträgern. Tendenzträger sollen diejenigen Beschäftigten sein, die der Umsetzung der Programmatik der Wohlfahrtsverbände besonders verpflichtet sind. Im Zweifel wird dieser Kreis von Arbeitgeberseite sehr weit gefasst. Obwohl Wohlfahrtsverbände Millionen Umsätze machen, sich üblicher betriebswirtschaftlicher Planungsansätze und Instrumente bedienen wie andere Unternehmen auch, beharren sie auf ihrer Sonderstellung als Tendenzbetrieb und verweigern somit ihren Beschäftigten demokratische Mitbestimmungsrechte, wie sie in anderen Betrieben üblich sind.

In der ambulanten Pflege haben wir es überwiegend mit privaten Anbietern zu tun. Größtenteils finden sich geringe Beschäftigtenzahlen in vielen, kleinen

Einrichtungen. Qualitätsstandards in der Pflege lassen sich schwer realisieren, Teambesprechungen, adäquate Fort- und Weiterbildung und die entlastende Unterstützung durch KollegInnen sind eher die Ausnahme. Diese Vereinzelung erschwert es den Beschäftigten, sich zu organisieren und ihre Interessen zu vertreten. Betriebsräte, die ein Gegengewicht zu den ausschließlich an Gewinnerzielung orientierten Unternehmenszielen der privaten Betreiber bilden könnten, gibt es in diesen kleinstrukturierten Pflegediensten kaum. Mangels der Durchsetzbarkeit flächendeckender kollektivvertraglicher Regelungen hat sich auf individualrechtlicher Basis ein Lohngefüge durchgesetzt, welches z.T. bis zu 40 Prozent unter den tariflichen Regelungen liegt.

Zusammenfassend kann man eine Korrelation zwischen Betriebsgröße, Beschäftigtenzahl, Trägerschaft und Qualität und Absicherung der Arbeitsbedingungen feststellen: Die kleine, private Einrichtung mit den wenigen Beschäftigten in privater Trägerschaft bietet die ungünstigsten Voraussetzungen für die Herausbildung einer starken Interessenvertretung der Beschäftigten und damit für eine angemessene, kollektiv geregelte Vergütung.

Arbeitszeiten im Gesundheitswesen

Eine der größten Belastungen des Arbeitsplatzes Gesundheitswesen besteht für die Beschäftigten in der Lage und der Länge der Arbeitszeit. 1994 wurden die bis dahin gültige Arbeitszeitordnung (AZO) und die Krankenhausarbeitszeitordnung (KrAZO) durch das Arbeitszeitgesetz (ArbZG) abgelöst. Den Krankenhäusern wurde eine zweijährige Schonfrist zur Umsetzung des Gesetzes eingeräumt. Heute, sieben Jahre nach Einführung des Gesetzes, muss man feststellen, dass das Arbeitszeitgesetz eines derjenigen Gesetze der Bundesrepublik Deutschland ist, gegen das am meisten verstoßen wird. Die Ämter für Arbeitsschutz/Gewerbeaufsichtsämter sind personell völlig unterbesetzt und können nur bei Verdachtsmomenten prüfen. Der Europäische Gerichtshof hat am 3. Oktober 2000 in Auslegung der Richtlinie 93/104/EG geurteilt, dass Bereitschaftsdienst als Arbeitszeit zu werten und damit auf die tägliche Höchstarbeitszeit anzurechnen ist. Ebenso wurde die durchschnittliche wöchentliche Arbeitszeit auf 48 Stunden begrenzt. Das deutsche Arbeitszeitgesetz ist somit im Rahmen dieses Urteils auszulegen. Der Gesundheitsschutz der Beschäftigten wurde damit deutlich gestärkt.

Doch in der Praxis ist davon noch kaum etwas zu spüren. Beschäftigte, Betriebsräte und die Gewerkschaft ver.di sehen sich bei der Umsetzung einer breiten Front des Widerstandes gegenüber. Bundesarbeitsministerium und Bundesgesundheitsministerium ignorieren trotz eindeutigen EU-Verfahrensrechts – wahrscheinlich mit Blick auf die Finanzierungskosten des notwendigen Personalmehrbedarfs – die Rechtslage. Ministeriumsaussagen, »man prüfe die Anwendbarkeit des Urteils auf Deutschland« laden geradezu zum Rechtsbruch ein. Aufsichtsbehörden kontrollieren, wenn überhaupt, nur die Einhaltung des Arbeitszeitgesetzes in seiner alten Auslegung. Somit werden auch fast zwei Jahre nach dem EuGH-Urteil und mittlerweile dreier gleichlautender erstinstanzlicher Entscheidungen deutscher Arbeitsgerichte in Krankenhäusern weiterhin Dienstpläne erstellt, nach denen z.B. für Ärzte und Ärztinnen weiterhin rechtswidrig Bereitschaftsdienst angeordnet wird. Schichten von 36 Stunden und mehr sind da keine Seltenheit. Dies gefährdet die Gesundheit der Beschäftigten und beeinträchtigt die Qualität der am Patienten erbrachten Dienstleistung.

Australische Forscher haben in Untersuchungen nachgewiesen, dass eine 17-stündige Arbeitsphase dieselben Effekte im Körper hervorruft wie ein Alkoholspiegel von über einer Promille. Frappierend ist allerdings in der Praxis, dass diese objektiven Beeinträchtigungen der körperlichen Unversehrtheit und Leistungsfähigkeit von den Beschäftigten selbst oft subjektiv völlig anders wahrgenommen werden, obwohl sie Fachkompetenz in medizinischen Fragen besitzen und zahllose Studien die Beeinträchtigungen und Schädigungen durch überlange Arbeitszeiten belegen. Verblüfft hört man dann z.B. in Dokumentarsendungen über Ärzte in Krankenhäusern diese gegen Ende einer 30-Stunden-Schicht diensteifrig in die Kamera sagen, dass sie sofort topfit wären, wenn im nächsten Augenblick ein Notfall käme. Dabei leidet der Zuschauer schon beim Anblick der sichtbar angeschlagenen Ärzte mit und möchte keineswegs nach so einer Schicht von ihnen notfallbehandelt oder operiert werden. Insgesamt mag dies auch ein Ausdruck der noch relativen Neuheit der Perspektive sein, sein Arbeitsleben im Krankenhaus verbringen zu müssen. Der früher selbstverständliche Weg in die Niederlassung steht nicht mehr in dem Maße offen. Auf Dauer angelegte Anstellungsverhältnisse implizieren aber die Notwendigkeit des sich Organisierens und des sich kollektiv um seine Arbeitsbedingungen Kümmerns. Diese erhöhte Anforderung trifft auf eine Beschäftigtengruppe, die noch nicht über eine jahrzehntelange Erfahrung in der aktiven kollektiven Regelung ihrer Arbeitsbedingungen verfügt und durch die extreme Arbeitsbelastung eh ausgepowert ist. Die Arbeitsbelastungen scheinen aber so belastend zu sein, dass – wie letztens in Berlin – auch immer mehr ÄrztInnen gemeinsam gegen überlange Arbeitszeiten vorgehen und in der Öffentlichkeit demonstrieren.

Auch im Rettungsdienst sind Dienstpläne mit gesetzeswidrigen 24-Stunden-Schichten und Anordnung von Bereitschaftsdienst keine Seltenheit. Da die Arbeitgeber in der Regel nicht bereit waren, freiwillig auf gesetzeswidrige Dienstpläne zu verzichten, haben hier viele Betriebsräte den Weg über das betriebsverfassungsrechtliche Instrument der Einigungsstelle versucht, um zu rechtskonformen Betriebsvereinbarungen zur Arbeitszeit zu kommen, und waren erfolgreich damit. Die jahrelange Notwendigkeit, ihre Arbeitszeiten notfalls auch gerichtlich einklagen zu müssen, spiegelt sich auch in der hohen Zahl von Individualklagen im Rettungsdienst zur Umsetzung des EuGH-Urteils wider. Allein gegen das DRK in Baden-Württemberg sind über 700 Klagen anhängig.

Ver.di forderte umgehend nach dem EuGH-Urteil aufgrund der neuen Rechtslage die Arbeitgeber auf, in Fragen des Bereitschaftsdienstes, der Rufbereitschaft und der Arbeitsbereitschaft zu EuGH-konformen tariflichen Regelungen zu kommen. Bislang verweigerten die Tarifpartner dies sowohl von der Krankenhausseite als auch von den Wohlfahrtsverbänden mit dem Hinweis auf die ungeklärte Refinanzierung der personellen Mehrkosten. Man hat Angst, bei Umsetzung Wettbewerbsnachteile gegenüber anderen Anbietern zu haben und verschanzt sich hinter der mehr als zögerlichen Haltung der zuständigen Bundes- und Landesministerien, in dieser Frage geltendes Recht anzuerkennen.

Neben der Länge der Arbeitszeit stellt auch die Dienstplangestaltung ein bestimmendes (negatives) Element des Arbeitsplatzes Gesundheitswesen dar. Die in den Dienstplänen aufgeführten Schichtzeiten sind häufig rechts- und tarifwidrig. Ebenso belastend ist aber, dass die Beschäftigten kaum die Chance haben, ein normales Sozial- und Familienleben zu führen. In den meisten Fällen fehlt es an Planungssicherheit, die Mehrzahl der Beschäftigten beklagt, Dienstplanänderungen nur äußerst kurzfristig zu erfahren. Von den Beschäftigten werden – bei einer häufig permanenten Personalunterdeckung – immer flexiblere Arbeitszeiten verlangt. Statt neues Personal einzustellen, wird das vorhandene Personal immer wieder kurzfristig mit Überstunden belastet. Man nutzt den hohen Grad an karitativ-fürsorglicher und altruistischer Berufsmotivation der Beschäftigten; um den Dienstbetrieb auch bei dauerhafter personeller Unterdeckung aufrecht zu erhalten.

Wie weit hier das Privatleben beeinträchtigt wird, zeigt die Tatsache, dass viele Pflegekräfte ihren freien Tag oder ihr freies Wochenende nur noch mittels eines Anrufbeantworters zu Hause absichern können, da sie ansonsten fast immer von der einen Stunde auf die andere mittels Telefonanruf aus dem Frei geholt werden.

Schichtarbeit und insbesondere Nachtarbeit stören nicht nur das Sozial- und Familienleben, sie führen auch verstärkt zu gesundheitlichen Schäden, da man entgegen seiner biologischen Uhr lebt, die Arbeit zu ungünstigen Zeiten nur mit vermehrter Anstrengung erledigen kann und unter einem permanenten Schlafdefizit leidet. Die Berufsgenossenschaft für Gesundheit und Wohlfahrtspflege stellt bei Krankenhäusern – im Gegensatz zu anderen Wirtschaftszweigen – eine über fünfzigprozentige Betroffenheit von Schichtarbeit und Nachtarbeit fest. Dies müsste nicht so sein, sondern ist vielmehr eine Frage der Arbeitsorganisation und Dienstplangestaltung, wie die Vertrauensleute der damaligen ÖTV/jetzt ver.di eindrucksvoll mit dem Projekt »Total normal« am Klinikum in Kassel bewiesen haben. Durch Veränderung der Arbeitsabläufe und Koordinierung der einzelnen

Bereiche ist es dort gelungen, über 85% aller Beschäftigten zu so genannten Kernzeiten arbeiten zu lassen.

Belastungen in den Gesundheitsberufen machen krank

Wären die Pflegeberufe ein Genussmittel wie Zigaretten, so müssten sie wie diese mit einem Aufkleber versehen sein: »Die Ergreifung dieses Berufes gefährdet ernsthaft Ihre Gesundheit. Zu Risiken und Nebenwirkungen fragen Sie Ihre Kolleginnen und Kollegen oder Ihre Berufsgenossenschaft.«

Untersuchungen über Arbeits- und Gesundheitsbelastungen in der Pflege und Vorschläge zur Humanisierung dieses Arbeitsbereiches waren lange Zeit weit spärlicher als für den industriellen Sektor und sonstigen Dienstleistungsbereich. Einzige Ausnahme bildete hier die Krankenpflege mit einer Reihe von Untersuchungen. Auf diese Schieflage wies das Wirtschafts- und Sozialwissenschaftliche Institut des DGB (WSI) in seinem Arbeitspapier »Arbeitsbedingungen in der Altenpflege« schon 1987 hin. Inzwischen gibt es eine Reihe von Studien über Belastungen in der Altenpflege. Insbesondere sei hier auf den Gesundheitsreport 2001 Altenpflege von BGW und DAK verwiesen. Das 8000 Beschäftigte und 23 Berufsgruppen umfassende Stressmonitoring kommt zu drei alarmierenden Ergebnissen: »Der psychische Gesundheitszustand der AltenpflegerInnen ist um fast 12% schlechter als der Vergleichswert der berufstätigen Bevölkerung in der Bundesrepublik. AltenpflegerInnen leiden erheblich stärker als die Vergleichsbevölkerung unter psychosomatischen Beschwerden (44,3% über dem Durchschnitt). Die physische Gesundheit ist um 3,7% schlechter.« Eine im Auftrag von AOK und DAK durchgeführte Analyse der Arbeitsunfähigkeit bestätigt diese Ergebnisse. (Siehe Abbildung 5)

Gesundheitsbelastend ist auch insbesondere in der Altenpflege die mangelnde Partizipation der Beschäftigten. Einfluss auf die zugeteilte Arbeit, Berücksichtigung ihrer Vorschläge, eine ausreichende Information über wichtige betriebliche Vorgänge oder Rückhalt bei den Vorgesetzten werden von den Beschäftigten am meisten vermisst.

Pflegekräfte haben oft besonders hohe ethische und fachliche Ansprüche an ihre Arbeit, die sie unter den derzeitigen Rahmenbedingungen nicht umsetzen können. Dies ist psychisch belastend und einer der Hauptgründe für die Berufsflucht. Starke emotionale Belastungen gehen auch von nörgelnden und aggressiven PatientInnen und BewohnerInnen aus, wobei das empfundene Maß der Belastung laut DAK-Befragung im Altenheim noch stärker als im Krankenhaus ist. Über ein Drittel der Beschäftigten in der Pflege fühlt sich durch eine unheilbare Krankheit oder Tod der BewohnerInnen/PatientInnen emotional beeinträchtigt. Auffällig ist hierbei, dass die Belastungsangaben im Krankenhaus etwas

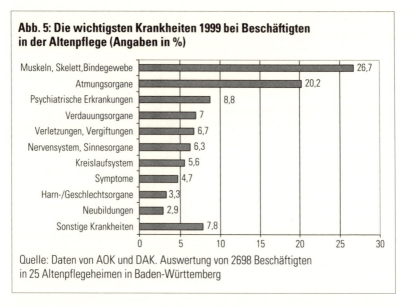

Abb. 5: Die wichtigsten Krankheiten 1999 bei Beschäftigten in der Altenpflege (Angaben in %)

Quelle: Daten von AOK und DAK. Auswertung von 2698 Beschäftigten in 25 Altenpflegeheimen in Baden-Württemberg

höher liegen. Dies könnte möglicherweise dem Umstand geschuldet sein, dass im Altenheim auch aufgrund der anderen Altersstruktur der BewohnerInnen Krankheit und Tod eher zu den erwarteten Ereignissen gehören. Nichtsdestotrotz wäre dringend eine Unterstützung der Pflegenden notwendig, um solche Erlebnisse zu verarbeiten. Regelmäßige Supervision und entsprechende Seminare müssten vom Arbeitgeber angeboten werden.

Ein humanes Gesundheitswesen braucht humane Arbeitsbedingungen

Gerade im Gesundheitswesen handelt es sich um persönliche Arbeit mit und an den PatientInnen, mit und an den BewohnerInnen. Die Qualität der Dienstleistung hängt wesentlich davon ab, unter welchen Bedingungen die Beschäftigten ihre Arbeitsleistung erbringen müssen. Die Arbeitgeber und der Gesetzgeber sind gefordert, durch attraktivere Aus-, Fort-, Weiterbildungs- und Arbeitsbedingungen die Erbringung qualitativ hochwertiger Gesundheitsdienstleistung zu ermöglichen und abzusichern.

Die Reform der Ausbildung in den Gesundheitsberufen ist dringend geboten, wenn diese zukünftigen Ansprüchen gerecht werden sollen. Eine unter dreijährige Ausbildung – wie sie Arbeitgeberverbände und Berufsverbände für einzelne Bereiche immer wieder fordern – ist mit den hohen Anforderungen, die an die fachliche, soziale und kommunikative Kompetenz der im Gesundheitswesen

Beschäftigten gestellt werden, nicht vereinbar. Sinnvoll wäre eine breit angelegte Ausbildung der Pflegekräfte, die eine integrierte Versorgung ermöglicht. Die jetzige Form der Ausbildung in Schulform in Verantwortung des Bundes (Krankenpflege) oder der Länder (Altenpflege) hat sich nicht bewährt. Eine dreijährige Ausbildung nach dem Berufsbildungsgesetz (BBiG), wie sie auch für die meisten anderen qualifizierten Ausbildungsberufe üblich ist, wäre weitaus sinnvoller. Damit wäre eine bessere Verzahnung von Theorie und Praxis zu gewährleisten und die vom BBiG vorgeschriebene Betreuung durch Ausbilder mit pädagogischer Eignung sichergestellt.

Gesundheits- und Arbeitsschutz dürfen gerade im Gesundheitswesen keine leeren Floskeln bleiben. Ein zentraler Punkt sind dabei die Arbeitszeiten im Gesundheitswesen. Ein wichtiger Schritt zur Verbesserung des Gesundheitsschutzes in dieser Frage wäre die Einhaltung und Umsetzung des Arbeitszeitgesetzes im Rahmen der Europäischen Rechtsprechung. Hier sind die Ämter für Arbeitsschutz/Gewerbeaufsichtsämter gefordert, ihrer Kontrollaufgabe nachzukommen und auch das entsprechende Personal für die Kontrollen in diesem Bereich einzusetzen.

Eine vernünftige Personalbemessung ist eine Voraussetzung für Pflegequalität und zufriedene, motivierte MitarbeiterInnen. Nur wenn kein ständiger Zeitdruck herrscht, können die Beschäftigten die aktivierende ganzheitliche Pflege realisieren, die ihrem Pflegeverständnis entspricht. Dies stärkt die Arbeitszufriedenheit und überträgt sich, gerade auch bei Demenzkranken, positiv auf PatientInnen und BewohnerInnen, die meist sensibel auf Zeitdruck reagieren. Eine bessere Personalausstattung ist auch im Bereich der Hilfsgeräte, die Gesundheitsschäden vermeiden helfen sollen, oft eine wesentliche Voraussetzung für deren zeitintensive Anwendung. Die Personalbemessung kann nicht einzelnen Häusern oder den Pflegesatzparteien überlassen werden. Hier ist der Gesetzgeber gefordert. Die Altenpflege braucht, wie seit langem von ver.di gefordert, ein bundeseinheitliches rechtsverbindliches wissenschaftlich begründetes Personalbemessungsverfahren, welches auf individuellen Pflegeplänen beruht.

Im Bereich der Krankenhäuser hat sich die Situation mit Aussetzung der PPR und der Einführung der DRGs noch verschärft. Die DRGs als Vergütungssystem von Krankenhausleistungen sind ein reines Preissystem ohne Berücksichtigung der Kosten bzw. Kostenunterschiede. Dies heißt, diejenigen Anbieter, die tarifgerecht entlohnen und entsprechendes (Fach-)Personal beschäftigen, haben Kostennachteile gegenüber anderen Anbietern, da sich Tariferhöhungen und eine bessere Personalstruktur nicht budgeterhöhend auswirken. Der quantitative und qualitative Personalbedarf müsste wissenschaftlich leistungsbezogen festgestellt, für alle Häuser verbindlich sein und zugleich in die DRGs einfließen.

Beschäftigte im Gesundheitswesen, die eine schwere und verantwortungsvolle Arbeit leisten, brauchen angemessene und verlässliche Arbeitsbedingungen. Statt eines ruinösen Wettbewerbs um die billigsten Löhne und des Ausübens von Druck auf die Vergütung der Beschäftigten durch Fremdvergabe, Ausgründungen, Tarifflucht und des Einsatzes ehrenamtlicher Kräfte, bedarf es der Absicherung guter Arbeitsbedingungen durch Tarifverträge. Dies macht die Ergreifung des Pflegeberufes attraktiver und verhindert die große Fluktuation in diesem Bereich, die mit hohen volkswirtschaftlichen Kosten durch Nichtnutzung von Humankapital verbunden ist.

Gesundheitliche Dienstleistungen sind Dienstleistungen, die ein hohes Maß an Qualifikation und Professionalität erfordern. Pflegen kann eben nicht jeder oder jede. In der Pflege sind überwiegend Frauen beschäftigt. Pflegetätigkeit wird daher oft – verbunden mit dem falschen Verständnis von Pflege als familien- und hausfrauennaher Arbeit – als typisch weibliche Tätigkeit klassifiziert. Dies bietet Arbeitgebern und Politikern eine Argumentationsfolie, Pflege als geringqualifizierte Tätigkeit zu diskreditieren und sie in die Ecke des Niedriglohnsektors zu rücken. Dies ist im Ansatz nicht nur frauenfeindlich, sondern in seinen Auswirkungen zutiefst inhuman.

Professionelle Pflege setzt aber bei ganz anderen, zu erlernenden Kompetenzen an. Und diese professionelle Dienstleistung hat eben auch ihren Preis und ist nicht zum Nulltarif zu haben. Daher kann die Forderung nur sein, dass diese Dienstleistung – über deren Art und Umfang ein gesellschaftlicher Konsens herzustellen ist – auch entsprechend (re-)finanziert wird.

Die reiche Bundesrepublik Deutschland wird sich entscheiden müssen, wie viel Humanität sie sich im Bezug auf unser Gesundheitswesen und seinen Beschäftigten leisten will. Eine integrierte Versorgung, ein Abbau von Hierarchien, Partizipation der Beschäftigten, eine ausreichende Personalausstattung sowie tarifvertraglich abgesicherte Arbeitsverhältnisse wären ein Schritt in die richtige Richtung.

Literatur

Bgw; Pressemitteilung 9/99. Pflegenotstand: Steigender Bedarf bei sinkenden Ressourcen Bgw-online.de

BGW-DAK, Gesundheitsreport 2001 Altenpflege

Arbeitsbedingungen und Gesundheit von Pflegekräften in der stationären Altenpflege

CAREkonkret Herbstumfrage 2000: Stellenabbau traf vor allem Pflegekräfte

Deutsche Krankenhausgesellschaft, Zahlen, Daten, Fakten 2000

Deutsche Krankenhausgesellschaft, Krankenhausstatistik 1998, Homepage der DKG

Deutsche Krankenhausgesellschaft, Krankenhausbarometer 2000, Homepage der DKG

Deutscher Bundestag, Zweiter Bericht über die Entwicklung der Pflegeversicherung, BT-DS 14/5590

Gewerkschaft ver.di, Ambulante Pflege – Ein Arbeitsfeld mit Zukunft, Hamburg 2002

Statistisches Bundesamt, Kurzbericht: Pflegestatistik 1999, Bonn 2001

Wolfgang Becker/Barbara Meifort, Altenpflege – Abschied vom Lebensberuf, Berlin 1998

Wissenschaftliches Institut der AOK (WIdO), Der Pflegemarkt in Deutschland, Bonn 1998

WSI (1988) Wirtschafts- und Sozialwissenschaftliches Institut des DGB, Arbeitsbedingungen in der Altenpflege, Düsseldorf

Karl-Jürgen Bieback
Der rechtliche Rahmen einer gesetzlichen Reform der GKV

Verfassungsrechtliche Grenzen

Gesundheitspolitik nur mit Zustimmung der Länder

Die größte rechtliche und politische Schranke für Reformen im Bereich der gesetzlichen Krankenversicherung ist, dass die meisten Gesetze zur gesetzlichen Krankenversicherung der Zustimmung des Bundesrates bedürfen. Damit können sie oft nicht gegen den Willen der Opposition durchgesetzt werden oder ein Reformkonzept zerbröselt in den langwierigen Verhandlungen mit den Ländern.

Gem. Art. 74 Abs. 1 Nr. 12 GG hat der Bund die »konkurrierende Gesetzgebungskompetenz« für die Sozialversicherung. Das heißt, soweit der Bundestag diese Kompetenz wahrnimmt, können die Länder in diesem Bereich keine Gesetze mehr erlassen. Es ist also vorrangig Aufgabe des Bundes, die Struktur der gesetzlichen Krankenversicherung festzulegen und hierfür die politische Verantwortung zu tragen.

Grundsätzlich hat der Bundesrat gegen Bundesgesetze nur ein »Einspruchsrecht« (Art. 77 GG), das der Bundestag mit (absoluter) Mehrheit überstimmen kann. Bei einem »Zustimmungsgesetz« dagegen kann der Bundesrat nicht vom Bundestag überstimmt werden. Allerdings muss das Zustimmungserfordernis ausdrücklich im Grundgesetz eingeräumt sein. Einfallstor ist Art. 84 Abs. 1 GG, wonach ein Bundesgesetz, das die »Einrichtung der Behörden und das Verwaltungsverfahren« der Länderverwaltung regelt, der Zustimmung des Bundesrates bedarf. Das Bundesverfassungsgericht hat Art. 84 Abs. 1 GG zum Schutze der Länder extensiv ausgelegt. Zum »Verwaltungsverfahren« gehört jede Regelung, die den Landesbehörden verbindlich die Art und Weise und die Form ihrer Tätigkeit vorschreibt.[1] Nun ist die Mehrheit der Krankenkassen, die allgemeinen Ortskrankenkassen und die Innungskrankenkassen sowie einige Betriebskrankenkassen, allein für den Bereich eines Landes organisiert und gehört deshalb zur Landesverwaltung. Ein Gesetz, das z.B. den Krankenkassen oder ihren Verbänden aufgibt, mit anderen Verbänden der Krankenkassen oder den Leistungs-

---

[1] BVerfGE 75, 108, 152ff.; 55, 274, 319/20ff.; 37, 363, 385 und 390. Vgl. auch Blümel, Verwaltungszuständigkeit in: Isensee/Kirchhof, Handbuch des Staatsrechts, Band IV 1990, § 101 Rz. 23ff.; Bull, in AK-GG, 2. Aufl. 1989, Band 2, Art. 84 Rz. 6ff.

Der rechtliche Rahmen einer gesetzlichen Reform der GKV

erbringern etwas zu regeln, betrifft das Verwaltungsverfahren von Länderbehörden und braucht deshalb die Zustimmung des Bundesrats. Da die Regulierung des Gesundheitsbereichs im Wesentlichen aus solchen Vorschriften zum Verwaltungsverfahren besteht, bringt es nichts, bei einer Reform der GKV die materiell-rechtlichen Vorschriften über die Leistungen in ein eigenes, nicht zustimmungspflichtiges Gesetz und die Verfahrensvorschriften in ein anderes, zustimmungspflichtiges Gesetz aufzuspalten.

Vor allem Art. 84 Abs. 1 GG ist Ursache dafür, dass ganz entgegen der ursprünglichen Verteilung der Kompetenzen durch das Grundgesetz ca. zwei Drittel aller Bundesgesetze der Zustimmung des Bundsrats bedürfen.[2] Sehr oft hat eine Regierungskoalition schon nach der Bundestagswahl keine Mehrheiten in den Ländern und damit im Bundesrat oder sie verliert sie bald nach der Bundestagswahl, sodass der Bundesrat von der Opposition beherrscht wird. Dann sind Reformen der GKV nur noch mit einer »Großen Koalition« möglich. So konnte die CDU-FDP Bundesregierung über ihre Mehrheit im Bundesrat mit dem GRG 1989 ein Stück konservativ-liberaler Gesundheitspolitik, d.h. vor allem die Erhöhung der Zuzahlungen der Versicherten, durchsetzen; für das GSG von 1992 musste sie sich mit der SPD einigen (»Lahnstein-Kompromiss«), was vor allem strukturelle Reformen brachte. Da wohl erstmals zum Wahlkampf 2002 die Gesundheitspolitik eine wesentliche Rolle spielen wird, bleibt abzuwarten, ob es danach wieder zu solchen »Großen Koalitionen« kommen wird, die zudem nicht immer »vernünftige« Ergebnisse garantieren.

Selbst wenn eine Bundesregierung im Bundesrat eine Mehrheit hat, muss sie auf Länderinteressen Rücksicht nehmen. Unabhängig von der jeweiligen Regierungsmehrheit gilt dies einmal für das traditionelle Interesse der Länder, Einfluss auf die Planung und Finanzierung des Krankenhauswesen zu behalten und damit das »duale« System der Krankenhausversorgung zu perpetuieren. Zum anderen gilt dies seit 1990 für die besonderen Interessen der ostdeutschen Länder. Eine drohende Blockade der ostdeutschen Länder im Bundesrat hat bewirkt, dass der Finanzausgleich zwischen den Krankenversicherungsträgern so strukturiert wurde, dass die ostdeutschen Länder weitgehend finanziell entlastet wurden. Dieses interessenpolitische Veto der Länder funktionierte z.B. auch in der Zeit von 1998 bis zur Bürgerschaftswahl in Hamburg 2001, als die Rot-Grüne-Bundesregierung noch eine (sehr buntscheckige) Mehrheit im Bundesrat besaß.

Grundrechte der Leistungsanbieter

Insbesondere seit den Regulierungsschüben durch das GSG 1992 wird jede neue Regulierung wegen Verstoßes gegen die Berufsfreiheit der Leistungserbringer als verfassungswidrig gebrandmarkt.

---

[2] Bull, ebenda Rz. 21; Blümel, ebenda Rz. 26.

Eine – gerade in Gutachten gegen staatliche Regulierung bevorzugte – Ansicht setzt den Akzent stark auf die Berufsfreiheit der Leistungserbringer.[3] Die normative Vorprägung des Sachbereichs Gesundheitswesen durch das traditionelle Leistungsrecht könne keine besonderen Schranken der Berufsfreiheit rechtfertigen.

Dagegen betonen andere Autoren,[4] die Leistungserbringer seien in ein öffentlich gewährleistetes und finanziertes Versorgungssystem integriert, sodass der öffentliche Auftrag i.d.R. vorrangige Bedeutung habe gegenüber der Berufsfreiheit der Leistungserbringer und ihren privaten Interessen. Das Bundesverfassungsgericht folgt dieser zweiten Meinung.[5] Zwar sieht es in jeder Regulierung der Leistungserbringung einen Eingriff in die Berufsfreiheit der Leistungserbringer aus Art. 12 Abs. 1 GG. Es betont aber den großen Spielraum des Gesetzgebers und die Zwänge und Sachlogik einer Regulierung, um das Gemeinwohlziel der finanziellen Stabilität und der Leistungsfähigkeit der Krankenversicherung zu bewahren. So hat es mehrfach staatliche Preisfestsetzungen bzw. -abschläge akzeptiert.[6] Schlüsselentscheidung ist das Urteil zur gesetzlichen Preisfestsetzung bei Heil- und Hilfsmitteln vom 14. Mai 1985,[7] in dem das Bundesverfassungsgericht entschied, es handle sich bei den Leistungssystemen der GKV nicht um »einen freien Markt«, sondern um die »Beteiligung an dem umfassenden sozialen Leistungssystem der gesetzlichen Krankenversicherung, das aus Beiträgen der Versicherten finanziert wird und für dessen Funktionsfähigkeit der Staat die Verantwortung trägt.« Das Gericht ging hier und in

---

[3] Vgl. die auf Gutachten beruhenden Publikationen von Schwerdtfeger, Verfassungsrechtliche Grenzen der Freiheit und Bindung bei der Leistungserbringung im Gesundheitswesen, SDSRV 38, 1994, S. 27ff.; Sodan, Leistungsausschlüsse im System der gesetzlichen Krankenversicherung und Grundrechtsschutz von Leistungsanbietern, SGb 1992, 200ff.; Stober, Kassenärztliche Bedarfsplanung und Freiheit der Berufsausübung, MedR 1990, S. 10ff.

[4] Ebsen, Rechtliche Instrumente der Freiheitssicherung und Steuerung bei der Leistungserbringung im Gesundheitswesen, SDSRV Bd. 38, 1994, S. 7ff.; Bogs, Das Grundrecht der Berufsfreiheit (Art. 12 GG) im Spiegel des Arztsystems, in: Festschrift für Werner Thieme, 1993, S. 715ff.

[5] Vgl. BVerfGE 11, 30 und 12, 144 (Kassenärzte); BVerfGE 16, 286 (Klinikärzte in der ambulanten kassenärztlichen Versorgung); BVerfGE 25, 236 (nichtärztliche Dentisten); BVerfGE 33, 171ff. (Honorarverteilungsmaßstab); BVerfGE 42, 191ff. (Beförderungsentgelte für Krankentransporte); BVerfGE 68, 193 (Preisregulierung bei Zahntechnikern); BVerfGE 70, 1ff., 28ff. (Preisregulierung bei Heil- und Hilfsmitteln); BVerfGE 82, 209 (Privatkliniken); BVerfG vom 20.12.1990 (Kammerbeschluss) SozR 3-2500 § 311 Nr. 1 (Preisregulierung bei Pharmaunternehmen); BVerfG v. 31. 3. 1998, NJW 1998, 1776 und v. 20. 3. 2001, DVBl 2001, 979 (Altersgrenze für Vertragsärzte).

[6] Vgl. vorherige Fußnote.

[7] BVerfGE 70, 1 (30ff.).

späteren Entscheidungen[8] davon aus, dass der Gesetzgeber private Leistungsanbieter weitgehend in hoheitlich ausgeformte Systeme einbeziehen kann. In seiner Entscheidung zur Altersgrenze für Vertragsärzte von 2001 hat es betont, dass es zulässig, ja erforderlich sei, »alle am System Beteiligten in die Verantwortung für die Funktionsfähigkeit der gesetzlichen Krankenversicherung« einzubinden.[9]

Solche Regulierung halten auch einer genaueren Prüfung der Verhältnismäßigkeit stand. Angesichts der überragenden Bedeutung des Rechtsguts »finanzielle Stabilität der Krankenversicherung« bzw. »Beitragssatzstabilität« sind Preisfestsetzungen immer geeignete und zumutbare Mittel. Bei der Erforderlichkeit von Eingriffen hat das Bundesverfassungsgericht es immer abgelehnt, auf alternative Einsparmöglichkeiten in anderen Bereichen zu verweisen.[10] Angesichts der Vielzahl von unterschiedlichen Steuerungsansätzen, die im System der GKV in den letzten zwei Jahrzehnten ausprobiert worden sind, ist der Ermessens- und Prognosespielraum des Gesetzgebers immens.

Diese Grundsätze gelten für die Regelung der Berufsausübung. Entsprechend der klassischen Dogmatik zu Art. 12 GG ist an die Regelungen des Zugangs zum Beruf ein strengerer Maßstab anzulegen.[11] Die Verfahren zur Zulassungsbeschränkung von Kassenärzten ruhen noch beim Bundesverfassungsgericht. Es hat aber in seiner Entscheidung zur Altersgrenze der Vertragsärzte von 2001 diese Maßnahme erwähnt und sehr allgemein für »grundsätzlich geeignet« gehalten, »zur finanziellen Stabilität der gesetzlichen Krankenversicherung beizutragen«.[12] Das Bundessozialgericht hat die Zulassungssperre zur Steuerung der »arztinduzierten Nachfrage« nach Leistungen für verfassungsgemäß angesehen.[13]

Versicherungspflicht und Trennung in Grund- und Zusatzsicherung

Die schon lange diskutierte Trennung in Grund- und Zusatzsicherung ist dann verfassungsrechtlich unproblematisch, wenn die Grundsicherung das existentiell Notwendige absichert und damit der sozialstaatlichen Schutzpflicht zur Si-

---

[8] BVerfGE 68, 193 (220/21) – Herabsetzung der kollektivvertraglich vereinbarten Vergütungen für zahntechnische Leistungen um 5%; Kammerbeschluss vom 20.12.1990, SozR 3-2500 § 311 Nr. 1, S. 7 – Abschlag von 55% auf den Herstellerpreis für Arzneimittel in den neuen Bundesländern.
[9] BVerfG v. 20. 3. 2001 DVBl 2001, 979, 981.
[10] BVerfG 68, 193, 224ff.; 70, 1, 29/30 – beides auch im Hinblick auf Art. 3 Abs. 1 GG.
[11] Vgl. Breuer, Die staatliche Berufsregelung und Wirtschaftslenkung, in: Isensee/Kirchhof, Handbuch des Staatsrechts Bd. VI 1989, § 148 S. 957ff., 961ff. Rz. 6ff.
[12] Vgl. Fn. 9.
[13] BSG SozR3-2500 § 103 Nr. 2 = NZS 1999, 50ff.

cherung der Gesundheit[14] Genüge getan wird. Das Problem liegt einmal darin, eine »verfassungsfeste« Abgrenzung der Grundversorgung zu finden. Auch ist problematisch, die »Zusatzsicherung« in die GKV zu integrieren. Ein allgemeiner Zwang, die Zusatzversicherung abzuschließen, dürfte ausscheiden, da es einen solchen für die Grundversorgung auch nicht gibt. Ein Zwang nur für Versicherte der GKV ließe sich aber kaum noch als verhältnismäßiger Eingriff in die Berufsfreiheit der Arbeitnehmer rechtfertigen, geht es doch um mehr als das »Notwendige«. Die Krankenkassen könnten wohl an einer (freiwilligen) »Zusatzversicherung« beteiligt werden, vorausgesetzt sie trennen diese Versicherung strikt von der sozialen Grundversicherung. Den Krankenkassen eine ausschließliche Zuständigkeit für die »Zusatzversicherung« zu geben, Privatversicherer also auszuschließen, ließe sich wohl noch damit rechtfertigen, eine einheitliche Leistungszuständigkeit und damit Reibungsverluste, Sicherungslücken etc. zu vermeiden.[15] Allerdings setzt hier das Marktrecht der EU Grenzen (s.u., S. 125ff.).

Verfassungswidrigkeit der Steuerung durch Verbände?
Obwohl seit dem GSG von 1992 zwischen den Kassen Wettbewerb um die Mitglieder herrscht, ist das traditionelle korporatistische System[16] beibehalten worden, wonach die Kassen die Beziehungen zu den Leistungserbringern nicht jeweils für sich selbst mit individuellen Leistungserbringern regeln können, sondern nur die Verbände der Krankenkassen gemeinsam mit den Verbänden der Leistungserbringer. Dies gilt sowohl für die Art und Weise der Leistungen wie für ihre Preise. Vor allem der Bundesausschuss Ärzte-Krankenkassen durch seine Richtlinien (§ 91/2, 135ff. SGB V) sowie neuerdings der Koordinierungsausschuss (§ 137 e SGB V) legen weitgehend Art und Inhalt der Leistungen fest.

Fast unbestritten ist mittlerweile, dass die Richtlinien des Bundesausschusses (und wohl auch die Kollektivverträge) »normative Wirkung« haben, d.h. sie gelten für die Versicherten bzw. für die Leistungserbringer und Krankenkassen

---

[14] Hierzu vgl. Neumann, Der Grundrechtsschutz von Sozialleistungen in Zeiten der Finanznot, NZS 1998, 401; Ebsen, Verfassungsrechtliche Implikationen der Ressourcenknappheit im Gesundheitswesen, NDV 1997, 71; Bieback, Verfassungsrechtlicher Schutz gegen Abbau und Umstrukturierung von Sozialleistungen, 1997.
[15] A.A. Eichenhofer, Grund- und Zusatzversorgung in der GKV, SGb 2001, 600ff.
[16] Zu ihr als Modell: Enquete-Kommission, »Strukturreform der gesetzlichen Krankenversicherung«, Endbericht, BT-Drs. 11/6380, S. 364ff.; Urban, Wettbewerbskorporatistische Regulierung im Bereich Gesundheit, WZB-Paper P01-206, Berlin 2001 und Schönbach, Öffentlich rechtliches Vertragsrecht und Wettbewerb in der GKV, Arbeit und Sozialpolitik, 7-8/2001, 10ff.

Der rechtliche Rahmen einer gesetzlichen Reform der GKV 123

unmittelbar und zwingend und legen wesentliche Rechte fest.[17] Ob eine so weitgehende Regelung wichtiger gesundheitspolitischer Angelegenheiten außerhalb und neben dem Gesetz zulässig ist, ist seit langem Gegenstand heftiger Auseinandersetzungen. Einen Teilaspekt wird das Bundesverfassungsgericht demnächst zu beurteilen haben, da das Bundessozialgericht die Festbetragsfestsetzung durch die Spitzenverbände der Krankenkassen für verfassungswidrig hielt und deshalb diese Frage gem. Art. 100 GG dem Bundesverfassungsgericht vorlegte.[18] Dabei geht es um zwei Probleme:

(1) Einmal wird bestritten, dass die demokratische Legitimation der Organisationen der gemeinsamen Selbstverwaltung ausreicht, um so weitgehend über das Gesetz hinaus Recht zu setzen. Jede Ausübung hoheitlicher Gewalt bedarf einer demokratischen Legitimation, d.h. einer unmittelbaren oder mittelbaren Ableitung vom Volk (Art. 20 Abs. 2 GG). Das Bundesverfassungsgericht interpretiert dieses Strukturprinzip sehr strikt. Jede Ausübung von Hoheitsgewalt muss doppelt demokratisch legitimiert sein, einmal inhaltlich-sachlich vom Parlament über Gesetze und die Bindung der Verwaltung an die Gesetze und zweitens personell durch die Weisungsabhängigkeit jeder Verwaltung von der politischen Verwaltungsspitze (Ministerium), die vom Parlament gewählt sein muss.[19]

Bei der Selbstverwaltung in der Sozialversicherung, insbesondere aber bei den korporatistischen Regelungen der sog. gemeinsamen Selbstverwaltung der Krankenversicherung, fehlt es an einer direkten personellen Legitimation, da die Vertreter der Selbstverwaltungskörperschaften nicht vom (parlamentarisch gewählten) Minister ernannt werden und nicht seinem fachlichen Weisungsrecht unterstehen. Auch die sachliche Legitimation ist lückenhaft angesichts der weitgehenden untergesetzlichen Normsetzung durch die gemeinsame Selbstverwaltung.

Diese Interpretation des Demokratieprinzips durch das Bundesverfassungsgericht ist Gegenstand der Kritik von Autoren, die mittlerweile selbst Bundesverfassungsrichter sind.[20] Nun ist in jüngster Zeit das Bundesverwaltungsgericht diesem rigiden Demokratieverständnis gefolgt und hat die Rechtsetzungs-

---

[17] Seit BSGE 78, 70 (74) vgl. zuletzt BSG NZS 2001, 259 (261) sowie Neumann, Legitimation des untergesetzlichen Sozialversicherungsrechts, Recht der sozialen Dienste und Einrichtungen Bd. 50, 2002, 60ff.; sowie Schnapp (Hrsg.), Probleme der Rechtsquellen im Sozialversicherungsrecht Teil 1-3, 1997-2000 (Bochumer Schriften zum Sozialrecht); siehe zudem vor allem Schnapp, Muss ein Vertragsarzt demokratisch legitimiert sein?, NZS 2001, 337.

[18] BSG NZS 1995, 502ff.

[19] Zuletzt BVerfGE 93, 37ff.; 83, 37ff. und 60ff. Dazu Böckenförde, Demokratie als Verfassungsprinzip, in: Isensee/Kirchhof, Handbuch des Staatsrechts Bd. I, § 22, RdNr. 12ff.; Jestaedt, Demokratieprinzip und Kondominialverwaltung, 1993, S. 490ff.

[20] Bryde, Staatswissenschaft und Staatspraxis 1994, 305.

befugnis einer anderen Form der funktionalen Selbstverwaltung, die der Wasserverbände, mangels hinreichender personeller und sachlicher Legitimation durch Volk und Parlament für verfassungswidrig angesehen und die Frage dem Bundesverfassungsgericht vorgelegt.[21]

Für die gemeinsame Selbstverwaltung der Sozialversicherung ist strittig, ob sie als ein eigener, demokratisch legitimierter Typus der Verwaltung durch die Erwähnung der Körperschaften der Selbstverwaltung in Art. 87 Abs. 2 GG anerkannt worden ist[22] oder die rigiden Anforderungen des Demokratieprinzips auch für sie gelten und dann die sehr verdünnte mittelbare Legitimation der Mitglieder der Krankenkassen und der Leistungsanbieter bzw. ihrer Verbände in den Gremien korporatistischer Regulierung nicht ausreichen dürfte.[23] In der Rechtsprechung des Bundesverfassungsgerichts gibt es für die eine wie für die andere Meinung Anhaltspunkte.

(2) Selbst wenn man aber die gemeinsame Selbstverwaltung für hinreichend demokratisch legitimiert hält, dürfen Selbstverwaltungsgremien »nur eigene Angelegenheiten« regeln, d.h. Angelegenheiten und Rechte jener Personen und Personengruppen, die durch die Träger der gemeinsamen Selbstverwaltung, die Krankenkassen und die Verbände der Leistungserbringer, vertreten werden. »Außenseiter«, d.h. Nicht-Verbandsmitglieder oder gar Personen und Unternehmen anderer Interessensgruppen dürfen nicht wesentlich von solchen Regelungen betroffen sein, da sie an der Setzung solcher Regelungen nicht beteiligt gewesen sind.[24] Dies ist vor allem der berechtigte Einwand des BSG gegen die Festbetragsregelung, die Pharmaunternehmen stark betrifft, ohne sie hinreichend beteiligt zu haben. An diesen Bedenken muss auch scheitern, Nicht-Verbandsmitglieder an die Vereinbarungen der Verbände zu binden, wie dies zur Zeit bei den Krankenhäusern, Apotheken sowie Heil- und Hilfsmittelerbringern geschieht.[25]

---

[21] Vgl. BVerwGE 106, 64 und BVerwG NVwZ 1999, 870.

[22] So z.B. Muckel, Die Selbstverwaltung in der Sozialversicherung auf dem Prüfstand des Demokratieprinzips, NZS 2002, 118 m. w. N.; Oebbecke, Demokratische Legitimation nicht-kommunaler Selbstverwaltung, VerwArch. 1990, S. 349 (354ff.); Emde, Die demokratische Legitimation der funktionalen Selbstverwaltung, 1991, S. 26ff., 322ff.

[23] Sodan, Die institutionelle und funktionelle Legitimation des Bundesausschusses der Ärzte und Krankenkassen NZS 2000, 581ff.

[24] Jestaedt, Fn. 19, S. 543ff.; Papenfuß, Die personellen Grenzen der Autonomie öffentlich-rechtlicher Körperschaften, 1991, S. 150ff.; Bieback, Zwangsmitgliedschaft von Leistungsanbietern der GKV in Körperschaften des öffentlichen Rechts, in: Gitter/Schulin/Zacher (Hrsg.), Festschrift für Otto Ernst Krasney, 1997, S. 1-23.

[25] Vgl. Flüchter, Kollektivverträge und Konfliktmechanismen im Leistungserbringungsrecht des Fünften Buchs des Sozialgesetzbuchs (SGB V), in: Löwisch (Hrsg.), Wettbewerb, Kollektivverträge und Konfliktlösungen in der Reform des Gesundheitswesens, 1999, 75ff., 77/8; Bieback, Allgemeine sozial- und verfassungsrechtliche Aspekte

Wie auch immer diese Kontroversen demnächst durch das Bundesverfassungsgericht entschieden werden, sie zeigen zumindest, dass das System der korporatistischen Steuerung in eine schwere Legitimationskrise geraten ist. Wird der Ausweg darin gesehen, noch mehr »Betroffene« einzubeziehen, werden die Steuerungsgremien noch unbeweglicher, als sie jetzt schon sind. Dies macht gegenwärtig die mühselige Suche nach einem Kompromiss zu den Disease-Management-Programmen im »Koordinationsausschuss« gut deutlich,[26] zumal die Verfassungsmäßigkeit dieses Ausschusses angefochten wird.[27] Zwei Alternativen bieten sich an. Die Bundesregierung reguliert selber, evtl. auf Grund von Vorschlägen aus der gemeinsamen Selbstverwaltung. Oder die Krankenkassen bekommen wieder mehr Spielraum, einzeln und selbständig auf dem »Markt« ihre Leistungen »einzukaufen«. Im letzteren Modell hätten die Versicherten etwas mehr Spielraum und Mitsprache – werden sie doch sonst bei jedem korporatistischen Arrangement so gut wie nicht berücksichtigt. Aber ein »Einkaufsmodell« stößt an Grenzen des Gemeinschaftsrechts.

Grenzen durch das Marktrecht der EG

Die Gesundheitsdienstleistungen gehören zu den wichtigsten und am stärksten expandierenden Dienstleistungsmärkten;[28] in ihnen sind etwa 7% aller Arbeitskräfte in der EU beschäftigt.[29] Ein solcher »Markt« steht nicht außerhalb des Marktrechts der EU. Marktabschottungen und Kartellbildungen müssen sich vor dem EU-Recht rechtfertigen und können an ihm scheitern. Denn während der nationale Gesetzgeber für seinen Bereich die Märkte für Gesundheitsleistungen im Verhältnis zum nationalen (Wettbewerbs-)Recht autonom regeln kann, ist er an das vorrangige Wettbewerbsrecht der EG gebunden.

---

des GSG, Zeitschrift für Sozialreform, 1993, S. 197ff. sowie ders., Die Einbindung nichtärztlicher Leistungserbringer in das System der gesetzlichen Krankenversicherung, NZS 1997, S. 393ff. S. 450ff.

[26] Vgl. die Analyse Urbans, Fn. 16.
[27] Deutsches Ärzteblatt 15. 3. 2002, 688.
[28] Zur allg. wirtschaftlichen und beschäftigungspolitischen Bedeutung der gesundheitlichen Dienstleistungen: Sachverständigenrat der Konzertierten Aktion im Gesundheitswesen, Jahresgutachten 1996, S. 25ff., 211ff.
[29] Vgl. zu neueren Zahlen: Basys (Hrsg.), Beschäftigte im Gesundheitswesen 1996, Gutachten im Auftrag des BMG, 1998. Andere, noch niedrigere Zahlen aus früheren Statistiken bei Danner, Der EuGH: Ein Schreckgespenst?, GuG 1998, S. 36ff. Allg. zur Bedeutung sozialer Dienstleistungen in der EU Fretschner/Hilbert, Zukunftsbranche Gesundheit und Soziales, SozFortschritt 2000, S. 284.

Die Rechtsprechung des EuGH ist zu jeweils ganz spezifischen Problemkonstellationen und Einzeltätigkeiten der Träger der Sozialversicherung ergangen. Es geht um drei Konfliktfelder:

(1) Die öffentlichen Gesundheitssysteme sind in fast allen Ländern der Gemeinschaft staatliche Dienstleistungsmonopole zur Absicherung des Risikos Krankheit, die private Anbieter der Dienstleistung »Versicherung« ganz oder in weiten Bereichen ausschließen. Es geht um das *Verhältnis der Systeme der sozialen Sicherheit zu privaten Versicherungen*. Hier hat der EuGH dem nationalen Gesetzgeber nur für rein »öffentliche« und »soziale« Lösungen große Freiheiten gegeben.

(2) Wenn Bürger *grenzüberschreitende Sozialleistungen nachfragen*, geht es um den Kern des Gemeinschaftsrechts, die Errichtung eines gemeinsamen Marktes, und die durch den EG-Vertrag garantierten Grundfreiheiten der Bürger. Hier verlangt der EuGH eine klare Öffnung der Systeme, es sei denn, eine Marktabschottung ist notwendig, um eine Versorgungssicherheit zu gewährleisten.

(3) Gegenstand unzähliger Urteile und Publikationen ist die Frage, ob die Krankenkassen dann, wenn sie die Leistungen der Unternehmen, Handwerker und freien Berufe besorgen und dazu Verträge schließen, dem *Wettbewerbsrecht der Gemeinschaft* unterliegen. Vor dem EuGH ist die Frage anhängig, ob die Festsetzung von Festbeträgen für Arzneimittel durch die Krankenkassen mit dem Kartellrecht der EU vereinbar ist.[30]

Öffentliche Versicherungsmonopole sind mit klarem sozialen Akzent zulässig

Zwar erkennt Art. 86 EG-Vertrag öffentliche Monopole grundsätzlich an,[31] die Mitgliedstaaten sind aber verpflichtet, diese Monopole mit dem Grundkonzept des gemeinsamen Marktes abzustimmen.

Daraus hat der EuGH abgeleitet,[32] dass die Mitgliedstaaten »aus Gründen, die im öffentlichen Interesse liegen und nichtwirtschaftlicher Art sind«, öffentliche Monopole errichten und beibehalten können; die Monopole sind aber strikt am Verhältnismäßigkeitsprinzip zu messen. Von dieser Überprüfung und den Anforderungen des Art. 86 EGV hat der EuGH aber Versicherungsmonopole

---

[30] Hierzu und allg. zur Kontroverse Axer, Europäisches Kartellrecht und nationales Krankenversicherungsrecht, NZS 2002, 57 sowie Koenig/Sander, Zur Vereinbarkeit des Festbetragssystems für Arzneimittel mit dem EG-Wettbewerbsrecht, WuW 2000, 975 beide m.w.N.

[31] Vgl. EuGH Rs. C-55/96 (Job Centre), Slg. 1997, I-7119, 7149 Tz. 31 m.w.N.

[32] Vgl. EuGH Rs. 155/73 (Sacchi), Slg. 1974, 409; EuGH Rs. C-260/89 (ERT), Slg. 1991, I-2925; Rs. 320/91 (Corbeau), Slg. 1993, I-2533. Vgl. Hailbronner, Rechtsstellung und Tätigkeitsbereich der öffentlich-rechtlichen Pflicht- und Monopolversicherungsanstalten in der Europäischen Gemeinschaft, 1991.

Der rechtliche Rahmen einer gesetzlichen Reform der GKV 127

der Sozialversicherungsträger ausgenommen, da sie aufgrund ihres öffentlichen Auftrags keine wirtschaftliche Tätigkeit ausübten, also insoweit keine »Unternehmen« i. S. des Wettbewerbsrechts der EG seien.

Zuletzt in dem Urteil v. 22. 2. 2002 hat der EuGH hierfür zwei Voraussetzungen verlangt:[33]

1. Die Systeme und Leistungen werden nicht aus den Erträgen der Beiträge, sondern durch eine Umlage finanziert und die Beiträge und Leistungen müssen nach Kriterien der sozialen Solidarität ausgestaltet sein. Irgendein sozialer Ausgleich reicht nicht aus, er muss vielmehr die Versicherung prägen. D.h. die Beiträge richten sich nicht nach der Höhe der zu erwartenden Leistungen, sondern nach der Leistungsfähigkeit der Versicherten; die Leistungen werden nicht nur nach den vorherigen Beiträgen, sondern nach dem Bedarf bestimmt. Wegen des sozialen Ausgleichs besteht für die Versicherung Zwangsmitgliedschaft.

2. Die Versicherungen sind in das »öffentliche« System der sozialen Sicherheit eingegliedert, unterstehen der öffentlichen Aufsicht und die Leistungen und Beiträge werden durch Gesetz festgelegt.

Mit dem Urteil v. 22. 2. 2002 ist damit wohl endgültig Klarheit geschaffen und jener Ansicht der Boden entzogen worden, die das gemeinschaftsrechtliche Wettbewerbsrecht auch auf die Zwangsmitgliedschaft von Sozialversicherungsträgern anwenden wollte.[34]

Ebenfalls hat der EuGH[35] entschieden, dass privatrechtliche, durch Tarifvertrag eingerichtete betriebliche Rentenfonds mit Zwangsmitgliedschaft zwar Kartelle im Verhältnis zu konkurrierenden Versicherungen sind, hier aber eine Ausnahme zu machen ist, da Tarifverträge im EG-Vertrag vielfältig anerkannt seien (Art. 136-139). Für berufsständische Regelungen gilt diese Ausnahme nicht.[36] Sie unterfallen zwar als Monopol (mit Zwangsmitgliedschaft) dem ge-

---

[33] EuGH Rs. C-218/00 (INAIL) v. 22. 2. 2002, EuZW 2002, 146ff. m.w.N. In der Vorläuferentscheidung Rs. C-159und 160/91 (Poucet und Pistre), Slg. 1993, I-637 hat der EuGH auch auf die Gemeinnützigkeit und die fehlende Gewinnabsicht abgestellt, dies dann jedoch in Rs. C-244/94 (Fédération française de sociétés d'assurance u.a.), Slg. 1995, I-4022, fallen gelassen.

[34] So Giesen, Sozialversicherungsmonopol und EG-Vertrag 1995 für die Unfallversicherung und Pitschas, Das Territorialitäts-Prinzip im Sachleistungssystem der gesetzlichen Krankenversicherung zwischen sozialpolitischer Souveränität und Gemeinschaftsrecht, in: Ebsen (Hrsg.), Europarechtliche Gestaltungsvorgaben für das deutsche Sozialrecht, 2000, S. 82 ff, 96ff. für die KV. Zur Gegenmeinung vgl. Fuchs, Wettbewerb zwischen privaten und öffentlichen Krankenversicherungen, in: Igl (Hrsg.), Das Gesundheitswesen in der Wettbewerbsordnung, 2000, S. 39ff. sowie SG Würzburg v. 28. 10. 1999 Breithaupt 2001, 617ff.

[35] Vgl. EuGH Rs. C-219/97 (Bokken), Slg. 1999, I-6121; EuGH Rs. C- 67/96 (Albany), Slg. 1999, I-5751; EuGH Rs. C-115/97 (Brentjens), Slg. 1999, I-6025.

[36] EuGH 12.9.2000 Rs. C-180/98 (Pavlov u.a.), Slg. 2000, I-6451, Rz. 68ff.

meinschaftsrechtlichen Wettbewerbsrecht, aber Monopol und Zwangsmitgliedschaft sind durch soziale Ziele und die Stellung der Fonds im System der sozialen Sicherung gemäß Art. 86 Abs. 2 EG-Vertrag gerechtfertigt, wenn sie die obigen beiden Voraussetzungen erfüllen. Damit kann die soziale Krankenversicherung auch oder ergänzend zur gesetzlichen Sozialversicherung auf betriebliche/berufliche Systeme mit Pflichtmitgliedschaft gestützt werden.

So lange man am Versicherungszwang festhalten will, setzt diese Rechtsprechung Reformen der gesetzlichen Krankenversicherung deutliche Grenzen.[37] Der EuGH verlangt, dass die gesetzliche soziale Krankenversicherung sozial umverteilt, vor allem keine dem persönlichen Risiko (Alter, Vorerkrankungen) adäquaten Beiträge fordert. Wird dieses Element beseitigt, indem z.B. sog. versicherungsfremde Leistungen abgeschafft oder eine streng risikobezogene Beitragsgestaltung (Beitragsrückerstattungen, Selbstbehalte)[38] eingeführt werden, so kann die soziale Krankenversicherung ihre Sonderstellung gegenüber der privaten Versicherung und damit ihre Sonderstellung im europäischen Recht verlieren.

Wenn die gesetzliche Krankenversicherung jenseits der Pflichtversicherungsgrenze in Konkurrenz zur privaten Krankenversicherung tritt, lässt sich das damit rechtfertigen, dass die GKV es ihren ehemaligen Pflichtmitgliedern ermöglicht, die Mitgliedschaft freiwillig fortzusetzen und sie dadurch voll in die soziale Umverteilung (keine risikoadäquaten Beiträge; Familienleistungen) und öffentliche Ausgestaltung der Leistungen einbezieht.[39] Sie erfüllt also jene Kriterien des EuGH, die die Vorzugsstellung der Sozialversicherung legitimieren.[40] Anders ist es, wenn man den Krankenkassen eine ausschließliche Zuständigkeit für den Abschluss einer »Zusatzversicherung« gibt, die weder existenziell notwendige Leistungen betreffen noch sozial umverteilen soll (o. I, 3). Dies würde unter das Wettbewerbsrecht der Gemeinschaft fallen, wäre aber wohl nach Art. 86 Abs. 2 EG-Vertrag zu rechtfertigen (u. II, 3).

---

[37] Vgl. Bieback, Die Kranken- und Pflegeversicherung im Wettbewerbsrecht der EG, EWS 1999, 361ff., 363/4.

[38] Zu ihnen in diesem Zusammenhang Rolfs, Europarechtliche Grenzen für die Monopole der Sozialversicherungsträger? SGb 1998, S. 202, 206.

[39] Unentschieden Sahmer, Krankenversicherung in Europa, NZS 1997, S. 265. Im Ergebnis wie hier, aber über die Rechtfertigung nach Art. 86 Abs. 2 EG-Vertrag: Giesen, Die Vorgaben des EG-Vertrages für das Internationale Sozialrecht, 1999, S. 138/9 und ders., Die Konkurrenz von freiwilliger Sozialversicherung und Privatversicherung im europäischen Wettbewerbsrecht, VSSR 1996, S. 311.

[40] Es bleiben jene in der GKV die von der sozialen Umverteilung profitieren. So haben die freiwillig Versicherten der GKV fast doppelt so viele kostenlos Mitversicherte wie vergleichbare Pflichtversicherte, vgl. Pfaff, Die Familie als Leistungsträger und Leistungsempfänger im Gesundheitswesen, in: Soziale Ausgestaltung der Marktwirtschaft, Festschrift für H. Lampert, 1995, S. 195ff., 204.

Ungehinderte Nachfrage nach Gesundheitsleistungen im Ausland

Ebenfalls geklärt ist seit dem Urteil des EuGH in der Rechtssache *Smits/Peerbooms* vom 12.7.2001,[41] dass auch bei der Gewährung von »Sachleistungen« die Versicherten wegen der Dienstleistungsfreiheit (Art. 55 EG-Vertrag) ohne Genehmigung im Ausland Gesundheitsleistungen nachfragen können. Eine Ausnahme gilt nur, wenn die Mitgliedstaaten die Versicherten an die nationalen Anbieter binden, um – wie bei Krankenhäusern – die Rentabilität langfristiger Investitionen und die Vorhaltefunktion der Einrichtung zu sichern, um damit das finanzielle Gleichgewicht des Systems der sozialen Sicherheit zu stabilisieren und eine ausgewogene, allen zugängliche ärztliche und klinische Versorgung sicherzustellen.[42]

Diese engen Ausnahmegründe dürften bei den anderen Leistungsanbietern nicht vorliegen, allenfalls mag das national geschlossene System der Vertragsärzte und des ambulanten Einsatzes von Großgeräten als »notwendig« zur Erreichung von Wirtschaftlichkeit angesehen werden, wenn man die These von der Dominanz der Anbieter, die sich ihre Nachfrage schaffen, in den Vordergrund stellt.[43] Es bleibt abzuwarten, ob der EuGH insoweit den Vorrang der nationalen Sozialpolitik respektieren und Umstrukturierungen hin zu Systemen der »managed care« nicht blockieren wird.

Für die Auslandsnachfrage zu öffnen sind alle Leistungsbereiche, die keine feste regionale Versorgungsstruktur haben und zu denen Leistungserbringer weitgehend frei zugelassen werden, wie die Leistung von Heil- und Hilfsmitteln und erst recht von Medikamenten, der ambulanten und stationären Rehabilitation, der häuslichen Pflegeleistungen sowie den Krankentransportleistungen. Kostengesichtspunkte dürften keine Rolle spielen, soweit es nur um Ansprüche auf Leistung zu den Preisen geht, die die Kasse im Inland zu zahlen hat. Zudem hat der EuGH zu Recht betont, dass die grenzüberschreitende Leistungsnachfrage den Wettbewerb, die Wirtschaftlichkeit und damit die finanzielle Leistungsfähigkeit des Krankenversicherungssystems stärken kann.[44] Dass die Qualität nur über eine nationale Zulassung und Qualitätssicherung garantiert werden könne,

---

[41] Urteil v. 12.7.2001, Rs C-157/99 (Smits und Peerbooms), Slg. 2001, I-5473. Dazu Bieback, Etablierung eines Gemeinsamen Marktes für Krankenbehandlung durch den EuGH, NZS 2001, S. 561ff.

[42] Ebda. Rz. 72-82 sowie Rs. C-368/98 (Vanbraekel), Slg. 2001, I-5363 Rz 47/49.

[43] Dazu Enquete-Kommission, Fn. 16, S. 251ff. und 270ff. sowie BVerfG Fn. 9 und BSG Fn. 13. Zweifel an diesem Theorem bei Cassel/Wilke, Das Saysche Gesetz im Gesundheitswesen: Schafft sich das ärztliche Leistungsangebot seine eigene Nachfrage?, Z.f. Gesundheitswiss. 2001, 331.

[44] EuGH, Rs. C-158/96 (Kohll), Slg. 1998, I-1931, Rz. 37ff. und EuGH Rs. C-120/95 (Decker), Slg. 1998, I-1831, Rz. 40ff. Vgl. auch ausführlicher Giesen, Fn. 39; S. 105ff.

hat der EuGH zurückgewiesen, da auch in den Nachbarstaaten vergleichbare Regelungen der Qualitätssicherung gelten.[45]

Ein Großteil der Sozialleistungen sind Vertrauensgüter, d.h. oft existenziell wichtige und zeitlich nicht aufschiebbare Dienstleistungen, die vor allem im regionalen Umfeld nachgefragt werden.[46] Grenzüberschreitende Nachfrage wird sich also nur in wenigen Bereichen etablieren. Einmal im unmittelbaren Grenzbereich, wo sich der Zeitaufwand lohnt und die Sprachbarrieren begrenzt sind. Hier gibt es schon traditionelle und zunehmend besser ausgebaute übergreifende Kooperationen mit Luxemburg und in der Euregio Maas-Rhein und der Euregio Rhein-Waal.[47] Zum anderen geht es aber auch um Medikamente einerseits und langwierige Behandlungen und teure Leistungen, wie Kuren und hochspezialisierte Operationen[48] oder zahntechnische Leistungen andererseits.

Wie immer sich dieser Sektor der grenzüberschreitenden Leistungsnachfrage entwickeln wird – in seinem Bereich wird die nationale Regulierung keine große Rolle mehr spielen und wird der Druck steigen, sich den günstigeren Bedingungen des Auslandes anzupassen (»Systemwettbewerb«). An der Nachfrage nach Medikamenten über eine niederländische Versandapotheke lässt sich das am besten studieren. Hier gelten die deutschen Regeln der Preisgestaltung und des Apothekenrechts nicht und wohl auch nicht die der Zuzahlung. Allerdings muss sich der Arzt, der in Deutschland das Medikament verschreibt, an alle deutschen Bestimmungen zur Verschreibung halten; die Medikamente müssen also zugelassen sein, der Arzt muss sein Budget u.ä. einhalten.[49]

Leistungsbeschaffung der Krankenkassen und Wettbewerbsrecht der EU

Am heftigsten umstritten ist die Frage, inwieweit das Wettbewerbsrecht der EG (Art. 81ff. EG-Vertrag) auf die Nachfrage der Krankenkassen nach Leistungen Anwendung findet, und – ist es anzuwenden – dann vom deutschen Gesetzgeber

---

[45] EuGH, Rs. C-158/96 (Kohll), Slg. 1998, I-1931, Rz. 41ff. und EuGH Rs. C-120/95 (Decker), Slg. 1998, I-1831, Rz. 43ff. Vgl. auch Giesen, ebda.

[46] Zu Besonderheiten und Defiziten marktmäßiger Steuerung: Enquete-Kommission Fn. 16, S 328ff.

[47] Godry, Krankenbehandlung ohne Grenzen, ZFSH/SGB 1997, S.416; Naundorf, Zum Arzt über die Grenze, Deutsches Ärzteblatt 2001, B 489 und Aachener Nachrichten 13. 6. 2000: Versichertenkarte der AOK Rheinland gilt auch bei niederländischen Krankenversorgern. Zu weiteren Entwicklungen und Zahlen: Bieback, Fuchs (Hrsg.), Kommentar zum Europäischen Sozialrecht, 2. Aufl. 2000, Vorbem. zu Art. 18, Rz. 21ff.

[48] Zur Öffnung deutscher Krankenhäuser für norwegische Patienten vgl. FAZ 24.1.2001 S. 17. Zur Öffnung im Rehabereich Stuttgarter Nachrichten 18.5.1998 S. 2.

[49] Vgl. Krombacher-Bachem/Fischer, Der Bezug von Arzneimitteln aus Internetapotheken, Die Sozialversicherung 2001, 253 (BMA).

zu beachten ist.⁵⁰ Voraussetzung für die Anwendbarkeit des Wettbewerbsrechts der Gemeinschaft ist einmal, dass Krankenkassen »Unternehmen« i. S. des Wettbewerbsrechts sind. Hierzu verwendet das EG- wie das deutsche Wettbewerbsrecht einen weiten, »funktionalen Unternehmensbegriff«. Unternehmen ist jede Einheit, die eine wirtschaftliche Tätigkeit ausübt.⁵¹ Wenn Träger der öffentlichen Verwaltung wirtschaftliche Leistungen nachfragen und/oder anbieten, üben sie eine »wirtschaftliche Tätigkeit« aus.⁵² Auch die freien Berufe sind in diesem Sinne »Unternehmen« und ihre öffentlich-rechtliche Kammern »Zusammenschlüsse von Unternehmen«, deren Regulierungen nach Ansicht des EuGH wettbewerbsbeschränkenden Charakter haben können.⁵³

Die Kassen und ihre Verbände können auch die beiden Formen wettbewerbswidrigen Verhaltens gem. Art. 81 und 82 EGV erfüllen. Die gemeinsame Regulierung der Nachfrage nach Leistungen (Listen von zu erstattenden Arzneimitteln; Festsetzung der Festbeträge) kann z.B. eine wettbewerbswidrige Vereinbarung i. S. des Art. 81 EGV sein. Die selektive Heranziehung nur bestimmter Leistungserbringer kann gegen das gemeinschaftsrechtliche Verbot (Art. 82 Abs. 2 Nr. b, c EGV) verstoßen, wonach marktbeherrschende Nachfrager Anbieter nicht diskriminierend ausschließen dürfen. Für das Diskriminierungsverbot ist Voraussetzung, dass die Kassen marktstark sind. Die Kassen treten in den meisten Fällen einheitlich über ihre Verbände auf und zwar meist nicht als einzelner Verband, sondern alle Verbände im gesetzlich vorgeschriebenen Zusammenwirken.⁵⁴ Als solche haben sie eine marktbeherrschende Stellung.⁵⁵ Das Diskrimi-

---

⁵⁰ Vgl. zuletzt Axer, Fn. 30; Bieback, Die Stellung der Sozialleistungsträger im Marktrecht der EG, Beiträge zum Recht der sozialen Dienste und Einrichtungen, Heft 49, 2001, S. 1ff. sowie Neumann, Kartellrechtliche Sanktionierung von Wettbewerbsbeschränkungen im Gesundheitswesen, 2000.

⁵¹ Vgl. EuGH Rs. C-159/91 und 160/91 (Poucet und Pistre), Slg. 1993, I-637, 669; Rs. C-244/94 (Federation francaise de sociétés d' assurance u.a.), Slg. 1995, I-4022; EuGH Rs. C-55/96 (Job Centre), Slg. 1997 I-7119, 7147. Emmerich in Immenga/Mestmäcker, EG-Wettbewerbsrecht Bd. I, Art. 85 I, Teil A, Rz. 14ff.; 27ff.; Koch in: Grabitz-Hilf, EG-Vertrag, Art. 85 Rz. 7ff.

⁵² Dazu gerade auch in Bezug auf das Verhältnis zwischen Sozialleistungsträgern und Sozialleistungserbringern: Ipsen, Soziale Dienstleistungen und EG-Recht, 1997, S. 48ff. und auf die Krankenkassen: Zechel, Die territorial begrenzte Leistungserbringung der Krankenkassen im Lichte des EG-Vertrages, 1995, S. 85ff. m.w.N.

⁵³ EuGH v. 19.2. 2002, Rs. C-309/99 (Wouters u.a.), EuZW 2002, 172 und EuGH v. 19.2. 2002, Rs. C-35/99 (Arduino), EuZW 2002, 179 (für Rechtsanwälte und Wirtschaftsprüfer).

⁵⁴ Vgl. Bieback, Fn. 25.

⁵⁵ Vgl. EuGH Rs. C-323/93 (Centre d'insémination), Slg. 1994, I-5104. Bejahend Schultz, Krankenkassen als Adressaten des Kartellrechts, NZS 1998, S. 269; Zechel, Fn. 52, S. 104; Neumann, Fn. 50. Zu Verbänden als »Unternehmen« i. S. des EG-Wett-

nierungsverbot des EG-Wettbewerbsrechts gilt auch für Vorgänge, die sich rein intern in einem Mitgliedstaat abspielen, wenn davon der ganze innerstaatliche Markt oder eine größere Region spürbar betroffen ist.[56] Die Regulierung der Nachfrage nach Leistungen bundesweit oder für das Gebiet eines (selbst kleineren Bundeslandes)[57] unterliegt damit dem EG-Wettbewerbsrecht. Unter Umständen kann auch die Nachfragemacht einer einzelnen Krankenkasse diese Voraussetzungen erfüllen.[58]

Schließlich muss in beiden Fällen das Verhalten der Kassen (nur) geeignet sein, den Handel zwischen den Mitgliedstaaten zu beeinträchtigen. Dazu reicht nach Ansicht des EuGH die Möglichkeit aus, dass Leistungsanbieter aus anderen Mitgliedstaaten betroffen sein könnten[59] – eine Voraussetzung, die oft gegeben ist.

Zwar nimmt der EuGH hoheitliches, am Gemeinwohl orientiertes Handeln vom Geltungsbereich des Wettbewerbsrechts der EU aus. Aber diese Ausnahmen sind sehr eng und extrem vage.[60] Auf jeden Fall treffen sie für all jene Märkte nicht zu, auf denen die Krankenkassen rein privatrechtlich auftreten, was unstreitig für Heil- und Hilfsmittel, Medikamente, häusliche Pflegeleistungen durch Krankenschwestern und Haushaltshilfen, Krankentransportleistungen sowie für Vorsorge- und Rehabilitationseinrichtungen und gelten dürfte.[61]

Wendet man das Wettbewerbsrecht der Gemeinschaft auf das Verhältnis Kasse-Leistungserbringer an, ist noch die *Rechtfertigung gemäß 86 Abs. 2 EGV* zu prüfen. Ihre Funktion ist es gerade, den Mitgliedstaaten dort Freiräume zu sichern, wo die Gemeinschaft keine oder nur eine begrenzte Kompetenz zur Sachregelung hat.[62] Sie setzt voraus, dass die Krankenkassen mit »Dienstleistungen

---

bewerbsrechts: Emmerich, Fn. 51, Art. 85 I, Teil A, Rdnr. 12ff.; Schröter, in Groeben/Thiesing/Ehlermann, Kommentar zum EG-Vertrag, 4. Aufl. 1991, Vorbemerkung zu Art. 85 – 89 Rz. 17.

[56] Vgl. dazu Schröter, ebda., Art. 86 Rz. 17.

[57] Für Rheinland-Pfalz und die Regulierung von Krankentransportleistungen EuGH Rs. C-475/99 (Glöckner), Slg. 2001, I-8089, Rz. 37.

[58] Zur Marktstärke einzelner Kassen vgl. Schultz, Fn. 55, S. 269; LG Erfurt RsDE 40 (1998) S. 111ff.

[59] EuGH Rs. C-41/90 (Höfner und Elser), Slg. 1991, I-1979, 2018 Tz. 32; EuGH Rs. C-55/96 (Job Centre), Slg. 1997 I-7119, 7150 Tz. 36; EuGH Rs. C-475/99 (Glöckner), Slg. 2001, I-8089, Rz. 44ff. Vgl. allg. Rehbinder, in Immenga/Mestmäcker, EG-Wettbewerbsrecht Band I, 1997, Einleitung E Rz. 18ff.

[60] Nachweise und Fälle bei Axer Fn. 30 und Bieback Fn. 37.

[61] Zur Struktur dieser Leistungsbereiche vgl. Bieback, Fn. 41 und 50. Hier gilt – mangels Sonderregelungen des SGB V – auch das deutsche GWB. Vgl. Neumann, Fn. 50 und OLG Dresden v. 23. 8. 2001, Breithaupt 2001, 844 m.w.N.

[62] Bartosch, Öffentlichrechtliche Rundfunkfinanzierung und EG-Beihilferecht – eine Zwischenbilanz, EuZW 1999, S. 176, 179.

Der rechtliche Rahmen einer gesetzlichen Reform der GKV

von allgemeinem wirtschaftlichen Interesse betraut« sind und die Erfüllung ihrer Aufgabe durch die Anwendung des Wettbewerbsrechts sonst gefährdet oder erschwert[63] würde; durch die Ausnahme darf der Handel zwischen den Mitgliedstaaten nicht unverhältnismäßig erschwert werden. »Dienstleistung von allgemeinem wirtschaftlichen Interesse« der Krankenkasse ist die Sicherung einer allgemeinen, gleichen, wirtschaftlichen und qualitätsgesicherten Versorgung.[64] Angesichts der unbestrittenen Funktionsmängel der Märkte für Gesundheits- und Pflegeleistungen[65] sind Marktintervention und Regulierung notwendig; sie werden in allen Mitgliedstaaten der EU praktiziert. Die große Bandbreite an Steuerungsmodellen und -instrumenten der Mitgliedstaaten kann nicht legitimieren, die Notwendigkeit jedes einzelnen Instruments zu verneinen, weil es irgendwo angeblich ein »schonenderes« Mittel gäbe. Gerade wegen dieser Vielfalt hat auch der EuGH in letzter Zeit den Mitgliedstaaten einen großen Spielraum bei der Bestimmung der zu erreichenden sozialpolitischen Ziele und in der Einschätzung der »Geeignetheit« und »Erforderlichkeit« eingeräumt.[66] Ob der EuGH dieser Ansicht auch bei der Regulierung von Gesundheitsleistungen folgen wird, ist nicht vorherzusagen.

Zusammenfassung

1. Sozialpolitisch besonders hinderlich ist, dass der Bundesrat Gesundheitsreformgesetzen fast immer zustimmen muss.
2. Auch wenn die Leistungsanbieter sich gegenüber staatlicher Regulierung auf ihr Grundrecht der Berufsfreiheit (Art. 12 GG) berufen können, räumt das Bundesverfassungsgericht dem Sozialgesetzgeber einen sehr großen Regulierungsspielraum ein.
3. Gemessen am Demokratieprinzip des Grundgesetzes und dem Wettbewerbsrecht der EU sind korporatistische Regulierungsmodelle sehr bedenklich. Gelingt es nicht, sie stärker demokratisch zu legitimieren, an die Interessen der Versicherten anzubinden und zur Erreichung einer wirtschaftlichen, qualitativ hochstehenden und sozialen Versorgung zu effektivieren, dürften sie kei-

---

[63] Eine Erschwerung reicht nach neuerer Rechtsprechung des EuGH aus: Rs. C-159/94 (Kommission/Frankreich), Slg. 1997, I-5815 Rz. 53ff. und Rs. 320/91 (Corbeau), Slg. 1993, I- 2533 Rz. 17ff.

[64] Als Grund bei allen »Universaldiensten« anerkannt, vgl. Rs. 320/91 (Corbeau), Slg. 1993, I- 2533.

[65] Dazu Enquete-Kommission, Fn. 16, S. 328ff. sowie Breyer/Zweifel, Gesundheitsökonomie, 2. Aufl. 1997, S. 151ff.

[66] Vgl. zuletzt EuGH Rs. C-475/99 (Glöckner), Slg. 2001, I-8089, Rz. 51ff. sowie Axer Fn. 30 und Bieback Fn. 50 und 37.

nen Bestand haben. Sie müssten dann entweder durch eine dominant staatliche Steuerung oder durch eine Steuerung durch die einzelne Kasse abgelöst werden.
4. Die weitgehende Steuerung nach dem Marktmodell kommt als Alternative nicht in Betracht, so lange man an der Zwangsmitgliedschaft in der GKV festhalten will. Denn die Zwangsmitgliedschaft und die dadurch begründete Vorrangstellung im Verhältnis zur Privatversicherung ist nach dem Marktrecht der EU nur gerechtfertigt, wenn die Sozialversicherung deutlich durch Ziele der sozialen Solidarität geprägt ist.
5. In jedem Fall zwingt EU-Recht dazu, neben der nationalen Bereitstellung von Gesundheitsdienstleistungen durch die Krankenkassen die grenzüberschreitende Nachfrage der Versicherten im Ausland zuzulassen. Dadurch dürften viele nationale Regulierungen ihre Wirksamkeit verlieren.

Literatur
Axer, P., Europäisches Kartellrecht und nationales Krankenversicherungsrecht, NZS 2002, 57
Bieback, K.-J., Allgemeine sozial- und verfassungsrechtliche Aspekte des GSG, Zeitschrift für Sozialreform, 1993, 197
Bieback, K.-J., Etablierung eines Gemeinsamen Marktes für Krankenbehandlung durch den EuGH, NZS 2001, 561
Bieback, K.-J., Die Stellung der Sozialleistungsträger im Marktrecht der EG, Beiträge zum Recht der sozialen Dienste und Einrichtungen, Heft 49, 2001, 1
Ebsen, I., (Hrsg.), Europarechtliche Gestaltungsvorgaben für das deutsche Sozialrecht, 2000
Ebsen, I., Rechtliche Instrumente der Freiheitssicherung und Steuerung bei der Leistungserbringung im Gesundheitswesen, SDSRV (Schriftenreihe des Deutschen Sozialrecht-Verbandes) Bd. 38, 1994, S. 7
Enquete-Kommission, »Strukturreform der gesetzlichen Krankenversicherung«, Endbericht, BT-Drs. 11/6380
Giesen, R., Die Vorgaben des EG-Vertrages für das Internationale Sozialrecht, 1999
Igl G., (Hrsg.), Das Gesundheitswesen in der Wettbewerbsordnung, 2000
Löwisch, M., (Hrsg.), Wettbewerb, Kollektivverträge und Konfliktlösungen in der Reform des Gesundheitswesens, 1999, 75
Muckel, S., Die Selbstverwaltung in der Sozialversicherung auf dem Prüfstand des Demokratieprinzips, NZS 2002, 118
Neumann, D., Kartellrechtliche Sanktionierung von Wettbewerbsbeschränkungen im Gesundheitswesen, 2000
Neumann, V., Der Grundrechtsschutz von Sozialleistungen in Zeiten der Finanznot, NZS 1998, 401
Rolfs, C., Europarechtliche Grenzen für die Monopole der Sozialversicherungsträger? SGb 1998, 202

Ute Engelmann
Gender und Gesundheit – Geschlechtsblindheit kann tödlich sein

Am 22. Mai 2002 berichtet die Ärzte Zeitung: »Studie in Großbritannien will Diskriminierung von Patientinnen aufgedeckt haben« (Ärzte Zeitung online, 22.5.2002). Darin äußert Dr. Azeem Majeed vom University College London den Verdacht, dass britische Kardiologen, Kardiochirurgen und auch die Hausärzte unbewusst herzkranke Patientinnen schlechter behandeln würden, als männliche Patienten. Er vermutet dahinter den »Irrglauben, koronare Herz- und Kreislaufleiden seien in erster Linie ein Männerproblem«.

Stimmt Dr. Majeeds Hypothese, bedeutet dies nicht nur eine Schlechterbehandlung von Frauen, sondern es muss auch befürchtet werden, dass Frauen eines »Irrglaubens« wegen schon haben sterben müssen.

Der Verdacht, dass der umstandslose Schluss »Herzkrank gleich Männerkrankheit« auch auf andere Krankheiten zutrifft und sich auch auf andere Disziplinen des Gesundheitswesens übertragen lässt, ist nicht von der Hand zu weisen. Die Vorsitzende des Deutschen Ärztinnenbundes, Dr. Astrid Bühren, hat beim 27. Wissenschaftlichen Kongress des Verbandes Beispiele angeführt (Durst, Cornelia, Ärztinnenbund hat in Sachen Gleichbehandlung noch viel zu tun, Ärzte Zeitung online, 12.9.2002). Männer werden in einem Notfall länger reanimiert, so eine weitere Studie aus den USA, als Frauen. Und eine Studie der Universität Tübingen belegt, dass Frauen bei gleicher Indikation ältere Herzschrittmacher eingebaut werden.

Es ist eine hinlänglich bekannte Alltagserfahrung, dass Männer und Frauen unterschiedlich mit Krankheit und Gesundheit umgehen. Frauen gehen eher zum Arzt, wenn sie Beschwerden haben. Männer neigen dazu, erst den Arzt zu konsultieren, wenn sie »den Kopf unter dem Arm tragen«. Auf jeden Fall halten Männer weniger davon, vorsorglich zu handeln (siehe Abbildung 1).

Nur ca. 17% der Männer (13% Neue Länder) nehmen an Früherkennungsmaßnahmen teil, während die Frauen in Deutschland West zu 51% (Neue Länder 49%) Früherkennung in Anspruch nehmen (Bundesministerium für Gesundheit, 1999, 132).

Zahlreiche empirische Daten und Statistiken weisen auf geschlechterdifferenzierte Mortalität und Morbidität hin (Kolip, Petra, 1998). Männer sterben sieben Jahre früher als Frauen. Ein Blick in die Todesursachenstatistik der verschiedenen Altersgruppen nach Geschlecht getrennt zeigt, dass 1997 in der Grup-

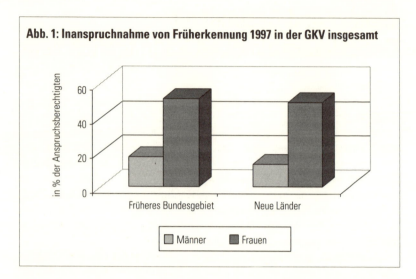

Abb. 1: Inanspruchnahme von Früherkennung 1997 in der GKV insgesamt

pe der 15- bis 25-Jährigen 1.784 Männer durch Verkehrsunfall starben, dagegen nur 486 Frauen. In der Gruppe der 25- bis 25-Jährigen sind es 1.407 Männer zu 306 Frauen. Diese Todesursache ist wesentlich durch Verhalten bestimmt, es besteht ein begründeter Anfangsverdacht, dass es zum männlichen Verhalten gehört, risikoreich zu fahren und dass dieses Verhalten mit dem Alter abnimmt. Unfallgeneigte Teilhabe am Straßenverkehr als Bestandteil männlicher Identität?

1995 begingen 12.888 Menschen in Deutschland Suizid (bmgesundheit.de, vom 11.7.2002). Es handelte sich zu 71,6% um Männer und zu eben 28,4% um Frauen. 1995 lag in Deutschland die standardisierte Sterbeziffer der Männer mit 20,4 je 100 000 Einwohner um ein Vielfaches über jene der Frauen von 7,5; im Osten war der Abstand mit 29,3 gegenüber 8,4 sogar noch größer. Hier ist zu untersuchen, ob es Bestandteile männlichen Verhaltens gibt, die zu Unvereinbarkeit mit dem Leben tendieren.

Ein weiteres Beispiel verhaltensbedingter Sterbefälle ist die Zahl der gestorbenen Menschen männlichen Geschlechts an alkoholischer Leberzirrhose (ICD 571.2). 1990 starben daran 4.563 Männer und 1.791 Frauen, 1997 waren es 7.109 Männer und 2.751 Frauen.

Während biologisch-genetische Faktoren meines Erachtens eine geringere Rolle bei unterschiedlichen Lebenserwartungen spielen, liefern Symptomwahrnehmung und Krankheitsverhalten eher Möglichkeiten der Erklärung, vor allem im Hinblick auf unterschiedliche Geschlechterrollen.

Männer und Frauen zeigen unterschiedliche Symptome bei gleichen Krankheiten, ihre Stoffwechsel und Hormonhaushalte unterscheiden sich. Doch nach wie vor ist der »männliche Normalpatient« der »Prototyp« im Gesundheitswesen. Diese Annahme hält sich hartnäckig in den Köpfen nicht nur der behandelnden Ärztinnen und Ärzte, sondern vermutlich bei allen im Gesundheitswesen tätigen Menschen, unabhängig davon, ob es sich um Männer oder Frauen handelt.

Die Auswirkungen dieser Unterstellung von Geschlechtsneutralität lassen sich auch in der Gesundheitsversorgung finden. Hier sei die Versorgung mit Arzneimitteln exemplarisch angeführt. Die schon erwähnte größere Häufigkeit von Nebenwirkungen von Medikamenten bei Frauen hat ihren Ursprung insbesondere darin, dass neue Präparate wenig bis gar nicht an Frauen getestet werden (vgl.: aerztinnenbund.de vom 23.5.2002). Ein nicht repräsentativer Blick in einige Studien zeigt, dass sehr viele Testphasen gänzlich ohne Frauen durchgeführt werden. Die in Skandinavien durchgeführte Helsinki-Heart-Study wurde an 4081 männlichen Studienteilnehmern realisiert, um die Wirkung cholesterinsenkender Medikamente zu erforschen. Gleichwohl veröffentlich das Margarine-Institut für gesunde Ernährung die Ergebnisse als »geschlechtsneutral« (vgl. margarine-institut.de, 24.5.2002). Der Einfluss rollenspezifischer Verhaltensmuster und Bedürfnisse sowie vor allem die Zuschreibung rollenspezifischer Stereotype mit den entsprechenden Vorstellungen über Behandlungsschwerpunkte und deren Auswirkungen sind damit noch nicht zu Ende. Die Untersuchung der ÄrztIn/PatientInnen-Interaktion bringt Erstaunliches zutage. Offenbar unterstellen ÄrztInnen Frauen eher psychosomatische Beschwerdebilder, Männern eher somatische. Das könnte jedenfalls eine Erklärung dafür sein, dass niedergelassene ÄrztInnen 12-20jährigen Mädchen bis zu dreimal häufiger Tranquilizer, Schmerz-, Schlaf- und Beruhigungsmittel und Hypotonika verschreiben (Sichrovsky 1984).

Indizien für die Bestätigung derartigen Verschreibungsverhaltens liefern erste Untersuchungen bei der BARMER Ersatzkasse. Hier sind mit 77% die Frauen bei den ArzneimittelpatientInnen, die mindestens einmal eine Psychopharmaka-Verordnung erhalten haben, deutlich stärker vertreten, als es ihrem Anteil von 63% an der Zahl der BARMER-Versicherten entspricht (Unveröffentlichte Analyse von Arzneimittelabrechnungsdaten zum Thema Gender Mainstreaming, BARMER Ersatzkasse, Entwurf vom 08.05.2002).

Der Arzneiverordnungsreport zählt in Tagesdosen berechnet bei Frauen mit 450 knapp 40% mehr Arzneimittel, als Männer mit 322. Frauen erhalten doppelt so viele Psychopharmaka und Hypnotika/Sedativa verordnet. Ebenfalls interessant ist der Befund, dass Arzneimittel, deren therapeutischer Nutzen nicht hinreichend belegt ist, bevorzugt an Frauen abgegeben werden (Arzneiverordnungsreport 2001, 832ff).

Auch der Sachverständigenrat für die konzertierte Aktion im Gesundheitswesen (SVRKAiG) hält geschlechtsspezifische Fragestellungen für die Untersuchung der Effektivität von Rehabilitationsmaßnahmen für relevant, allerdings geht er nicht weit genug. Der geschlechterspezifische Blick und die Suche nach Lösungen im Hinblick auf die Wertigkeit von Geschlechterrollen muss in allen Bereichen des Gesundheitswesens angewandt werden.

Gender Mainstreaming als Lösungsansatz

In den letzten Jahren hat sich ein handlungsorientierter Politikansatz etabliert: Gender Mainstreaming (GM) (Stiegler 2000; zum Hintergrund: www.gendermainstreaming.net). GM bedeutet, bei allen Entscheidungen die unterschiedlichen Lebenssituationen von Frauen und Männern zu berücksichtigen. Dem liegt die simple Erkenntnis zugrunde, dass es keine geschlechtsneutrale Wirklichkeit gibt. Während das körperliche Geschlecht angeboren wird, erlernt man Rollenstereotype über Männer und Frauen im Laufe seines/ihres Lebens: Was weiblich ist und wie Frauen sich verhalten, wie Männer zu sein haben und was männlich ist. Diese Geschlechterrollen haben sich im Laufe der Jahre auch immer wieder verändert.

Bereits 1985 wird auf der Weltfrauenkonferenz in Nairobi über Gender Mainstreaming diskutiert. 1995 wird sie auf der Weltfrauenkonferenz in Beijing als Strategie festgezurrt. Und 1997 haben sich alle Mitgliedstaaten verpflichtet, Chancengleichheit von Frauen und Männern als Ziel in allen Politikbereichen zu verankern, was auch im Amsterdamer Vertrag vereinbart worden ist. 1994 beschließt Schweden als erstes Land der EU die Umsetzung von GM auf nationaler, regionaler und kommunaler Ebene.

In der BRD folgt Niedersachsen 1998 und beginnt GM in alle Ressorts der Landesregierung zu integrieren. In Sachsen-Anhalt hat sich die Landesregierung vorgenommen, bei jeder Kabinettsvorlage die geschlechtsspezifische Betroffenheit zu prüfen. Seit 2000 sind alle Ministerien der Bundesregierung verpflichtet, Mitarbeiter und MitarbeiterInnen zu Gender Mainstreaming zu schulen und mindestens ein Pilotprojekt zur Erprobung von GM durchzuführen. Als erste Gewerkschaft nimmt ver.di 2001 den Grundgedanken des GM als Aufgabe in seiner Satzung auf.

Macht man sich zu eigen, dass es keine geschlechtsneutrale Wirklichkeit gibt, folgt daraus, dass alle Verwaltungen, Organisationen und Unternehmen und Politiken, die unterschiedlichen Lebensentwürfe und -situationen von Frauen und Männern zu berücksichtigen haben, wenn sie nicht an den Interessen der Menschen vorbei agieren wollen, für die sie zuständig sind. Praktisch heißt das, möglichst im Vorfeld von Entscheidungen und Planungen, auf Strukturen und Gestaltung Einfluss zu nehmen.

Gender Mainstreaming kann nur erfolgreich implementiert werden, wenn Erfolgsfaktoren berücksichtigt werden. Die im Folgenden aufgezählten Punkte orientieren sich an Faktoren, die in einer Steuerungsgruppe des Projekts »DIVA« (Diskriminierungsfreie Bewertung von Arbeit, ein Projekt von ISA-Consult, Hamburg 2002) entwickelt wurden. Eine wesentliche Vorraussetzung ist das »Top-down-Prinzip«. Das bedeutet, eine Entscheidung für Gender Mainstreaming muss von der Führungsebene ausgehen. Durch Vorbildverhalten und deutliche Botschaften wird signalisiert: GM ist ein Führungsprinzip und Teil des unternehmerischen Leitbildes.

Die Erkenntnis, dass verschiedene Geschlechter auch unterschiedliche Bedürfnisse und Lebensentwürfe haben, ist nicht neu. Neu hingegen ist, dass Gender Mainstreaming in allen gesellschaftlichen und politischen Bereichen Entscheidungsprozesse und deren Auswirkungen auf die Geschlechter reflektiert.

Gender Mainstreaming in der Gesundheitspolitik

Die Gesundheitspolitik bietet ein verzweigtes Handlungsfeld für die Implementierung von Gender Mainstreaming. Eine gute Vorlage bietet das Bundesministerium für Bildung und Forschung (BMBF). Darauf bezieht sich auch das Programm der Bundesregierung, wonach Gender Mainstreaming eine »wesentliche Grundlage für eine koordinierte Gesamtstrategie in der Gesundheitspolitik, durch die eine breite Diskussion um bessere – geschlechtsspezifische – Versorgungsmodelle angestoßen werden« könnten. Die Berücksichtigung geschlechterspezifischer Aspekte in der Gesundheitsforschung sollen zu einem »effektiveren und zielgerichteten Einsatz von Vorsorge- und Therapieleistungen führen« (in www.bmbf.de, Gesundheitspolitik.pdf, Januar 2002).

Der VdAK (Verband deutscher Angestellten Krankenkassen) sieht Gender Mainstreaming als zentrale Aufgabe: »In einem verbrauchernahen Gesundheitswesen müssen geschlechtsspezifische Besonderheiten (Gender-Aspekte) stärker als bisher berücksichtigt werden.« (in: www.vdak-aev.de, Forderungen der Ersatzkassenverbände zur Strukturreform, 11.07.2002)

Keine Sekunde zu früh. Auf die Arzneimittelforschung, die neue Präparate nur an Männern testet (Badenberg, Christiane: »Geschlechtsblindheit kann schmerzhaft sein«, Ärztezeitung online, 2.7.2002) und von deren Wirkungen für Frauenkörper absieht, ist schon hingewiesen worden. Eine Statistik der amerikanischen FDA (Food and Drug Administration) hat bei Frauen zwischen 20 und 39 Jahren eine mehr als doppelt so hohe Nebenwirkungsrate durch Medikamente wie für Männer ausgewiesen (Durst, Cornelia: »Ärztinnenbund hat in Sachen Gleichbehandlung noch viel zu tun«, Ärztezeitung online, 12.09.2001). In Deutschland tauchen Frauen in Beipackzetteln vorwiegend nur als Schwangere auf, in der Rehabilitation als Mütter und im gesundheitlichen Verbraucherschutz hauptsächlich als »großes I«.

Die Kassen der Gesetzlichen Krankenversicherung versichern gut 71 Millionen Menschen, davon sind 53% Frauen und 47% Männer (Bundesministerium für Gesundheit, 1999, 368). Das Wissen um die Verschiedenheit der Geschlechter und ihrer Bedürfnisse im Versorgungsgeschehen muss Grundwissen der EntscheidungsträgerInnen in den Krankenkassen werden. Diese Reorientierung hat erst begonnen. So haben die Deutsche Angestellten Krankenkasse, die BARMER Ersatzkasse und die Hanseatische Krankenkasse Gendertrainings eingerichtet. Derzeit vertiefen Arbeitsgruppen das Thema. Insbesondere bei den jetzt konstruierten Disease Management-Programmen – spezielle nach Leitlinien orientierte Behandlungsprogramme für chronische Krankheiten – ist es notwendig, in die Überlegungen geschlechterspezifische Besonderheiten einfließen zu lassen. Bei zwei chronischen Krankheiten werden schon Programme gestartet: Brustkrebs und Diabetes. Ca. 3% der Brustkrebserkrankungen betreffen allerdings auch Männer.

Berücksichtigen die verabschiedeten Leitlinien für Diabetes geschlechtsspezifische Behandlungskonzepte? Die Universität Köln veröffentlicht eine Diabetes-Leitlinie unter dem Titel: Therapieziel und Behandlungsstrategie beim Diabetes mellitus (www.medizin.uni-koeln.de/kai/igmg/ll/diabetes/therapieziele.pdf, 23.05.2202). In dem 32 Seiten umfassenden Entwurf sind richtungsweisende Schritte für eine angemessene Behandlung vorgeschlagen, allerdings ist durchgehend die Rede vom Patienten und seiner Familie, Frauen kommen hier nicht gesondert vor.

Die Arbeit der Krankenkasse muss in allen Abteilungen geschlechterdifferenziert neu justiert werden. Dazu gehört der Marketingaspekt. Schließlich ist es für Versicherte nicht uninteressant, ob sich die eigene Kasse in Programmen und Organisation zu geschlechtsspezifischen Bedingungen verhält.

Am Beispiel Koronarer Herzkrankheiten (KHK) lassen sich gleich mehrere Aspekte deutlich machen. In der Herzchirurgie arbeiten 4,8% Frauen (Daten des Gesundheitswesens, Ausgabe 1999, S. 252) und auch unter den KardiologInnen befinden sich nur 6,2% Frauen (ebenda, S. 256). Das ist aber noch nicht alles. Es fehlen auch spezifische Diagnosekriterien für Frauen. Den vorhandenen Standards liegen männertypische Symptome zugrunde. Was davon abweicht, gilt als »atypisch«. Zu den Gründen für die fehlenden Forschungsergebnisse zählen neben geringer Inzidenz und der Problematik, adäquate Samplegrößen zu finden, die Annahme »... vieler Ärzte, dass Frauen weniger herzinfarktgefährdet seien als Männer« (Landesgesundheitsbericht 2000, NRW, S. 187f).

In Deutschland fehlt es an Studien. Ein Blick in die USA zeigt, wohin sich der forschende Blick richten muss: In USA wurden gravierende Unterschiede in der Behandlung von KHK-Patientinnen und Patienten vor allem in der Akutkardiologie gezeigt, die nicht in entsprechenden unterschiedlichen Befunden begründet sind. Frauen werden seltener zu Thrombolyse, Koronarangiographie oder Bypass-

Operationen überwiesen. Sie warten bei Beschwerden im Thoraxbereich länger auf EKG oder ärztliche Untersuchung und werden im Fall akuter Myokardischämie seltener auf die Intensivstation aufgenommen. Und zwar auch bei Frauen mit gesicherter Diagnose nach Herzinfarkt (Landesgesundheitsbericht 2000).

1998 arbeiteten in Deutschland 287.032 Ärztinnen und Ärzte, knapp 73% davon sind männlich (Daten des Gesundheitswesens, Ausgabe 1999, 238). Unzweifelhaft muss die unterdurchschnittliche Besetzung mit Frauen in diesen medizinischen Arbeitsfeldern verbessert werden. Ausbildungsziele und -inhalte müssen überdacht werden. Ärztinnen und Ärzte können ohne das geschlechterdifferenzierte Wissen unterschiedlicher Behandlungsverläufe, Symptome und Therapien nicht patientInnengerecht behandeln. Doch die Sensibilisierung muss darüber hinaus gehen. Es muss auch die Interaktion zwischen den Geschlechtern analysiert werden, welches Rollenverständnis bringen Ärzte und Ärztinnen in die Ausbildung mit? Inwiefern erfahren sie während der Ausbildung eine Verfestigung dieser Geschlechterrollen? Und wie ist hier gegenzusteuern? Beschäftigte eines schwedischen Krankenhauses fanden während eines Genderprozesses heraus, dass sie bei Männern ungleich häufiger das Martinshorn einsetzen, wenn es darum geht, PatientInnen von Unfallorten zu holen. Welche Stereotypen, die sich durch eine Genderanalyse herausfinden ließen, sind hier im Spiel? (Gör det jämt, 2001)

Auch eine nur gesundheitsökonomische Sicht, die verschiedene Therapieansätze auf Effizienz prüft, liefert fehlerhafte Ergebnisse, wenn sie geschlechtsspezifisch unterschiedliche Dosierungen und andere Kostenfaktoren nur pauschal erfasst. Auf einer derartigen Grundlage ist effizienter Einsatz knapper Mittel im Gesundheitswesen nicht zu erreichen. Für den Ruf nach umfassenderen Bewertungsansätzen, dem so genannten Health Technology Assessment, bei dem diagnostische und therapeutische Verfahren nach medizinischen, ökonomischen, psychologischen, ethischen *und* rechtlichen Kriterien bewertet werden, ergeben sich deutlich bessere Möglichkeiten für die Einbeziehung des Genderaspekts.

Sicher muss das Zulassungsrecht für Arzneimittel überarbeitet werden. Spätestens in Phase III des Zulassungsverfahrens für von Arzneimittel (Erprobung an heterogen zusammengesetzten Gruppen von ca. 400-2000 Patienten in verschiedenen Krankenhäusern und Regionen) sind Nebenwirkungen auf Frauen und Männer getrennt zu bestimmen.

Unzweifelhaft sind die Stärken des deutschen Gesundheitswesens zu erhalten. Wir verfügen über moderne medizinische Einrichtungen, die medizinische Versorgung erfolgt weitgehend ohne Wartelisten, der Zugang zu ÄrztInnen und Krankenhäusern erfolgt schnell und unbürokratisch, es besteht ein umfassender Versicherungsschutz für alle und ein einheitlicher Leistungsanspruch, unabhängig vom Einkommen. Oder mit anderen Worten, wenn jemand urplötzlich einen Herzinfarkt erleidet, interessiert es niemanden, wo der Betroffene versichert ist und was er verdient. Wenn wir es jetzt noch schaffen, die Unterschiedlichkeiten zwischen den Geschlechtern in das Gesundheitswesen zu implementieren, spielt es auch keine Rolle mehr, ob es sich beim Herzinfarktpatienten um eine Frau oder einen Mann handelt.

Literatur

»Gör det jämt – Att integrera jämställdhet i verksamheten«, Regeringskansliet. Näringsdepartementet, Herausgeber: (Wirtschaftsministerium, Stockholm, 2001)

Badenberg, Ch. 2001: »Geschlechtsblindheit kann schmerzhaft sein«, Ärztezeitung online, 2.7.2001

Bundesregierung 2001, Gesundheitsforschung: Forschung für den Menschen, www.bmbf.de

Daten des Gesundheitswesens, Ausgabe 1999, Baden-Baden

Durst, C. 2001: »Ärztinnenbund hat in Sachen Gleichbehandlung noch viel zu tun«, Ärztezeitung online, 12.9.2001

Kolip, P., Frauen und Männer, in: Schwartz, F.W., Badura, B., u.a. (Hrsg.), Das Public Health Buch, Manschen 1998

N.N: »Werden Frauen schlechter versorgt?«, Ärzte Zeitung online, 22.5.2002

Schwabe, U., Paffrath, D. (Hrsg.) 2001: Arzneiverordnungsreport 2001, Berlin, Heidelberg

Stiegler, B. 2000: »Wie Gender in den Mainstream kommt. Konzepte, Argumente und Praxisbeispiele zur EU-Strategie des Gender Mainstreaming, Friedrich Ebert Stiftung, Bonn

Sychrowsky, P.: Krankheit auf Rezept. Die Praktiken der Praxisärzte. Kiepenheuer & Witsch, Köln 1984, zitiert nach: Kolip, Petra, Frauen und Männer, in: Schwartz, F. W., Badura, B., u.a. (Hrsg.), Das Public Health Buch, Manschen 1998

Leonhard Hajen
Integration für mehr Qualität und Wirtschaftlichkeit

Fehlsteuerungen im Versorgungssystem

Hohe Kosten bei mittelmäßigen Ergebnissen

Das deutsche Gesundheitssystem hat im internationalen Vergleich große Vorteile: Es verbindet ein hohes Versorgungsniveau in der kurativen Medizin mit einer leichten Zugänglichkeit zu Einrichtungen der stationären und ambulanten Versorgung. Die Patienten können ihren Arzt frei wählen, sie sind in der Regel nicht mit langen Wartezeiten konfrontiert und der Versicherungsschutz ist universell, d.h. über 90% der Bevölkerung sind in der gesetzlichen Krankenversicherung versichert. Der Rest ist über andere Sicherungssysteme wie Beihilfe für Beamte, freie Heilfürsorge für Soldaten, Leistungen des Bundessozialhilfegesetzes oder private Krankenversicherung geschützt. Die Versicherungen treten für ambulante und stationäre Leistungen ein. Auch wenn der Umfang der Zuzahlungen und Leistungsausschlüsse in der gesetzlichen Krankenversicherung im letzten Jahrzehnt gestiegen ist, bleibt die Deckung des Krankheitsrisikos immer noch umfassend und die Inanspruchnahme medizinischer Leistungen ist im Wesentlichen nicht vom Einkommen abhängig.[1] Es gibt einen breiten Konsens in der Gesellschaft, dass medizinische Leistungen nach dem Bedarf und nicht nach der individuellen Kaufkraft der Kranken bereitgestellt werden sollen. Die gesetzliche Krankenversicherung nimmt diese soziale Aufgabe wahr, indem sie die Leistungen nach dem medizinischen Bedarf gewährt, die Beiträge zur Krankenversicherung aber bis zur Höhe der Beitragsbemessungsgrenze proportional zum Einkommen erhebt.

Den Stärken des Systems stehen Nachteile gegenüber. Die Ausgaben für Gesundheit – gemessen als Anteil am Bruttonationaleinkommen (GDP) – sind mit 10,5% nach den USA (13,7%) weltweit am höchsten. (WHO, 2 000: Annex Table 8) In der Bewertung der Weltgesundheitsorganisation belegt Deutschland im Hinblick auf den Gesundheitsstatus mit Platz 25 allerdings nur einen mittleren Wert. (WHO, 2000: Annex Table 10) Das ist ein Hinweis auf effektivere

---

[1] Einschränkend ist auf empirische Studien zu verweisen, dass sich soziale Ungleichheit auch auf Gesundheit und Krankheit und den Zugang zum Versorgungssystem auswirkt.

Systeme anderer Staaten, dass sie den gleichen in Morbiditäts- und Mortalitätsraten gemessenen Zielerreichungsgrad mit geringerem Aufwand erreichen und ihre Ressourcen effizienter einsetzen.

Ein weiterer Grund für die Suche nach mehr Wirtschaftlichkeit ist die hohe und im letzten Jahrzehnt stark gewachsene Beitragsbelastung, die von den Versicherten und ihren Arbeitgebern paritätisch geteilt wird. Mit einer Durchschnittsbelastung von 14% im ersten Quartal 2002 sind die Krankenversicherungsbeiträge, die einen Teil der Lohnnebenkosten darstellen, auf Höchststand. (Dienst für Gesellschaftspolitik 2002: 8) Sie können insbesondere bei niedrigen Einkommen eine Ursache von Arbeitslosigkeit sein und waren der Grund, dass das finanzpolitische Ziel der Beitragssatzstabilität die Gesundheitsreformen der letzten zehn Jahre dominierte.

Die Steigerung der Beiträge war nicht das Ergebnis einer »Kostenexplosion« im Gesundheitswesen, so ein gern gepflegter Mythos, sondern die Folge einer geschrumpften Beitragsbemessungsgrundlage aufgrund konjunkturbedingter Einkommensrückgänge, hoher Arbeitslosigkeit und sinkender Lohnquote. (Vgl. Kühn, 2000: 110ff.) Es ist vernünftig, vorhandene Wirtschaftlichkeitsreserven zu erschließen, um Beiträge zu senken oder auf diese Weise Beitragssteigerungen zu vermeiden, die aufgrund einer veränderten Altersstruktur und von Kostensteigerungen durch Fortschritte in der Medizin für die Zukunft zu erwarten sind. Jeder Euro, der ausgegeben wird, ohne dass er zur Verbesserung der Gesundheit beiträgt, ist falsch eingesetzt. Eine Diskussion über die Rationierung medizinischer Leistungen, eine Trennung in Grund- und Wahlleistungen oder eine Erhöhung der Zuzahlungen ist absurd, solange Ineffizienzen im Gesundheitsversorgungssystem nicht beseitigt sind.

Der Sachverständigenrat für das Gesundheitswesen kritisiert in seinem Gutachten »Bedarfsgerechtigkeit und Wirtschaftlichkeit« den bestehenden Zustand mit folgenden Punkten: (Sachverständigenrat, 2001, Bd. III: 13ff.)

- Dominanz der kurativen Medizin, die auf akute Fälle fixiert ist und keinen ganzheitlichen, auf die Gesundheit der Patienten ausgerichteten Ansatz verfolgt,
- somatische Fixierung, insbesondere bei chronisch kranken Menschen,
- der Patient ist Objekt, nicht Subjekt des Behandlungsgeschehens,
- zu wenig Information und Partizipation für die Patienten,
- Mangel an interdisziplinären Versorgungsstrukturen,
- zu wenig evidenzbasierte Medizin,
- falsche finanzielle Anreizsysteme,
- Mängel in der Aus- und Weiterbildung der Ärzte und
- zu wenig Gesundheitsförderung und Prävention

und resümiert, dass es gleichzeitig Über-, Unter- und Fehlversorgung gibt, die mit neuen Formen der Steuerung beseitigt werden müssen, um die Effizienz und Effektivität des Systems zu erhöhen.

Integration für mehr Qualität und Wirtschaftlichkeit 145

Im Folgenden soll untersucht werden, wie eine bessere Integration zwischen den Sektoren und den Heilberufen erreicht werden kann. In den letzten Jahren hat es eine intensive Diskussion um »Managed Care« gegeben. Es gibt keine einheitliche Definition für Managed Care, aber für unsere Zwecke reicht es, darunter alle Ansätze zu verstehen, die Ablauf und Struktur der Gesundheitsversorgung verändern, um eine bessere Qualität zu erreichen und die Wirtschaftlichkeit zu erhöhen (vgl. Seitz, König, Arnold, 1997: 5ff.). Die Formen können dabei ein breites Spektrum abdecken: (vgl. Amelung, Schumacher, 1999: 13ff.)
■ eigene Versorgungseinrichtungen der Versicherer, z.B. Health Maintenance Organisations (HMOs) in den USA oder der Schweiz, in denen Versicherung und Versorgung in einer Organisation verbunden sind, sei es durch angestelltes medizinisches Personal, oder durch vertragliche Bindung,
■ Formen von selektiven Verträgen zwischen einzelnen Ärzten oder Arztgruppen (Praxisnetze),
■ Verträge mit Leistungsanbietern für ambulante und stationäre Versorgung aus einem Budget,
■ Disease Management, das den Versorgungsprozess bei ausgewählten chronischen Krankheiten ändert, aber die Angebotsstruktur im Wesentlichen unverändert lässt (Krankenhaus, niedergelassene Haus- und Spezialärzte, ambulante und stationäre Pflegeeinrichtungen),
■ Care Management, in dem ein Arzt oder eine Pflegekraft einzelne Patienten mit besonders aufwendigen Krankheiten durch die sektoral getrennten Versorgungsangebote steuert und den Versorgungsprozess überwacht und
■ der Hausarzt als »Gatekeeper«, ohne dessen Zustimmung die Versicherten keine Leistung des Gesundheitssektors in Anspruch nehmen können.

In der deutschen Diskussion werden mit der Bezeichnung »Integrierte Versorgung« die gleichen Handlungsfelder umfasst, es wird aber auch das spezifische Problem der Schnittstellen zwischen der ambulanten und stationären Versorgung betont, das durch die gedeckelten sektoralen Budgets verschärft worden ist. Es geht neben der intersektoralen Integration aber zusätzlich darum, alle Heilberufe sowie die Gesundheitsförderung, Rehabilitation und Pflege besser zu integrieren. Die Erwartung ist, dass durch bessere Koordination und Kooperation nicht nur die Qualität steigt, sondern auch die Wirtschaftlichkeit, weil teure Geräte gemeinsam genutzt und die Arzneimittel sparsamer verschrieben werden, wenn sie aus einem Budget zu bezahlen sind. Ebenfalls verspricht man sich weniger Überweisungen an Fachärzte. Vor allem sollen Krankenhauseinweisungen erspart werden und die -verweildauer sinken, wenn es klare Vorgaben und Kontrollen gibt und die finanziellen Folgen für den veranlassenden Arzt in seinem eigenen Einkommen spürbar sind. Die finanziellen Anreize dürfen aber nicht nur sanktionieren, sondern sie müssen auch gewünschtes Verhalten belohnen.

Erfahrungen mit integrierter Versorgung
Das seit dem 1. Januar 1997 gültige 2. Neuordnungsgesetz zum Sozialgesetzbuch ist ein erster Ansatz gewesen, die Versäulung zwischen den einzelnen Sektoren für Integrationsmodelle zu öffnen. In den §§63 und 73 SGB V werden Struktur- und Leistungsmodelle sowie Strukturverträge zugelassen, die eine rechtliche Basis für Arztnetze bilden. (Vgl. Glaeske, 2002: 11ff.) Ziel ist dabei, die Nachteile des in der Einzelpraxis arbeitenden Arztes durch mehr Kooperation zu überwinden, z.b. durch

- abgestimmte, erweiterte Öffnungszeiten in den Abendstunden oder am Wochenende,
- Erweiterung der ambulanten Versorgungsmöglichkeiten, um die Zahl der Krankenhauseinweisungen und die Verweildauer zu senken,
- Lotsenfunktion der Hausärzte und teilweisen Verzicht auf die freie Arztwahl durch die Versicherten,
- bessere Dokumentation und Austausch von Behandlungsdaten, um Doppeluntersuchungen zu vermeiden,
- gemeinsame Patientenschulungen,
- Qualitätssicherung und
- neue Honorierungsverfahren.

Es gibt zwar mehr als 400 Modellversuche, darunter nur wenige, die auch eine Kooperation mit Krankenhäusern beinhalten, aber es liegen bisher noch kaum Veröffentlichungen zu Ergebnissen einer wissenschaftlichen Begleitung vor. (Baur, Böcker, 2001: 12) Der Beobachtungszeitraum ist auch noch sehr kurz, dennoch ist erkennbar, dass die gesetzlichen Möglichkeiten nur wenig genutzt werden, weil die Kassenärztlichen Vereinigungen als Kollektivvertretung der niedergelassenen Ärzte den Verträgen zustimmen müssen. Sie sind jedoch nicht geneigt, die innerverbandlichen Verteilungskonflikte zusätzlich dadurch zu verschärfen, dass ein Teil ihres Gesamtbudgets für Modellvorhaben zur integrierten Versorgung verbraucht wird. Es gibt auch keine Transparenz darüber, was denn im stationären Sektor eingespart wird, weil der ambulante Sektor zusätzliche Aufgaben übernimmt.

Damit fehlt der finanzielle Anreiz, sich auf Versorgungsformen einzulassen, die den ambulanten und stationären Sektor stärker vernetzen. Mit der Gesundheitsreform 2000 ist durch §§ 140 a-h eine weitere Öffnung zugunsten integrierter Versorgungsmodelle eingeführt worden, die den Kassen auch selektive Verträge bei Integrationsmodellen ermöglicht, ohne dass die Kassenärztlichen Vereinigungen zustimmen müssen. Damit ist das Verhandlungsmonopol durchbrochen und der Weg zu innovativen Versorgungsmodellen frei, wenn es gelingt, durch bessere Qualität in den Arztnetzen die Patienten zur Teilnahme zu gewinnen und das Honorierungssystem die richtigen Anreize setzt. (Vgl. Glaeske 2002, 13ff.)

Integration für mehr Qualität und Wirtschaftlichkeit 147

In Deutschland sind die bisher sehr verfestigten sektoralen Versorgungsstrukturen unter dem finanziellen Druck der Haushalte des Staates und der Gesetzlichen Krankenversicherung in Bewegung geraten. Es gibt erste Modelle, die aber erst relativ kurz praktiziert werden und bisher keine Aussage zulassen, ob die erwarteten Verbesserungen in der Qualität auch zu den erhofften Einsparungen führen.

Aus den im Ausland gemachten Erfahrungen kann man lernen, aber man kann sie nicht 1:1 auf die deutschen Verhältnisse übertragen, weil sie in einem anderen Finanzierungs- und Versorgungszusammenhang gemacht worden sind. So sind in den US-amerikanischen Health Maintenance Organisationen, in denen vor allem eine strikte Steuerung der Krankenhauseinweisungen durch die privaten HMOs erfolgt, die Senioren über 65 Jahre und die Armen nicht vertreten, weil sie im staatlichen Versicherungssystem Medicare und Mediaid versichert sind. Beide Gruppen sind aber durch besonders hohe Krankheitskosten gekennzeichnet, sodass Kostenvorteile nicht überraschen, weil sie zumindest auch Ergebnis einer Risikoselektion sind. Die HMOs werden von den Versicherten weniger gewählt, die chronisch krank sind oder ihr Risiko höher einschätzen, weil sie befürchten, dass ökonomische Überlegungen Vorrang vor dem medizinischen Bedarf haben. Der empirische Beleg ist dafür schwach, weil in den HMOs eine strikte Qualitätssicherung betrieben wird. Auch bei kürzerer Verweildauer im Krankenhaus waren die Ergebnisse nicht schlechter, allerdings wurden die Patienten in einem instabileren Zustand entlassen, sodass ein Teil der Ersparnisse zulasten der ambulanten Versorgung erzielt wurde. (Vgl. Lauterbach/Lüngen 2000, 508) Untersuchungen der PrognosAG zu den ersten Erfahrungen mit HMOs in der Schweiz Anfang der neunziger Jahre zeigen in die gleiche Richtung: Die HMOs werden von den Gesunden eher gewählt, die auch in dem traditionellen Versicherungs- und Versorgungssystem geringere Kosten verursachen.[2]

Aber selbst wenn man die Kostenersparnis aufgrund der Risikoselektion herausrechnet, kommt Prognos noch zu Ersparnissen von 10-15%, die zwar deutlich niedriger als die gerne zitierten, aber nicht belegten 30-35% Kostensenkung durch integrierte Versorgung ist, aber doch immer noch beachtlich sind. Die Gründe sind nicht in weniger Konsultationen der Ärzte zu suchen, sondern die Arzneimittelkosten sind um 40% niedriger, es wurden weniger technische Leistungen veranlasst und die Krankenhausverweildauer ist um ein Fünftel niedriger. (Vgl. Baur/Stock, 2002: 136ff.) Der Beobachtungszeitraum ist aber zu kurz, um wirklich empirisch gesicherte Erkenntnisse zu haben. Die Beteiligung an

---

[2] Im Unterschied zur Bundesrepublik liegen in der Schweiz versichertenbezogene Ausgaben für ambulante und stationäre Behandlung zentral vor, sodass Kostenvergleiche methodisch sehr viel leichter durchführbar sind.

integrierten Versorgungsformen ist auch zu gering, um durchschlagende Erfolge für die Gesamtkosten erreichen zu können. (Vgl. Böcker et. al., 2001: 289) Zumindest ist auch in der Schweiz eine Ernüchterung eingetreten und das zunächst schnelle Wachstum der HMOs ist zum Stillstand gekommen, weil für die Versicherungen, die integrierte Modelle anbieten, unklar ist, inwieweit die Ersparnisse echt sind, oder nur Ergebnis von Risikoselektion und Verlagerung von Kosten. Auf jeden Fall wird der zeitlich begrenzte Verzicht auf die freie Arztwahl, der für funktionierende Modelle notwendig ist, mit einem Prämiennachlass von 25% honoriert, sodass der Einnahmerückgang auf jeden Fall eintritt. (Weber, 2001: 7)

Reformaufgabe
Das Dilemma ist, dass niemand die Größe von Wirtschaftlichkeitsreserven für die Bundesrepublik beziffern kann. Die internationalen Vergleiche bieten lediglich Anhaltspunkte, wo man durch veränderte Angebotsstrukturen und finanzielle Anreize oder Sanktionen zu größerer Wirtschaftlichkeit kommen kann. Nichts deutet darauf hin, dass ordnungspolitische Antworten wie »mehr Markt« oder »mehr staatliche Kontrolle« die Lösung bieten. Im Gegenteil, die USA mit einem hohen Maß an Marktregulierung stehen an der Spitze der Gesundheitsausgaben bei schlechten Ergebnissen im Hinblick auf den universellen Zugang zu medizinischen Leistungen. Staatliche Gesundheitssysteme wie in England oder Skandinavien geben vergleichsweise weniger aus, haben aber zumindest teilweise einen deutlich besseren Gesundheitsstatus.

Es bedarf des genaueren Blicks, durch welche Formen der Regulierung des Gesundheitssektors gute Ergebnisse erreicht werden. Schlagworte wie »Managed Care« oder »Health Maintenance Organisations« als Formen einer integrierten Gesundheitsversorgung haben vor zehn Jahren eine gewisse Euphorie erzeugt, hier liege der Schlüssel zur Lösung der finanziellen Probleme der Krankenversorgung. Heute ist eine Ernüchterung festzustellen, weil die vorliegenden Erfahrungen zwar auf niedrigere Kosten hinweisen, aber es schwierig zu trennen ist, welchen Anteil daran die veränderte Organisationsstruktur hat und was Ergebnis von Risikoselektion ist. Im Folgenden soll untersucht werden, wie durch eine stärkere Integration des ambulanten und stationären Gesundheitsversorgungssystems und innerhalb des Sektors der ambulanten Versorgung mehr Effektivität und Effizienz erreicht werden kann. Die Gesundheitsreform 2000 hat die gesetzlichen Möglichkeiten dazu noch einmal erweitert, aber es ist zu diskutieren, ob die Rahmenbedingungen ausreichen, um tatsächliche Veränderungen einzuleiten.

Eine bessere Integration der medizinischen Versorgungsstrukturen ist nicht nur angesichts der Finanzierungsprobleme notwendig, sondern auch aus Gründen der Qualitätssicherung. Der Sachverständigenrat im Gesundheitswesen kritisiert in seinem Gutachten das Nebeneinander von Über-, Unter- und Fehlversorgung in Deutschland. Dabei ist die Qualitätssicherung innerhalb der einzelnen Sektoren defizitär, aber besondere Probleme resultieren auch aus unzureichender Verknüpfung der Sektoren.

Fehlende Behandlungsleitlinien und Standards für die Fälle eines Wechsels von Patienten vom ambulanten in den stationären Sektor und umgekehrt können in Zukunft eine sehr viel größere Bedeutung als bisher erhalten. Mit der Einführung von flächendeckenden Fallpauschalen zur Finanzierung der laufenden Krankenhaushauskosten (Diagnosis Related Groups) kehren sich bisherige Interessenlagen um: Konnten die Krankenhäuser bisher im Rahmen ihrer Budgets ihre Einnahmen durch Ausdehnung der Pflegetage erhöhen, gibt es bei Fallpauschalen im Krankenhaus einen Anreiz, Patienten vorzeitig zu entlassen und mögliche Folgekosten auf den ambulanten Sektor zu verlagern. Das Schnittstellenproblem zwischen ambulanter und stationärer Versorgung erfordert damit noch dringlicher neue Strukturen der Leistungsanbieter und veränderte finanzielle Anreizsysteme, die eine Abkehr von den tradierten Formen der korporatistischen Aushandlung und Verteilung von sektoralen Budgets erfordern.

Integrierte Versorgung

Ganzheitliche Aufgabenerfüllung

Der einzelne Mensch erlebt Krankheit und Gesundheit naturgemäß als einen zusammenhängenden Prozess. Seine biologischen Anlagen, seine sozialen Lebensverhältnisse, sein eigenes Gesundheitsverhalten und die Verfügung über Leistungen des medizinischen Sektors wirken auf seinen Gesundheitsstatus ein. Der medizinische Sektor ist hingegen stark arbeitsteilig organisiert: Verschiedene Professionen wie Ärzte, Pflegekräfte, Apotheker und medizinische Assistenzberufe wirken zusammen, um Krankheiten zu heilen oder zu lindern. An den Schnittstellen zwischen Professionen und Sektoren gibt es Probleme der Kooperation, die sich negativ auf die Qualität und die Kosten des Gesundheitsversorgungssystems auswirken.

Die Zusammenarbeit innerhalb eines Sektors wird als horizontale, die zwischen den Sektoren als vertikale Integration bezeichnet. Dahinter steht die Vorstellung, dass die Kuration im Mittelpunkt des Gesundheitssystems steht. Sie ist hierarchisch strukturiert und beginnt, von Notfällen abgesehen, im ambulanten Sektor. Eine Überweisung in stationäre Einrichtungen erfolgt durch die niedergelassenen Ärzte. Diese veranlassen ein Vielfaches der Leistungen, die sie selber erbringen. § 73 SGB V schreibt dem Hausarzt die Aufgabe der Betreuung der Patienten und der Koordinierung zu; er soll die Daten zusammenführen und die medizinische Grundversorgung sichern, also Aufgaben der Integration bei einem fragmentierten Behandlungsgeschehen wahrnehmen, aber die finanziellen Anreizsysteme fördern das nicht oder unzureichend.

Die Gesundheitsförderung als die Summe der verhaltens- und verhältnisbezogenen Maßnahmen, den Gesundheitsstatus der Bevölkerung oder einzelner Gruppen zu beeinflussen, hat in dieser Systematik keinen rechten Ort, weil sie nicht auf das kranke Individuum gerichtet ist, sondern krankmachende Faktoren reduzieren und gesundheitsfördernde stärken will. Das Defizit in der Gesundheitsförderung ist auch ein wichtiger Grund, der das unbefriedigende Ergebnis im WHO-Vergleich erklärt. Der Sachverständigenrat sieht hier einen Bereich der Unterversorgung, der zwar zusätzliche finanzielle Ressourcen erfordert, die Effektivität des Gesundheitssystems aber erhöhen kann. Paradoxerweise wird Gesundheitsförderung um so wichtiger, je größer die Erfolge der kurativen Medizin sind, weil bessere Therapien und Medikamente zu einer längeren Lebenserwartung führen und damit die Ausgaben für chronische Erkrankungen weiter zunehmen werden.

Bisher ist die bundesdeutsche Gesundheitspolitik auf Krankheit und den kurativen Sektor fixiert. Ein Bewusstseinswandel hin zu einem salutogenetischen Ansatz der Gesundheitspolitik, der Gesundheitsförderung und Prävention zum Ziel hat, könnte durch ein gesondertes Sozialgesetzbuch wirksam unterstützt werden. Es müsste den gesetzlichen Rahmen setzen, die Gesundheitsförderung zur Querschnittsaufgabe aller Sektoren des Gesundheitssektors zu machen und die Anforderungen an eine gesundheitsfördernde Politik im Sinne der Ottawa-Charter der Weltgesundheitsorganisation aus 1986 erfüllen, die Gesundheitsziele für einzelne »Settings« wie Stadt, Wohnquartier, Schule oder Betrieb fordert. Das wäre eine Vision von »Healthy Policy«, von der nicht nur die bundesdeutsche Wirklichkeit weit entfernt ist, die aber das Ziel verdeutlichen würde, einen besseren Gesundheitsstatus nicht nur als Aufgabe von Medizinern und anderen Heilberufen zu begreifen, sondern als eine integrative Politik, in der der Gesundheitsversorgungssektor nur ein Element ist.

Nicht das kranke Individuum als Empfänger von Leistungen des Gesundheitssektors, die es im Hinblick auf Qualität und Kosten zu optimieren gilt, sollte das Leitbild sein, sondern das selbstverantwortliche Individuum, das als Subjekt dazu beiträgt, Gesundheit zu erhalten oder wiederherzustellen und dabei durch entsprechende Gestaltung der gesellschaftlichen Rahmenbedingungen unterstützt wird. Es geht also nicht nur um mehr Effizienz, sondern eine andere Zielsetzung und eine kritische Bewertung, ob die eingesetzten Ressourcen das angestrebte Ziel wirtschaftlich erreichen.

Die Prozesse zur Gesundheitsförderung und Gesundheitsversorgung sind auf den einzelnen Versicherten oder Patienten gerichtet, wobei der Handlungsraum durch den Wohn-, Arbeits- oder Freizeitort bestimmt ist, also durch nachbarschaftliche oder kommunale Zusammenhänge, was eine Vernetzung lokaler

Integration für mehr Qualität und Wirtschaftlichkeit 151

Akteure nahe legt, aber nicht der sektoral abgeschotteten Versorgungsstruktur entspricht.

Einen Zustand als krank oder gesund zu klassifizieren, ist nicht immer eindeutig möglich. Es gibt eine subjektive Wahrnehmung der eigenen Befindlichkeit, die von den professionellen Bewertungen der Mediziner abweichen kann. Schließlich braucht ein Krankenversicherungssystem eine gesetzliche Abgrenzung, was als Krankheit von der Gesellschaft anerkannt wird, weil über die Leistungen der Anbieter zugleich über ihre Einkommen entschieden wird und damit nicht der professionellen Definition überlassen bleiben kann.

Der Gesetzgeber hat klugerweise seit der Reichsversicherungsordnung bis heute darauf verzichtet, eine Legaldefinition von Gesundheit und Krankheit zu liefern, weil der Krankheitsbegriff sich in Abhängigkeit von Zeit und Raum ändert, sondern er hat die Definitionsmacht einerseits in die Hände der Spitzenverbände von Krankenkassen und Ärzten gelegt, also der Selbstverwaltung überlassen, andererseits bestimmt der behandelnde Arzt im Rahmen seiner Aufklärungspflichten und der notwendigen Zustimmung des Patienten Art und Umfang einer Behandlung. (Vgl. Hajen/Paetow/Schumacher 2000, 6ff.) Diese Verteilung der Definitionsmacht und damit der Macht, über Ressourcen zu verfügen, hat zur Folge, Prozesse, die Gesundheit und Krankheit prägen, getrennt zu betrachten und zu behandeln.

Das hat Konsequenzen: Aus der Perspektive der Leistungsanbieter bringt nur der kranke Versicherte, der Leistungen in Anspruch nimmt, auch Einkommen. Das gilt zumindest so lange, wie die Einzelleistung Basis der Vergütung ist, etwa im ambulanten Sektor, oder der größte Teil der Einnahmen der Krankenhäuser aus tagesgleichen Pflegesätzen resultiert (nur 20-25% des Krankenhausbudgets werden heute über Fallpauschalen abgerechnet, was sich durch DRG-Entgelte radikal ändern wird).

Damit gibt es nicht nur einen schwachen finanziellen Anreiz, dass zum richtigen Zeitpunkt an der richtigen Stelle die richtige Leistung (Zugangsrationalität) zur Verfügung gestellt wird, sondern die Anbieter von ambulanten, stationären oder rehabilitativen Leistungen können auch einen finanziellen Vorteil realisieren, wenn sie eine Behandlung selber durchführen, selbst wenn das medizinisch nicht indiziert ist, oder wenn sie kostenträchtige Fälle aus ihrem Sektor in einen anderen Sektor verlagern. Gut integriert sind Versorgungssysteme dann, wenn das Wohl des Patienten und der medizinische Bedarf das Verhalten der Akteure steuern, aber kein Anreiz besteht, aufgrund der sektoralen Finanzierungslogik eine andere Entscheidung zu treffen. Die sektorale Budgetierung setzt deshalb falsche Anreize und erschwert eine integrierte Versorgung, weil sie Verlagerungen aus Kostengründen belohnt.

Will man das verhindern, müssen Behandlungsstandards in Form von medizinischen Leitlinien vereinbart und ihre Anwendung kontrolliert werden, insbesondere die Indikationen für eine Überweisung von Patienten innerhalb des Sektors oder zwischen den Sektoren.

In der ambulanten Versorgung dominiert die Einzelpraxis des niedergelassenen Arztes, sei es als Spezialarzt oder als Allgemeinmediziner im Sinne des Hausarztes. Die Entscheidung, einen Arzt nach eigener Wahl aufzusuchen, liegt bei dem Versicherten. Das dadurch ausgelöste Diagnose- und Behandlungsgeschehen und damit Art und Ort der Leistungserstellung wird vom Arzt bestimmt. Er entscheidet jeweils, ob er eine Leistung selber erbringt, oder ob er durch Überweisungen an Spezialisten, Verschreibung von Medikamenten und anderen Heil- und Hilfsmitteln oder Einweisung in ein Krankenhaus Leistungen Dritter veranlasst. Weil der Anbieter die Nachfrage weitgehend selber bestimmt, kann eine Marktsteuerung über Preise grundsätzlich nicht funktionieren und Formen der politischen (Gesetze und Verordnungen) oder korporatistischen (Verhandlungen zwischen den Verbänden der Ärzte und Krankenkassen) Steuerung treten an die Stelle, wobei das Entgeltsystem das mit Abstand wichtigste Anreiz- und Sanktionssystem darstellt. Eine Steuerungsfunktion haben auch:

- die gesetzlichen Vorgaben, die z.B. von dem aufnehmenden Krankenhaus die Feststellung verlangen, dass ein stationärer Aufenthalt notwendig ist,
- die Regeln ärztlicher Ethik,
- das Standesrecht und
- das Haftungsrecht, das ärztliches Fehlverhalten finanziell sanktioniert.

Schließlich gibt es auch einen Wettbewerb unter den Ärzten um Patienten und eine fachliche Kontrolle bei Überweisungen durch Kollegen oder das Krankenhaus. Wenn ein Arzt nicht korrekt behandelt, kann sich das »'rumsprechen« und zum Verlust von Patienten führen. In dem Maße, wie das medizinische Geschehen in überschaubarem lokalem Rahmen stattfindet, kann das ein wirksamer Kontrollmechanismus sein. Transparent ist das System allerdings nicht und Formen der Qualitätssicherung können so nicht funktionieren.

Die sektoral getrennten Budgets sind ein wesentlicher Faktor, der eine Integration des Behandlungsgeschehens erschwert. Zusätzlich ist das Honorierungssystem der niedergelassenen Ärzte eine Hürde, die nur durch ein reformiertes Entgeltsystem überwunden werden kann. Auf Bundesebene vereinbaren die Spitzenverbände der Kassen und der Kassenärztlichen Vereinigungen (KV) nach geltendem Recht einen »Einheitlichen Bewertungsmaßstab«, der den relativen Aufwand für einzelne Leistungen widerspiegeln soll. Auf Landesebene verhandeln die einzelnen Kassen und Kassenärztlichen Vereinigungen anschließend auf der Basis von Kopfpauschalen ein Gesamtbudget für die niedergelassenen Ärzte, das dann von der KV auf der Basis von abgerechneten Einzelleistungen auf die Ärzte verteilt wird. Wie die Honorare im Einzelnen verteilt werden, ist Aufgabe der Selbstverwaltung. Bei Einzelleistungsvergütung ist der »Hamsterradeffekt« programmiert: Je größer die Zahl der Einzelleistungen ist, desto geringer fällt die monetäre Vergütung der einzelnen Leistung bei gegebenem Budget aus. Damit besteht ein finanzieller Anreiz, bis zur Höhe des »Sollwertes« das einzelne Praxisbudget durch Leistungsausdehnung und »Festhalten« von Patienten auszuschöpfen. Wenn diese Grenze überschritten wird, ist eine Umverteilung an andere niedergelassene Kollegen durch »Abschreckung« in der Form langer Wartzeiten und -listen oder durch Überweisungen an Spezialisten bzw. ins Krankenhaus lohnend. Durch das Honorierungssystem kann es auch zu zögerlichen Überweisungen an Spezialisten kommen, weil befürchtet wird, einen Patienten dauerhaft an den Facharzt zu verlieren. (Vgl. Glaeske, 2002: 7ff.) Die Gefahr besteht bei einer Krankenhauseinweisung nicht. Im Gegenteil: Das Budget für ambulante Behandlung wird nicht belastet, sondern der niedergelassene Arzt bekommt aufwendige Diagnosen und daraus abgeleitete Therapieempfehlungen zum Nulltarif. Die Form der Finanzierung setzt falsche Anreize, sich von teuren Patienten zulasten anderen Anbieter zu entlasten. Der Systemfehler liegt darin, dass der Veranlasser einer Leistung nicht für die finanziellen Folgen einstehen muss, die Anreizstruktur des ärztlichen Honorarsystems behindert die integrierte Versorgung, statt sie zu fördern.

Hinzu kommen kostentreibende Folgen der fragmentierten Angebotsstruktur und der arbeitsteiligen Produktion von Gesundheitsleistungen, die Skalenerträge z.B. beim Geräteeinsatz nicht ausreichend nutzen. Der Arzt in der Einzelpraxis kann teure Geräte nicht ausreichend einsetzen, die Versuchung ist groß, einen höheren diagnostischen Aufwand als notwendig zu betreiben, um die Investitionen zu amortisieren. Die Form der Arbeitsteilung innerhalb des ambulanten Sektors und zwischen Krankenhaus und niedergelassenen Ärzten fördert Doppeluntersuchungen mit entsprechendem Mehraufwand. Die Rechtfertigung dafür ist häufig die unzureichende Information zwischen überweisendem und aufnehmendem Arzt. Die Dokumentation in der niedergelassenen Praxis bezieht sich überwiegend auf Daten, die aus Abrechnungsgründen notwendig sind, aber Anamnese und Krankengeschichte des Patienten ist nur unzureichend dokumentiert. (Vgl. SVRKAiG, 2000, Bd. II: 313.) Das Argument, nur die selbst durchgeführte Diagnose sichere Qualität, kann durchaus richtig sein, aber damit wird bestätigt, wie notwendig kontrollierte Qualitätsstandards in der Praxis des niedergelassenen Arztes sind.

Wenn schon die Kooperation innerhalb und zwischen den Versorgungssektoren Not leidend ist, gilt das noch mehr für die Koordination zwischen den Sektoren und den Professionen innerhalb der Sektoren. Der Hausarzt wäre dazu berufen und ist nach § 73 SGB V auch beauftragt, die koordinierende Funktion wahrzunehmen, aber das Entgeltsystem honoriert das nicht angemessen. Es gibt auch keine Verpflichtung der anderen Leistungsanbieter, die Funktion des Hausarztes bei der Verlaufskontrolle als Teil von Qualitätssicherung zu akzeptieren. Ein verbindlicher, regelmäßiger und ausführlicher Informationsaustausch ist dazu die Grundvoraussetzung, der aber bisher zu wenig stattfindet. Die technischen Möglichkeiten des elektronischen Datenaustausches werden nicht genutzt. Zweifellos gehören Gesundheitsdaten zu den empfindlichsten Persönlichkeitsdaten, die geschützt werden müssen und nicht ohne Einwilligung der Patienten weitergegeben werden dürfen. Dafür lassen sich Lösungen finden und die Mehrheit der Patienten dürfte ein Interesse an einer Krankenversorgung haben, die ein hohes Niveau der Qualitätssicherung garantiert und die unterschiedlichen Leistungsanbieter koordiniert. Dazu zählen nicht nur Ärzte und Krankenhäuser, sondern auch der Pflegesektor und die Tätigkeit medizinischer Dienstleister.

Zur Effektivität des ambulanten Versorgungssystems liegen nur wenige empirisch gesicherte Ergebnisse vor. Der Sachverständigenrat hat deshalb Selbsthilfegruppen selber befragt, was sicher keine repräsentative Untersuchung über die Zufriedenheit der Versicherten mit dem Versorgungssystem ist, aber die in der Regel chronisch Kranken sind gute Experten in eigener Sache, die häufig über langjährige Erfahrungen mit dem Versorgungssystem verfügen. Es wurde deutlich, dass die Betroffenen in der Kooperation der Leistungsanbieter die größten Defizite sehen. Insbesondere wird eine zu späte Überweisung zu Fachärzten kritisiert, aber auch das Vorenthalten von Medikamenten, falsche Versorgung mit Hilfsmitteln, unzureichende Informationen und Intransparenz, Mängel bei der Versorgung mit Spezialambulanzen und fehlende ambulante Rehabilitation und stationäre Kurzzeitpflege. (Vgl. SVRKAiG, 2000, Bd. II: 263ff. und Bd. III: 26f.)

Gänzlich unterbewertet sind alle Maßnahmen der Gesundheitserziehung der Versicherten, um gesundheitsgemäßes Verhalten zu unterstützen und im Fall einer Krankheit die Selbstheilungskräfte zu stärken und so die »Compliance«, also die Mitwirkung am Heilungsprozess, zu sichern. Hier kommt auch der Zusammenarbeit zwischen den Professionen eine besondere Rolle zu, denn Gesundheitserziehung muss nicht zwingend im Einzelgespräch zwischen Arzt und Patient stattfinden, sondern kann in Gruppenschulungen oder im Bereich der ambulanten Pflege stattfinden.

Als Ergebnis ist festzuhalten, dass im deutschen Gesundheitssystem die Schnittstellen zwischen den Sektoren ambulante und stationäre Versorgung und innerhalb des ambulanten Sektors schlecht organisiert sind und daraus Mängel in der Qualität und vermeidbare Kosten resultieren. Das gleiche gilt für die Verknüpfung mit sonstigen medizinischen Dienstleistern und den Aufgaben der Gesundheitsförderung. Die zersplitterte Angebotsstruktur in der stationären und ambulanten Versorgung ist Ergebnis traditionell gewachsener Strukturen, die durch die sektorale Budgetierung und das ärztliche Honorierungssystem der Einzelleistungsvergütung im ambulanten Sektor konserviert werden. Auch im stationären Sektor setzt das Entgeltsystem zurzeit noch falsche Anreize, weil die Einnahmen eng mit der Liegezeit verknüpft sind. Das wird sich durch die

Integration für mehr Qualität und Wirtschaftlichkeit 155

flächendeckende Abrechnung nach Fallpauschalen beginnend in 2003 und endgültig ab 2007 ändern. Ohne entsprechende Anpassungen in der Qualitätssicherung ist dann eher zu befürchten, dass sich der stationäre Sektor zulasten des ambulanten Sektors finanziell entlasten kann. Es ist aus den oben diskutierten Gründen notwendig, das Entgeltsystem und die Aushandlung der Vergütungen so zu ändern, dass neue und bessere Angebotsstrukturen ermöglicht werden.

Neue Angebotsstrukturen
Die bestehende Trennung in ambulante und stationäre Versorgung und die nach beruflichem Status gegliederte Krankenversicherung ist nur aus der historischen Entwicklung zu erklären und zu verstehen. Würde man heute die Krankenversicherung und das medizinischen Versorgungssystem vom Grünen Tisch aus neu entwickeln können, käme wohl niemand auf die Idee, ein so ineinander verschachteltes Gebilde von gesetzlichen Regelungen und Verbandssteuerung zu konstruieren. Aber bei aller Kritik, es funktioniert. Trotz der Mängel in der Kooperation zwischen Sektoren und Professionen und den nicht befriedigenden Ergebnissen bei wichtigen Gesundheitsindikatoren, gibt es weltweit kein Gesundheitssystem, dass im Hinblick auf Universalität des Zugangs, Qualität und Kosten so überlegen ist, dass es als Blaupause für den Umbau des deutschen Systems dienen könnte. Die Forderungen nach dem »Großen Wurf der Gesundheitsreform« wird von vielen Seiten erhoben, aber nur wenige sagen, wo der Wurf endgültig landen soll und wer oder was am Ende auf der Strecke bleibt.

Die Gesundheitsreform 1997 hat an zwei Stellen angesetzt, tradierte Strukturen zu durchbrechen, nämlich erstens die Möglichkeit für die Versicherten, ihre Krankenkasse frei zu wählen und zweitens eine Öffnung für ambulantes Operieren, die Ausweitung der vor- und nachstationären Behandlung im Krankenhaus und Modelle und Strukturverträge zur integrierten Versorgung, die zumindest die gesetzlichen Voraussetzungen geschaffen haben, die starren Versorgungsgrenzen zu überwinden. Mit der Änderung des SGB V im Rahmen der Gesundheitsreform 2000 sind in den §§ 140 a-h die Bedingungen für integrierte Versorgungsformen noch einmal verbessert worden. Die erzielten Ergebnisse sind bisher eher dürftig, weil die Reformen falsche finanzielle Anreize gesetzt haben oder aber nicht weit genug gingen, um bestehende Machtkartelle zu begrenzen. Hinter der Freiheit der Kassenwahl stand die Erwartung, dass der Wettbewerb um Versicherte zu einem Wettbewerb über die Leistungen führt, der als Druck an die Leistungsanbieter zugunsten von mehr Wirtschaftlichkeit und Qualität weitergegeben wird. Tatsächlich hat es einen Wettbewerb um gute Risiken über die Gestaltung der Prämien gegeben. Als mobil haben sich die jungen, gesunden Versicherten erwiesen, die in Scharen zu den Betriebskrankenkassen abgewandert sind. Die Krankenkassen waren auch unverändert nach dem SGB V verpflichtet, »gemeinsam und einheitlich« zu handeln, selektive Verträge einzelner

Kassen mit ausgewählten Leistungsanbietern, die überhaupt erst den notwendigen Wettbewerbsdruck hätten erzeugen können, waren also ausgeschlossen und sind erst mit dem § 140 a-h SGB V vorsichtig geöffnet worden.

Mit dem § 140 SGB V ist damit auch das Verhandlungs- und Vertretungsmonopol der Kassenärztlichen Vereinigungen aufgebrochen worden. Unverändert geblieben ist aber der Auftrag im § 73 SGB V, in Verträgen mit den Krankenkassen die ambulante Versorgung sicherzustellen. Aus nachvollziehbaren Gründen wurde seitens der Selbstverwaltung der Ärzte argumentiert, dass dem Versorgungsauftrag die Verfügung über die finanziellen Ressourcen folgen müsse. Tatsächlich ist eine Asymmetrie problematisch, denn das Prinzip, dass das Geld der Leistung folgen soll, gehört zu den wichtigen Grundsätzen der Entgeltreform in der Krankenversorgung. Die Schlussfolgerung sollte allerdings eine andere sein: Der Sicherstellungsauftrag sollte von der Kassenärztlichen Vereinigung auf die Krankenkassen übergehen. (Vgl. Friedrich-Ebert-Stiftung, 2002: 5) Sie haben durch ihre Versicherten schon jetzt den Auftrag, deren Interessen wahrzunehmen. Künftig würden sie nicht nur Versorgungsverträge mit Krankenhäusern abschließen, sondern auch mit einzelnen Leistungsanbietern im ambulanten Bereich. Das wäre ein wichtiger Schritt, um zu einer stärkeren Verzahnung der beiden Bereiche zu kommen, indem Verträge mit Zusammenschlüssen von Krankenhäusern und niedergelassenen Ärzten abgeschlossen werden.

Die wirksamste Form der Integration zwischen ambulantem und stationärem Sektor aber auch innerhalb des stationären Sektors wären gemeinsame Budgets für eng umgrenzte Regionen, die groß genug sind, die notwendigen Angebote wirtschaftlich vorzuhalten, aber noch so klein, dass die Kommunikation der Leistungsanbieter über gemeinsame Fälle möglich ist. Das wäre eine sozialräumliche Definition von Region, die sich danach richtet, wo Gesundheitsförderung und Krankenversorgung stattfinden. Das ist für die ambulante Versorgung zu 80% ein Radius von 20 km um den Wohnort. (Vgl. Preuß, 2002: 45) Aus dem Budget würden auch Leistungen zu finanzieren sein, die außerhalb des Netzes oder der Region in Anspruch genommen werden. Das gemeinsame Budget muss einerseits für alle Beteiligten eine Transparenz der finanziellen Ströme herstellen und andererseits bei jeder veranlassten Leistung auch die ökonomischen Folgen im eigenen Budget spürbar werden lassen, damit für alle Beteiligten ein materielles Interesse an wirtschaftlichem Verhalten besteht. Die »Primary Care Trusts« in Großbritannien sind ein Beispiel, wo diese Integration versucht wird. (Vgl. Ham 1999, 151ff.) Nur ein Anreizsystem, was durchschaubar ist und mögliche Einsparungen gerecht verteilt, hat eine Chance, bei den Anbietern von Gesundheitsleitungen akzeptiert zu werden.

Die Rahmenbedingungen für eine sozialräumlich konzipierte Gesundheitsversorgung sind in Deutschland eher ungünstig, weil durch die gegliederte Krankenversicherung in der Regel keine Krankenkasse in der Region so stark vertre-

Integration für mehr Qualität und Wirtschaftlichkeit 157

ten ist, dass sie alleine Vertragspartner von Leistungsanbietern sein kann, sondern es wird immer Kooperationen innerhalb der Kassenarten oder kassenartenübergreifende Zusammenschlüsse geben müssen. Die Kassen sind aber untereinander Wettbewerber und es ist gerade wünschenswert, dass der Wettbewerb nicht nur über die Prämienhöhe stattfindet, sondern auch über die Qualität des Leistungsangebotes. Insofern ist die Bereitschaft zur Zusammenarbeit begrenzt, wenn sich eine einzelne Kasse durch neue Versorgungsmodelle einen Wettbewerbsvorteil erhofft.

Der zweite kritische Punkt für neue, integrierte Versorgungsstrukturen ist die Bereitschaft der Versicherten, sich in ein Versorgungsnetz einzuschreiben, denn Netze können nur funktionieren, wenn sich die Versicherten verpflichten, zumindest für ein Jahr auf die freie Arztwahl zu verzichten und nur Anbieter im Netz zu nutzen. Das gilt selbstverständlich nicht für Notfälle. Netze, die mit einer Einschränkung der freien Arztwahl verbunden sind, weil sie anders nicht funktionieren können, werden von den Versicherten akzeptiert, wenn sie erfahrbar eine bessere Qualität der Versorgung bieten. (Vgl. Andersen/Schwarze, 2002: 20ff.)

Aber auch Leistungen von Spezialisten außerhalb des eigenen Netzes müssen aus dem Netzbudget finanziert werden, weil sonst ein finanzieller Anreiz besteht, die Kosten auf andere Anbieter zu verlagern. Das finanzielle Risiko für die Netzanbieter könnte begrenzt werden, wenn besonders aufwendige Diagnosen und Therapien jenseits eines festgelegten Schwellenwertes gesondert finanziert würden. Der fehlende, kleinräumliche Bezug von Modellen der Integrationsversorgung dürfte auch ein Grund sein, dass nach den bisherigen Erfahrungen mit Modellen integrierter Versorgung im In- und Ausland die gesunden Versicherten zu einem Wechsel bereit sind. Wer aber krank ist und einen Arzt seines Vertrauens gewählt hat, ist weniger wechselbereit. 92% aller Patienten bleiben innerhalb von zwölf Monaten dem Hausarzt treu. (Vgl. Göldner, Salfeld, 2001: 229) Es gibt eine große Treue zum »eigenen« Arzt, sodass auch das »Doctor-Hopping« als Ursache von Kostensteigerungen, das man mit eingeschränkter Wahlfreiheit bekämpfen könne, von geringer Relevanz ist.

Es ist fraglich, ob die Teilnahme an Modellen der integrierten Versorgung dadurch gefördert werden kann, dass den Versicherten dafür ein Prämiennachlass gewährt wird. Solange zweifelhaft ist, ob die Integration tatsächlich Wirtschaftlichkeitsreserven erschließt, oder ob sie nicht in erster Linie ein Instrument der Qualitätsverbesserung ist, werden Kassen und Leistungsanbieter eher zurückhaltend sein, weil die geringeren Beitragseinnahmen sicher sind, die Ersparnisse aber eine Erwartung sind, die enttäuscht werden kann. Die Versicherten haben als Konsumenten auch eine andere Erfahrung: Normalerweise erhalten sie für höhere Preise auch ein höhere Qualität. Warum sollten sie sich bei der Entscheidung über Kassenleistungen anders verhalten? Das würde zu dem Schluss führen, dass Prämienreduktionen kontraproduktiv sind und dazu beitragen, dass eher die Gesunden und Jungen, die keine aktuellen Erfahrungen mit Gesundheitsleistungen haben, weil sie sie (noch) nicht benötigen, die Integrationsmodelle wählen, was der Risikoselektion weiteren Vorschub leisten würde. Das würde die Spirale der Beitragssteigerungen um eine weitere Runde für die Kassen erhöhen, die einen höheren Anteil schlechter Risiken haben, während die Kassen mit guten Risiken Beiträge senken könnten. Die Folge wäre entweder eine Aushöhlung der sozialen Funktion der Krankenversicherung, weil die hohen Risken unter sich bleiben und immer höhere Prämien zahlen müssen, oder eine Erweiterung des finanziellen Volumens im Risikostrukturausgleich.

Die Krankenkassen sollten nicht mit Prämiennachlass für die freiwillige Teilnahme an integrierten Versorgungsformen werben, sondern durch das Argument einer höheren Qualität des Angebotes. Die Versicherten müssen die Vorteile aus einer besseren Betreuung für sich erkennen können. Nur dann werden unterschiedliche Angebotsformen auch ein wichtiger Wettbewerbsparameter, um Versicherte zu gewinnen oder zu halten.

In Ballungsräumen mit hoher Versorgungsdichte und relativ kurzen Wegen zwischen Patienten und Leistungsanbietern relativiert sich auch der Nachteil aus der Zersplitterung der Kassen, in ländlichen Regionen ist es hingegen notwendig, dass eine möglichst große Zahl von Kassen und Anbietern kooperieren, um integrierte Versorgungsformen so auszugestalten, dass sie für die Versicherten eine attraktive Alternative zum bestehenden Angebot in der Krankenversorgung sind. Der Wettbewerb sollte über die Qualität der Leistung, nicht über den Preis in Form der Höhe der Krankenkassenbeiträge erfolgen. Angesichts der aktuellen Finanzierungsdefizite in der GKV, absehbarer Kostensteigerungen in der Zukunft aufgrund der veränderten Altersstruktur und der Kostensteigerungen durch medizinischen Fortschritt sowie der Finanzierung von Aufgaben, bei denen eine Unterversorgung vorliegt, ist es auch wenig überzeugend, die Beitragseinnahmen in der Gesetzlichen Krankenversicherung zu senken.

Diagnoseorientiertes Honorarsystem

Im stationären Sektor werden spätestens 2007 die laufenden Kosten der Krankenhäuser flächendeckend über diagnosebezogene Fallpauschalen abgerechnet werden. (§ 4 Krankenhausentgeltgesetz-KHEntgG) Das Ziel ist, eine leistungsgerechtere Bezahlung einzuführen, die nicht länger den falschen Anreiz setzt, über eine längere Verweildauer der Patienten die Krankenhauseinnahmen zu erhöhen. Durch die Pauschalierung der Entgelte entsteht ein wirtschaftlicher Anreiz, die Behandlungskosten zu senken, weil erzielte Überschüsse im Krankenhaus verbleiben. Bei aller Kritik an der Vorbereitung des neuen Abrechnungssystems und der Ausgestaltung im Detail, ist das Prinzip der neuen Finanzierung weitgehend unbestritten. Vergleichbar zum stationären Sektor werden im ambulanten Sektor durch das System der Einzelleistungsvergütung falsche Anreize gesetzt. Eine Ausdehnung der Leistungen wird belohnt, auch wenn die größere Menge medizinisch nicht indiziert ist oder an anderer Stelle besser oder billiger erbracht werden könnte. Um diese Fehlsteuerung zu begrenzen, hat der Gesetzgeber zu dem sehr ungezielt wirkenden Mittel der Deckelung des ambulanten Budgets gegriffen. Die Einzelleistungsvergütung in der Verbindung mit gedeckelten Budgets ist eine Einladung, die teuren Fälle in andere Sektoren oder innerhalb des ambulanten Sektors zu Kollegen zu verschieben. Eine medizinisch begründete Arbeitsteilung wird zwar nicht verhindert, aber zumindest durch Fehlanreize behindert.

Deshalb sollte auch im ambulanten Sektor ein Entgeltsystem eingeführt werden, das diagnose- und therapiebezogene Fallpauschalen zur Grundlage hat und damit einerseits keinen Anreiz enthält, mit größerem Aufwand zu behandeln, als medizinisch notwendig (Abbau von Überversorgung), aber andererseits auch den Aufwand der niedergelassenen Hausärzte, Spezialärzte oder anderer Heilberufe in einem arbeitsteiligen, aber integrierten Versorgungsprozess angemessen bezahlt. Im ambulanten Sektor ist es noch schwieriger als im stationären, diagnosebezogene Gruppen zu bilden, die aus der Sicht des Mediziners sinnvoll sind, aber auch ökonomisch homogen, also einen vergleichbaren Ressourcenaufwand bei der Diagnose und Therapie abbilden, weil insbesondere in der hausärztlichen Praxis viele Befunde zunächst unspezifisch sind und häufig keine somatische Ursache haben. Deshalb kann es sinnvoll sein, für die primärärztliche Versorgung morbiditätsorientierte Kopfpauschalen vorzusehen, was voraussetzt, dass sich die Versicherten für eine mittlere Frist an einen Hausarzt oder ein Ärztenetz binden müssen. Der ab 2007 geplante morbiditätsorientierte Risikostrukturausgleich macht es eh notwendig, die Versicherten nach ihrem Krankheitsrisiko zu bewerten. Bei allen inhaltlichen Problemen, die mit der Entwicklung von Diagnosegruppen für den ambulanten Bereich verbunden sind, sie sind eine brauchbare Grundlage für Abrechnungszwecke.

Der Hausarzt ist in einem neu konzipierten Versorgungssystem die erste Anlaufstelle, der das weitere Behandlungsgeschehen, sei es im medizinischen Sektor oder in der ambulanten und stationären Pflege, koordiniert und dokumentiert, für diese Leistung aber auch angemessen zu bezahlen ist. Eine gute Dokumentation ist die Grundlage einer besseren Evaluation der sektorenübergreifenden Behandlungsqualität, sei es durch Selbstbewertung, Qualitätszirkel mit Kollegen oder externe Qualitätssicherung. (Vgl. H. Rolfes/E. Rolfes 2001, 343ff.) Eine besondere Aufgabe fällt den kooperierenden Ärzten dabei zu, Behandlungsleitlinien auf der Basis medizinischer Evidenz überhaupt erst zu entwickeln, oder die aus dem klinischen Bereich kommenden Standards den Erfordernissen der niedergelassenen Ärzte anzupassen. (Vgl. SVRKAiG, 2000, Bd. II: 312ff.) Damit ist der Arzt in der Einzelpraxis überfordert, aber Qualitätssicherung setzt

Verständigung über Standards voraus. Im Hinblick auf die finanzielle Anreizfunktion ist entscheidend, dass nicht zusätzliche Leistungen ausgelöst werden müssen, um ein Entgelt zu erzielen bzw. ein zum Spezialisten überwiesener Patient die gesamte Bezahlung »mitnimmt«. In Leitlinien ist auch zu regeln, bei welcher Indikation ein Patient an einen Spezialisten oder in das Krankenhaus zu überweisen ist, bzw. in welchem Verfahren bei besonders aufwendigen Diagnosen und Therapien eine Zweitmeinung einzuholen ist.

Für ein neues Finanzierungsmodell gibt es im Ausland Vorbilder, etwa in den USA, England oder auch der Schweiz, die eine längere Erfahrung mit einer Vielfalt von integrierten Versorgungsmodellen haben. Aber auch in Deutschland kann man ein Modell studieren, das unter dem finanziellen Druck der gedeckelten Budgets im Bereich der Laborleistungen entstanden ist. Die niedergelassenen Ärzte waren nicht länger bereit, die Mengenexpansion in der Labormedizin aus ihren begrenzten Budgets zu finanzieren und haben eine fallbezogene Grundvergütung eingeführt, ohne dass zusätzliche »technische« Leistungen das Entgelt vergrößern. Die Entgelte sind bundesweit auf der Basis betriebswirtschaftlicher Kosten kalkuliert worden. Das ist in der Labormedizin im Vergleich zur ambulanten Praxis eines Hausarztes einfacher, aber das Prinzip kann Vorbild sein. So könnte man nach einer hausärztlichen Grundversorgung und Basisleistungskomplexen pro Patient und Quartal abrechnen und zwischen akuten, chronischen und psychosozialen Fällen differenzieren, aber es wäre der Anreiz zur Mengenausdehnung genommen und der »Hamsterradeffekt« wäre vermieden. Einzelleistungsvergütung kann dann noch einen Sinn machen, wenn z.B. bei der spezialärztlichen Versorgung in definierten Bereichen eine Mengenbeeinflussung durch den behandelnden Arzt nicht möglich ist. (Vgl. Göldner, Salfeld 2001, 224ff.)

Fallpauschalen haben im Vergleich zur Einzelleistungsvergütung den Vorteil, dass eine Überbehandlung vermieden wird, also nicht mehr geleistet wird, als medizinisch notwendig ist. Es gibt aber zwei Folgeprobleme, die gelöst werden müssen:
- Es muss durch ein Verfahren gesichert werden, dass nicht über eine Erhöhung der Fallzahlen der gleiche Effekt wie bei der Einzelleistungsvergütung auftritt.
- Es muss sichergestellt werden, dass höhere Fallzahlen aufgrund einer veränderten Morbidität der Bevölkerung zu einem höheren Entgelt führen, um das Prinzip der leistungsgerechten Finanzierung zu erfüllen.

Budgetdeckelungen sind eine Konsequenz des vom Gesetzgeber vorgegebenen Ziels, die Beiträge zur stabilisieren. Die daraus resultierende Konsequenz einer sinkenden Vergütung, wenn das Leistungsvolumen steigt, kann nur eine temporäre Notlösung sein, um die Fehler schlecht regulierter Systeme auszugleichen. Damit wird auf Dauer der im SGB V angelegte Konflikt nicht gelöst, eine bedarfsgerechte Versorgung zu sichern und gleichzeitig die Beiträge stabil zu halten. Das Kunststück würde nur gelingen, wenn die erschließbaren Wirtschaftlichkeitsreserven im Versorgungssystem dem zusätzlichen Finanzierungsbedarf entsprechen würden, was niemand belegen kann. Auch der Sachverständigenrat geht vorsichtigerweise davon aus, dass für Über- und Fehlversorgung verschwendete Ressourcen für Bereiche der Unterversorgung benötigt werden. (SVRKAiG, 2001, Bd. II, S. 43f.)

Bei Fallpauschalen besteht neben dem gewünschten Effekt, dass nach der kostengünstigsten Diagnose und Therapie gesucht wird, um das Behandlungsziel zu erreichen, auch ein unerwünschter finanzieller Anreiz, nämlich dem Patienten weniger als das medizinisch Notwendige zukommen zu lassen und so durch geringere Kosten das eigene Einkommen oder die freie Zeit zu erhöhen. Eine Finanzierung über Fallpauschalen erfordert eine strikte Qualitätssicherung, die auch extern kontrolliert werden muss. In den Verträgen zwischen den Leistungsanbietern und den Krankenkassen können dazu Vereinbarungen getroffen werden und die Transparenz und Qualität der Verfahren zur Qualitätssicherung wird dann auch ein Element des Wettbewerbs sein. Die diagnosebezogenen Fallpauschalen können mit Zu- und Abschlägen versehen werden, um die Einhhaltung vereinbarter Standards zu belohnen oder Verstöße zu sanktionieren.

Der kritische Punkt ist das Verfahren, wie man zu Behandlungsleitlinien und Qualitätsstandards kommt. Alle Erfahrungen mit Qualitätssicherung zeigen, dass sie als Regelkreis organisiert werden muss, der von den Beteiligten getragen wird und der in Abhängigkeit vom medizinischen Wissen auch ständig angepasst werden muss. Deutschland hinkt hinter der internationalen Entwicklung her. Das Gesetz verpflichtet die Leistungsanbieter zu Qualitätssicherung und hat die Anforderungen mit dem Gesundheitsreformgesetz 2000 noch einmal verschärft. Die Durchführung obliegt der Selbstverwaltung, die damit bisher keine Ruhmesgeschichte geschrieben hat. Auf dem Verordnungswege sind absehbar keine besseren Ergebnisse zu erzielen, weil die Komplexität krankheitsbezogener Leitlinien das staatliche Steuerungspotenzial überfordert.

Aber im Sinne von mehr Transparenz für Patienten, Leistungsanbietern, Krankenkassen und den Aufsichtsbehörden in den Ländern wäre ein wissenschaftliches Institut sinnvoll, das Mindestanforderungen für Behandlungsleitlinien und Qualitätssicherung formuliert und publiziert. Zertifizierungsverfahren, die eine Alternative wären, um den Versicherten eine Entscheidung zu erleichtern, sind teuer und darauf angewiesen, dass eine zentrale Institution die Prüfkriterien definiert, um eine Vergleichbarkeit zu gewährleisten. Je erfolgreicher die Selbstverwaltung in diesem Bereich arbeitet, desto überflüssiger ist möglicherweise eine gesonderte Institution. Die von den Sozialpartnern getragene Entwicklung einer Qualitätssicherung im Krankenhaus ist dazu ein wichtiger Ansatz, der aber im ambualnten Sektor bisher keine Nachahmer gefunden hat. (Vgl. Stobrawa 2001, 440ff.)

Ein reformiertes Finanzierungssystem und die Verlagerung des Sicherstellungsauftages für die ambulante und stationäre Versorgung an die Krankenkassen ändert auch die Aufgaben der Länder und der Kassenärztlichen Vereinigungen. Letztere würden ihr durch den öffentlich-rechtlichen Status eingeräumtes Verhandlungsmonopol verlieren und die Ärzte wären nicht länger Zwangsmitglieder. Die Kassenärztlichen Vereinigungen könnten sich aber als Dienstleister für die niedergelassenen Ärzte im Bereich der Qualitätssicherung und Beratung profilieren. Sie könnten vor allem ihre große Erfahrung als Abrechnungsstelle anbieten, denn der Schwachpunkt von integrierten Versorgungssystemen unter den deutschen Rahmenbedingungen besteht in einer Angebotsstruktur, die duch niedergelassene Ärzte in Einzelpraxen und eine Vielzahl von Krankenkassen geprägt ist. Wenn die Transaktionskosten durch dezentrale Verhandlungen, Abschluss von Verträgen und Abwicklung der Zahlungen begrenzt werden sollen, sind integrierende Institutionen sinnvoll. Aber sie sollen Vertragspartner und Dienstleister sein und nicht durch Gesetz legitimierte Monopolisten.

Der Bund führt die Rechtsaufsicht über die bundesweit organisierten Ersatzkassen der Arbeiter und Angestellten, die Länder haben die Aufsicht über die regionalen Kassen. Der Bundesgesetzgeber hat Verantwortung an die Selbstverwaltung der Ärzte und Krankenkassen in vielen Bereichen delegiert, so im Leistungsrecht oder bei der Sicherstellung der ambulanten Versorgung an Krankenkassen und Kassenärztliche Vereinigungen. Delegiertes Recht kann man zurückholen und neu verteilen, aber der Gesetzgeber kann sich nicht aus dem Sozialstaatsgebot des Grundgesetzes zurückziehen, die Versorgung im Krankheitsfall sicherzustellen. Deshalb muss aus einer Verlagerung des Sicherstellungsauftrages an die Krankenkassen für die ambulante Versorgung – möglicherweise im Zusammenhang mit der Einführung der monistischen Finanzierung der Krankenhausinvestitionen auch für die stationäre Versorgung – ein neues Instrument der Aufsicht entwickelt werden, ob die Krankenkassen die vom Gesetzgeber delegierten Aufgaben erfüllen. Das kann keine Detailsteuerung oder -kontrolle sein, die auf die zweckgerechte und gesetzeskonforme Verwendung der eingesetzten Mittel ausgerichtet ist, sondern Bund und Länder müssen in ihren Zuständigkeitsbereichen gesundheitspolitische Ziele formulieren und danach kontrollieren, ob sie von den gesundheitspolitischen Akteuren erreicht werden. Es wird dabei in erster Linie darauf ankommen, ob Versorgungsstandards eingehalten werden und Verfahren der Qualitätssicherung zur Anwendung kommen. Auch dazu sind Empfehlungen eines unabhängigen Institutes hilfreich, um eine vergleichbare Anwendung in allen Ländern zu unterstützen, ohne die Vorteile eines Wettbewerbs um die besten Lösungen zu verhindern.

Fazit

Integrierte Versorgungsformen werden durch das bestehende Sozialgesetzbuch ermöglicht, aber die Vetoposition der Kassenärztlichen Vereinigungen und das Honorierungssystem haben verhindert, dass Versorgungsmodelle eine größere Verbreitung gefunden haben. In Deutschland liegen noch keine Ergebnisse vor, die empirisch begründete Aussagen über Wirtschaftlichkeitsreserven erlauben. Auch die Erfahrungen in anderen Ländern wie USA oder Schweiz, die schon länger integrierte Versorgungsangebote kennen, geben keinen Anlass zu Euphorie bei den möglichen Ersparnissen, bestätigen aber Vorteile bei der Qualitätssicherung. Der Erfolg von Integrationsmodellen hängt seitens der Versicherten davon ab, dass sie Qualitätsvorteile gegenüber der traditionellen Versorgungsform erkennen können. Nur dann ist damit zu rechnen, dass sie auf das Recht der freien Arztwahl wenigstens temporär verzichten. Für Leistungsanbieter und Krankenkassen sind integrierte Angebote, die zunächst einmal zusätzliche Kosten verursachen, nur interessant, wenn die finanziellen Vorteile transparent sind und Wirtschaftlichkeitsgewinne durch das Honorarsystem angereizt und leistungsgerecht verteilt werden. Integrierte Versorgungsformen werden sich leichter herausbilden, wenn die Kassen von der Pflicht zum gemeinsamen und einheitlichen Handeln in diesem Bereich entbunden werden und selektive Verträge abschließen können. Eine notwendige Konsequenz ist, dass den Kassen der Sicherstellungsauftrag für die ambulante Versorgung übertragen wird. Der Staat, der die Aufsicht über die Krankenkassen führt, muss gesundheitspolitische Ziele formulieren und in diesem Rahmen kontrollieren, ob die Kassen ihre Pflichten erfüllen.

Literatur

Amelung, Volker; Schumacher, Harald (1999), Managed Care, Neue Wege im Gesundheitsmanagement, Wiesbaden

Andersen, Hanfried H., Schwarze, Johannes (2002), Zur Akzeptanz integrierter Versorgungsmodelle, in: Preuß/Räbiger/Sommer (2002)

Arnold, Michael; Lauterbach, Karl W., Preuß, Klaus-Jürgen, Hrsg. (1997), Managed Care, Ursachen, Prinzipien, Formen und Effekte, Stuttgart

Baur, Axel; Böcker, Klaus (2001), Integrierte Versorgung in Deutschland,: potemkinsches Dorf oder Zukunft des Gesundheitswesens?, in: Salfeld/Wettke (2001)

Baur, Rita; Stock, Johannes (2002), Neue Formen der Krankenversicherung in der Schweiz – zur Evaluation der ersten HMOs in Europa, in: Preuß/Räbiger/Sommer (2002)

Dienst für Gesellschaftspolitik (2002), Dokumentation: Entwicklung des durchschnittlichen allgemeinen Beitragssatzes in der GKV, in: dfg, 11/02 (14. März 2002)

Friedrich-Ebert-Stiftung (2002), Reform für die Zukunft, Eckpunkte einer neuen Gesundheitspolitik, http://festportal.fes.de/pls/portal30/docs/FOLDER/Presse/PUB.../GESUNDHEIT.HTM (22.4.02)

Glaeske, Gerd (2002), Integrierte Versorgung in Deutschland – Rahmenbedingungen für mehr Effektivität und Effizienz?, in: Preuß/Räbiger/Sommer (2002)

Göldner, Finn; Salfeld, Rainer (2001), Zentrale Schaltstellen im deutschen Gesundheitssystem – aktuelle Aufgaben der kassenärztlichen Vereinigungen, in: Salfeld, Wettke (2001)

Hajen, Leonhard; Paetow, Holger; Schumacher, Harald (2000), Gesundheitsökonomie, Stuttgart

Ham, Christopher (1999), Health Policy in Britain, The Politics and Organisation for the National Health Service, 4th Ed., Houndmills et al., New York

Kühn, Hagen (2000), Beitragssatzsteigerungen in der gesetzlichen Krankenversicherung durch die Erosion der Einnahmeseite – Anmerkungen zu einer verfehlten Widerlegung, in: Jahrbuch für Kritische Medizin, Bd. 33, Hamburg

Lauterbach, Karl W.; Schrappe, Matthias, Hrsg. (2001), Gesundheitsökonomie, Qualitätsmanagement und Evidence-based Medicine, Stuttgart

Lauterbach, Karl; Lüngen, Markus (2000), Welchen Krankenhäusern nutzen die DRGs, in: f+w, 6/2000

Preuß, Klaus-Jürgen (2002), Die Perspektive der Kostenträger (GKV und PKV) bei der praktischen Anwendung von Benchmarking, Evaluation und Zertifizierung, in: Preuß/Räbiger/Sommer (2002)

Preuß, Klaus-Jürgen; Räbiger, Jutta; Sommer, Jürg H. (2002), Managed Care, Evaluation und Performance-Measurement integrierter Versorgungsmodelle, Stuttgart

Rolfes, Hermann; Rolfes, Elisabeth (2001), Qualitätsmanagement in der ambulanten Versorgung und in Praxisnetzen, in: Lauterbach/Schrappe (2001)

Sachverständigenrat für die Konzertierte Aktion im Gesundheitswesen (SVRKAiG) (2000/2001), Gutachten 2000/2001: Bedarfsgerechtigkeit und Wirtschaftlichkeit, Bände I-III, Drucksachen des Bundesrates 266/01, 267/01 und 672/01

Salfeld, Rainer; Wettke, Jürgen; Hrsg. (2001), Die Zukunft des deutschen Gesundheitswesens, Berlin, Heidelberg, New York

Stillfried, Graf von, Dominique (1997), Managed-Care-Elemente in der Entwicklung der gesetzlichen Krankenversicherung, in: Arnold/Lauterbach/Preuß (1997)

Stobrawa, Franz (2001), KTQ® – ein umfassendes Qualitätsmanagement und Zertifizierungskonzept für deutsche Krankenhäuser, in: Lauterbach/Schrappe (2001)

Weber, Andreas, HMOs und Hausarztmodelle, update 2000, Lehrgang Gesundheitswesen in der Schweiz, http://www.medpoint.ch/lehrgangGW/lehrg._permanent_constant.html (18.04. 02)

World Health Organisation (2000), The World Health Report 2000: Health Systems: Improving Performance, Geneva

Holger Paetow
Ist der Arzneimittelmarkt austherapiert?

Schaut man sich heute, mehr als zehn Jahre nach Erscheinen, die Ausführungen der Enquête-Kommission »Strukturreform der gesetzlichen Krankenversicherung« zum Arzneimittelmarkt an (Enquête-Kommission 1990) und vergleicht sie mit den entsprechenden Passagen im kürzlich erschienenen Gutachten des Sachverständigenrates für die Konzertierte Aktion im Gesundheitswesen (SVR-KAiG 2001b) oder mit dem Arzneiverordnungs-Report 2001 (Schwabe/Paffrath 2001), so scheint die Zeit stehen geblieben zu sein. Es werden annähernd die gleichen Probleme beklagt, dieselben Ursachen benannt und z.T. auch vergleichbare Therapien vorgeschlagen.

Dabei sind in den letzten zehn Jahren eine ganze Reihe neuer Regulierungsinstrumente erprobt worden, darunter einige, wie z.B. die Festbetragsregelung oder die staatlich verordnete Preisabsenkung, die geradezu aus der Folterkammer sozialistischer Planwirtschaft zu stammen scheinen und paradoxerweise ausgerechnet von einer konservativ-liberalen Regierung eingeführt wurden. Aber viele dieser Ansätze sind letztlich ohne Durchschlagskraft geblieben, sei es, weil sie wieder zurückgenommen werden mussten, weil sie aufgeweicht und unterlaufen werden konnten, oder sei es, weil sie gar nicht erst umgesetzt worden sind.

Eklatantestes Beispiel solcher erfolglosen Steuerungsversuche ist die Arzneimittel-Budget-Regelung von 1993, die zunächst höchst wirksam die Arzneimittelausgaben dämpfte, dann aber sukzessive von den Marktbeteiligten ausgehöhlt wurde, um schließlich 2001 ganz gestrichen zu werden – mit der Folge sprunghafter Ausgabenzuwächse für Medikamente. Dabei war die Regelung ursprünglich lediglich als Druckmittel gedacht, um Kassen und Ärzteschaft zur Umsetzung eines ganz anderen Regulierungsinstruments, der Richtgrößen für das Volumen verordneter Arzneimittel, zu zwingen. Doch auch die sind bis heute faktisch nicht Kraft.

Steuerungsdefizite auf dem Arzneimittelmarkt

Die Steuerungsdefizite auf dem Arzneimittelmarkt zeigen sich an drei Symptomgruppen, dem Ausgaben-/Preisproblem, dem Mengenproblem und dem Qualitätsproblem. Die Arzneimittelumsätze stiegen auch nach Einführung einschneidender kostendämpfender Regulierungen beständig und haben gerade in den letzten achtzehn Monaten, d.h. nach Aufhebung der Arzneimittelbudgetregelung, genauer: nach Ankündigung der bevorstehenden Aufhebung durch die neue Gesundheitsministerin Schmidt bei ihrem Amtsantritt einen Ausgabenschub um ca. 10% p.a. zu verzeichnen gehabt. (Siehe Abbildung 1)

Das Preisproblem

Auf den ersten Blick scheint dieser Ausgabenanstieg jedenfalls nicht auf die Preisentwicklung zurückzuführen zu sein. Seit Jahren betont die Pharmaindustrie mit Recht, dass deren Preissteigerungsraten deutlich unter denen der allgemeinen Lebenshaltung liegen und dass sich Deutschland im europäischen Vergleich von einem Hochpreisland noch Anfang der 1990er Jahre zu einem Land mit einem mittleren Preisniveau entwickelt hat. Allerdings zeigen sich in erheblichem Maße verdeckte Preiserhöhungen in der so genannten Strukturkomponente. Dahinter verbirgt sich im Wesentlichen das Umschichten von preiswerte-

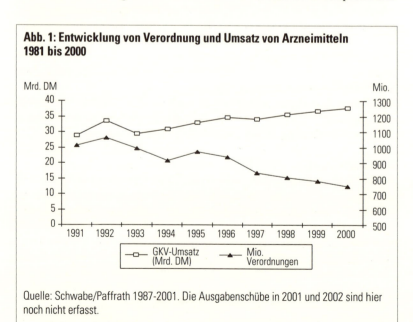

Abb. 1: Entwicklung von Verordnung und Umsatz von Arzneimitteln 1981 bis 2000

Quelle: Schwabe/Paffrath 1987-2001. Die Ausgabenschübe in 2001 und 2002 sind hier noch nicht erfasst.

Ist der Arzneimittelmarkt austherapiert?

ren älteren zu teureren neueren Arzneimitteln, ohne dass damit therapeutischer Fortschritt verbunden sein muss, vielmehr oftmals rein marketingbedingt, d.h. zur Verlängerung des Patentschutzes von Arzneimitteln, zur Verdrängung von Nachahmerpräparaten (Generika) oder auch direkt als Form der Preiserhöhung. Hinter dem im Durchschnitt relativ konstanten Preisniveau verbergen sich ferner zwei gegenläufige Bewegungen:

- der zunehmende Verordnungsanteil von preiswerten Nachahmer-Medikamenten, als Folge des Patentablaufs bei Standard-Arzneimitteln für Indikationen hoher Prävalenz und des Drucks in Richtung wirtschaftlicherer Verordnungsweise durch die Festbetragsregelung und das Arzneimittelbudget (s.u.);
- überproportionale Preisniveausteigerung bei innovativen Medikamenten, für die weder Wettbewerber vorhanden sind, noch die Festbetragsregelung gilt.

Während der Preisindex in dem hauptsächlich durch Generika-Umsätze geprägten Festbetragsmarkt von 1989 bis 2000 um 30% sank, stieg er im festbetragsfreien, d.h. durch (innovative) Originalpräparate geprägten Marktsegment um gut 20% (SVRKAiG 2001b: 27).

Unabhängig von der moderaten Preisentwicklung muss das Preisniveau als nach wie vor zu hoch betrachtet werden. Die meisten Arzneimittel werden in Ländern mit niedrigerem Einkommensniveau deutlich preiswerter angeboten, sodass sich Reimporte lohnen. Wettbewerbsrechtliche Preiskontrollverfahren haben z.T. exorbitante Preis-Kosten-Spannen zutage gefördert. Wenigstens einige der nach Patentablauf neu in den Markt drängenden Generika-Anbieter fordern nur einen Bruchteil des Preises für ein identisches Produkt. Zwar werden die hohen Preis-Kosten-Margen bei »innovativen« Arzneimitteln meist mit den hohen notwendigen Forschungskosten begründet. Eine genauere Analyse zeigt jedoch, dass die forschenden Arzneimittelhersteller deutlich mehr Geld für Marketing als für Forschung ausgeben und dass auch die Forschung selbst oft mehr der Sicherung von Marktpositionen als dem medizinischen Fortschritt dient (Hajen/Paetow/Schumacher 2000).

Das Mengenproblem

Bereits 1990 wies die Enquête-Kommission darauf hin, dass pro Jahr ca. 730 Millionen Arzneimittelpackungen (21,5 Milliarden Tagesbedarfe) konsumiert werden, also genug für die Dauertherapie eines jeden GKV-Versicherten mit einem Medikament. Ältere multimorbide PatientInnen werden in Einzelfällen mit bis zu 20 Medikamenten gleichzeitig behandelt. Dies wird von vielen Medizinern für bedenklich angesehen, gerade weil sich in diesen Arzneimitteln zahlreiche, vor allem für eine Dauertherapie gefährliche Mittel befinden (Psychopharmaka, Schlafmittel, Abführmittel) (Enquête-Kommission 1990, 241ff.). Andere Länder wie Griechenland und Großbritannien kommen mit deutlich weniger Arzneimitteln aus, und die Lebenserwartung ist dort nicht geringer. Höher ist im europäischen Vergleich der Medikamentenkonsum lediglich in Frankreich. Seither sind die Verordnungsmengen, gemessen in Tagesdosen, nicht wesentlich zurückgegangen.

Das Qualitätsproblem

Das gravierendste Steuerungsdefizit auf dem Arzneimittelmarkt ist das Qualitätsproblem: Zum einen lässt die pharmakologische Kompetenz der ÄrztInnen zu wünschen übrig. Pharmakologie hat in der ärztlichen Aus- und Fortbildung einen geringen Stellenwert und wird in der Weiterbildung entscheidend von den Marketingstrategien der Hersteller geprägt. Angesichts der über 50.000 auf dem Markt befindlichen Arzneimittelspezialitäten, der geringen Markttransparenz, des raschen Wechsels des Marktangebots, des geringen Feedbacks bei ambulanter Behandlung und der vielen unspezifischen Symptomatiken, mit denen PatientInnen häufig die ÄrztIn aufsuchen, dürfte eine rationale Pharmakotherapie eher die Ausnahme als die Regel sein (Enquête-Kommission 1990: 241).

Hinzu kommt, dass ein erheblicher Anteil der verfügbaren und auch verordneten Arzneimittel von zweifelhafter Qualität sind. So beträgt der Verordnungsanteil von Medikamenten, deren Nutzen nicht oder nicht in ausreichendem Maße nachgewiesen ist, über 40% (1998), wenn auch mit rückläufiger Tendenz (Schröder/Selke 1999, 668). Besonders problematisch sind Arzneimittelkombinationen mit unüberschaubar vielen Bestandteilen, darunter auch ein großer Teil der Naturheilmittel. Mehr als die Hälfte der auf dem Markt befindlichen Fertigarzneimittel ist vor Inkrafttreten des Wirksamkeitsnachweises nach dem Arzneimittelgesetz in den Markt eingeführt worden und hat daher kein Zulassungsverfahren durchlaufen, in dem ihre Wirksamkeit und Unbedenklichkeit nachgewiesen werden muss. Ein großer Teil davon kann diesen Nachweis auch nachträglich nicht erbringen, darf aber gleichwohl bis 2004 »abverkauft« werden. Auch neuere Studien bestätigen den hohen Anteil nicht rational begründbarer Verordnungen und dies nicht nur in Folge von Patientenwünschen (BMG 2000 mit weiteren Quellennachweisen). (Siehe Abbildung 2)

Insgesamt bestehen in der Arzneimittelversorgung erhebliche Wirtschaftlichkeitsreserven. Allein durch
- Umstellung von Originalpräparaten auf preisgünstigere Generika (gleichwertige Nachahmerpräparate),
- Substitution von teuren Analogpräparaten, also neuen, in der Regel teureren Arzneimitteln, für die es eine preiswerte chemisch nahe verwandte Alternative gibt, und durch
- Verzicht auf so genannte umstrittene Arzneimittel, deren Wirksamkeit gering oder nicht nachgewiesen ist,

ergibt sich auf der Basis der Umsätze von 2000 nach Berechnungen des Arzneiverordnungs-Reports für die GKV ein Einsparpotenzial von über 8 Mrd. DM

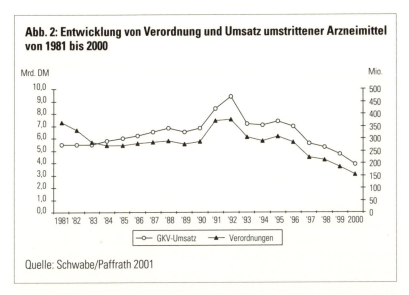

Abb. 2: Entwicklung von Verordnung und Umsatz umstrittener Arzneimittel von 1981 bis 2000

Quelle: Schwabe/Paffrath 2001

(Schwabe/Paffrath 2001, ref. n. SVRKAiG 2001: 23). Bestätigt wird dies durch die deutlichen Unterschiede bei den Arzneimittelausgaben in verschiedenen Regionen, für die epidemiologische Gründe nicht ersichtlich sind (Schröder/ Nink 2002).

Die Vielzahl der für den Arzneimittelsektor geltenden oder mittlerweile wieder aufgehobenen Marktregulierungen kann in diesem Rahmen nicht diskutiert werden. Vielmehr sollen vor allem diejenigen etwas genauer betrachtet werden, die derzeit im Mittelpunkt der Diskussion stehen, darunter das als Ersatz für das Arzneimittelbudget gedachte Arzneimittel-Ausgaben-Begrenzungsgesetz, die Positivliste und die Restrukturierung der Arzneimittel-Vertriebswege.

Arzneimittelbudget und Arzneimittel-Ausgaben-Begrenzungsgesetz

Die mit dem Gesundheitsstrukturgesetz von 1993 eingeführte Arzneimittelbudget-Regelung sah eine Begrenzung des Volumens der Arzneimittelausgaben vor, wobei für eine eventuelle Überschreitung des Budgets die Ärzteschaft mit ihrem Honorarvolumen teilweise zu haften hatte. Die Regelung war anfangs außerordentlich erfolgreich. Das Arzneimittelbudget wurde anfangs sogar deutlich unterschritten, ohne dass irgendwelche medizinischen Nachteile erkennbar wurden (Schwabe/Paffrath 1994). Insbesondere umstrittene Arzneimittel wurden eingespart, sodass die Ärzteschaft ihre Fähigkeit zu einer rationaleren Verordnungsweise durchaus unter Beweis gestellt hat.

Der Budgetregelung blieb jedoch eine nachhaltige Wirkung versagt, nicht zuletzt, weil die Pharmareferenten die ÄrztInnen zur verstärkten Verordnung teurer so genannter innovativer Medikamente überredeten, da die Kassenärztlichen Vereinigungen heftig gegen diese Regelung polemisierten – wohl auch, um mit dem Arzneimittelbudget Budgetregelungen überhaupt, also auch die Budgetierung des ärztlichen Honorars zu desavouieren. Da darüber hinaus rechtlich mögliche Vereinbarungen über eine verursachergerechte Zuordnung von potenziellen Budgetüberschreitungen nicht zustande kamen und da die wachsende Konkurrenz unter den ÄrztInnen auch über die Verschreibungsfreudigkeit ausgetragen wurde, stiegen die Verordnungsvolumina sukzessive wieder an, sodass 1999 das Budget in einzelnen Regionen und 2000 bundesweit überschritten wurde.

Ob es im Zusammenhang mit der Arzneimittel-Budgetregelung zu echten Rationierungen gekommen ist, also zu Verordnungsverweigerungen, die allein durch die drohende oder bereits erfolgte Ausschöpfung der Budgets notwendig wurden, ist strittig. Dafür sprechen die geringeren Verordnungszahlen bestimmter innovativer, teurer Medikamente im Vergleich zu privaten Krankenversicherungen und Versichertenbefragungen, denen zufolge vielen PatientInnen Arzneimittel-Verordnungen mit dem Hinweis auf die Budgets verweigert worden waren (Braun 2000, ref. n. SVRKAiG 2001). Dagegen sprechen die nicht morbiditätsbedingten regionalen Verordnungsunterschiede (Schröder/Nink 2002), die zum Nebeneinander von Budgetunter- und überschreitungen in den Jahren 1999 und 2000 geführt haben, ferner die an sich nicht sonderlich restriktive Budgetfortschreibung und die sinkende Disziplin der ÄrztInnen bei der Generikaverordnung. Die von der Pharmaindustrie in den Vordergrund gestellten innovativen Arzneimittel haben sich keineswegs immer als medizinisch überlegen oder auch nur gleichwertig erwiesen und hätten bei konsequentem Verzicht auf umstrittene Präparate ohne Schwierigkeiten aus Budgetmitteln finanziert werden können. So drängt sich der Verdacht auf, die ÄrztInnen hätten bei den PatientInnen bewusst die Illusion einer Rationierung erzeugt, um sie für den Kampf gegen die Budgetregelung zu instrumentalisieren.

Was dann geschah, ist allerdings ein Stück aus dem Tollhaus: Erst (2000) fielen die vom Gesetz vorgesehenen finanziellen Sanktionen für die Budgetüberschreitungen einer Amnestie durch die Ministerin Fischer zum Opfer, dann (2001) wurde die gesamte Regelung durch die Ministerin Schmidt gestrichen, und schließlich ging eine schon beschlossene Ersatzmaßnahme, eine gesetzlich verordnete Preisabsenkung, in einem für deutsche Verhältnisse ungewöhnlich offenen politischen Kuhhandel unter: Sie wurde der Ministerin gegen Zahlung eines »Solidarbeitrages« von 400 Mio. DM regelrecht abgekauft. Erneut hat sich gezeigt, dass im Gesundheitswesen gesetzliche Vorschriften oft nicht mehr als freundliche Handlungsempfehlungen sind, die so lange auf dem Papier ste-

Ist der Arzneimittelmarkt austherapiert?

hen bleiben dürfen, wie die Betroffenen nichts dagegen haben. Der Rest ist bekannt: Allein die Ankündigung der Aufhebung der Budgetregelung hat die Arzneimittelkosten explodieren lassen. Schätzungsweise allein der Arzneimittelsektor hat mit ca. 1,3 bis 1,5 Mrd. Euro zum Defizit der GKV in 2001 beigetragen.

Das Ende 2001 als Ersatz für das Arzneimittelbudget beschlossene Arzneimittel-Ausgaben-Begrenzungsgesetz (AABG) hat den Arzneikostenanstieg bislang nicht dämpfen können. Den Kern dieses Sparpakets bildet die aut-idem-Regelung, nach der Arzneimittel, für die Generika verfügbar sind, von den ÄrztInnen nur mit dem Wirkstoffnamen verordnet werden und die ApothekerInnen verpflichtet sind, ein Markenpräparat aus dem unteren Preisdrittel der vorhandenen Angebote auszuwählen, vorausgesetzt, die verordnende ÄrztIn hat eine solche Substitution nicht im Einzelfall ausdrücklich untersagt. Es ist fraglich, in welchem Umfang die Regelung wirklich umgesetzt wird.

■ Die Ärzteschaft muss eine Kompetenzverlagerung zugunsten der ApothekerInnen befürchten, ohne haftungsrechtlich aus dem Schneider zu sein, und macht daher bislang von der aut-idem-Verordnung nur spärlich Gebrauch. Die angeblich drohende Verunsicherung der PatientInnen und die befürchtete Versorgung mit Arzneimitteln wechselnder Marken sind schon deswegen völlig aus der Luft gegriffen, weil sich die ApothekerInnen schon aus Logistikgründen auf jeweils ein oder wenige geeignete Substitute konzentrieren werden.

■ Für die ApothekerInnen bestehen keine finanziellen Anreize, das jeweils billigste Präparat abzugeben, weil ihr eigenes Einkommen mit der Höhe der Preise der verkauften Medikamente steigt und sie nur ungern ihren Kundenstamm mit einer Billigstversorgung verärgern wollen.

■ Die Pharmaindustrie hat bereits begonnen, ihre Marketingkonzepte auf die Beeinflussung der ApothekerInnen umzustellen und mit ihrer Preispolitik die Regelung zu unterlaufen. Es wurden sogar Pläne laut, die Festlegung des unteren Preisdrittels (s.o.) durch geschickte Preissetzung im Vorfeld zu manipulieren.

Die weiteren Regelungen des Arzneimittelsparpakets, Wirtschaftlichkeitsbewertungen für Arzneimittel durch den zuständigen Bundesausschuss und wirtschaftlichere Medikationsvorschläge in den Entlassungsberichten der Krankenhäuser dürften sich wegen ihres Empfehlungscharakters kaum gegen das Pharma-Marketing durchsetzen. Lediglich die Erhöhung des Zwangsrabatts für die Krankenkassen ist unmittelbar finanzwirksam.

»Die Arzneimittelausgaben zulasten der gesetzlichen Krankenversicherung (GKV) steigen ungeachtet der gesetzlichen Sparmaßnahmen weiter. Nach ersten Berechnungen beträgt der Anstieg in den ersten drei Monaten dieses Jahres bundesweit rund vier Prozent im Vergleich zum Vorjahr. [...] Die Vertragsärzte hatten nach der Abschaffung der Arzneimittelbudgets auf der Basis des Arzneimittelbudget-Ablösungsgesetzes (ABAG) im Januar 2002 vertraglich zugesichert, die Wirtschaftlichkeitsreserven bei Generika, Analogpräparaten, kontrovers diskutierten Arzneimittelgruppen und reimportierten Arzneimitteln konsequent zu nutzen und die Ausgaben für das laufende Jahr um rund eine Milliarde Euro (minus fünf Prozent) zu reduzieren. Gehalten hätten die Ärzte diese Versprechungen nicht.« (Spitzenverbände der Gesetzlichen Krankenkassen 2002)

Positivlisten als qualitätssichernde Maßnahme?

Die Sicherung einer ausreichenden Versorgungsqualität im Arzneimittelbereich kann, wie die Erfahrung zeigt, nicht mit einem einzigen Verfahren, sondern nur mit einer Mehrzahl von Maßnahmen erreicht werden, die in ihrer Summe eine Art Qualitätskultur erzeugen. Hierzu zählen sowohl die Kontrolle des Marktzugangs bzw. des Zugangs zur Kassenerstattung, die Förderung der pharmakologischen Kompetenz von ÄrztInnen und ApothekerInnen, die Beschränkung der Verordnungsfähigkeit von Spezialmedikamenten auf ÄrztInnen mit besonderer Weiterbildung, aber auch die Steuerung der Arzneimittelforschung in Richtung auf ein hochwertiges, tendenziell alle medikamentös therapierbaren Erkrankungen abdeckbares Arzneimittelsortiment.

Wichtiger noch für den ökonomischen Erfolg eines Arzneimittels ist die gesondert festzustellende GKV-Erstattungspflicht, die nach derzeitigem Recht im Ausschlussverfahren vorgenommen wird: Arzneimittel sind erstattungsfähig, sofern sie nicht durch Aufnahme auf die so genannte Negativliste oder durch Entscheidung des für die Aufnahme neuer Behandlungsmethoden in den GKV-Leistungskatalog zuständigen Gremiums ausgeschlossen werden. Die Negativliste enthält Präparate für bestimmte Bagatellerkrankungen sowie solche, die vom Bundesgesundheitsminister/von der Bundesministerin für unwirtschaftlich erklärt werden, weil sie nicht erforderliche Bestandteile enthalten, weil sich deren Wirkungen aufgrund der Vielzahl der enthaltenen Wirkstoffe nicht mit ausreichender Sicherheit beurteilen lassen oder weil deren therapeutischer Nutzen nicht nachgewiesen ist.

Mit der Gesundheitsreform 2000 ist die im europäischen Ausland bewährte Positivliste als neue Regelung nach wechselhafter Vorlaufgeschichte[*] in das Gesetz aufgenommen worden und soll künftig als Instrument der Qualitätssicherung an die Stelle der Negativliste treten. Mit ihr soll den ÄrztInnen eine ausreichende Auswahl sinnvoller und wirksamer Präparate an die Hand gegeben

---

[*] Die Positivliste wurde schon mit dem Gesundheitsreformgesetz 1993 im Rahmen des »Lahnsteiner Kompromisses« zwischen CDU/FDP-Regierung und der SPD-Opposition eingeführt, später aber im Einvernehmen der gleichen Parteien wieder gestrichen.

werden, die durch die Kassen erstattet werden dürfen. Andere Arzneimittel können auch verschrieben werden, i.d.R. nur nicht mehr zulasten der Solidargemeinschaft.

Die Kriterien für die künftige Positivliste (§ 33a SGB V i.d.F. der Gesundheitsreform 2000) ähneln denen für die Negativliste. Die Präparate sollen einen mehr als geringfügigen therapeutischen Nutzen bringen, nicht für geringfügige Gesundheitsstörungen gedacht sein, keine Wirkstoffe enthalten, die therapeutisch unbedeutend sind oder wegen ihrer Vielzahl medizinisch nicht eindeutig beurteilbar sind. Die Entscheidung über die Aufnahme eines Arzneimittels in die Positivliste trifft ein unabhängiges Sachverständigengremium.

Inwiefern Ausschlusslisten, darunter die Positivliste, die Rationalität der Arzneimittelversorgung verbessern können, ist jedoch strittig. Auf der einen Seite werden problematische Medikamente faktisch mit einer Selbstbeteiligung von 100% versehen, hoch genug also, um einen Nachfragerückgang zu erwarten. Das erhöht zwar die Qualität der Versorgung, kann aber das Vertrauensverhältnis zwischen Arzt/Ärztin und PatientIn belasten, wenn der Eindruck entsteht, ein gewohntes und bewährtes Mittel sei entweder zuvor zu Unrecht verordnet worden oder werde künftig aus rein ökonomischen Gründen vorenthalten.

Nicht in der Positivliste enthaltene Arzneimittel dürfen in Einzelfällen bei Vorliegen einer besonderen Begründung gleichwohl verordnet werden, was angesichts des Wettbewerbsdrucks, der auf den ÄrztInnen lastet, leicht zum Regelfall werden könnte. Auch könnten ausgeschlossene Präparate nach entsprechendem »Up-Coding« der Diagnose durch erstattungsfähige, unnötig »schwere Kaliber« substituiert werden oder sie werden von den PatientInnen im Wege der Selbstmedikation, also unkontrolliert, beschafft. In beiden Fällen würde die Qualität der Versorgung sinken, bei tendenziell steigenden Kosten, von der unsozialen Anhängigkeit der Medikation von der Zahlungsfähigkeit der PatientInnen ganz zu schweigen.

Schließlich garantiert die Verordnung von Positivlistenmedikamenten noch nicht, dass diese indikationsgerecht eingesetzt werden. Im Gegenteil, die Aufnahme in die Positivliste könnte als Gütesiegel missverstanden werden; nicht zuletzt versprechen sich ÄrztInnen zum Teil einen Schutz vor Problemen mit Wirtschaftlichkeitsüberprüfungen, sofern sie innerhalb des von der Positivliste gesteckten Rahmens bleiben. Umso mehr kommt es darauf an, wie streng die Maßstäbe sind, die über die Aufnahme in Positiv- oder Negativlisten entscheiden. Die derzeit durchsickernden Vorschläge der Sachverständigenkommission lassen befürchten, dass diese Liste die Verordnungsmöglichkeiten kaum stärker restringieren wird als die bestehende Negativliste. Damit wäre aber wenig gewonnen, weil insbesondere unwirtschaftliche Analogpräparate erstattungsfähig bleiben, also Medikamente, die nur aus Gründen der Marktpräsenz entwickelt wurden und sich je nach Marktmacht der Hersteller ihren Platz auch dann in der

Verordnungspraxis der ÄrztInnen erobern, wenn sie medizinisch oder ökonomisch geringwertiger sind als bereits eingeführte und bewährte Arzneimittel.

Außerdem wird der Markt ohnehin demnächst von zahlreichen umstrittenen älteren, bislang noch nicht zugelassenen Medikamenten bereinigt, die keine Chance haben, im Zuge des Nachzulassungsverfahrens ihre Wirksamkeit oder Unbedenklichkeit nachzuweisen. Ein weiterer Teil umstrittener Arzneimittel wird schließlich von der Positivlistenregelung schon deswegen nicht erfasst, weil deren Preis geringer ist als die gesetzliche Zuzahlung, und diese schon deswegen nicht zulasten der Kassen verordnet werden können. Die mangelnde Selektivität der geplanten Ausschlussliste ergibt sich ferner daraus, dass sie einen Anhang enthalten wird, in dem auch Präparate der Natur- und Alternativmedizin verzeichnet sind, deren Wirksamkeit nach wesentlich schwächeren Kriterien beurteilt wird als die der wissenschaftlichen Medizin.

So sehr also eine restriktive Fassung einer Positivliste zu wünschen wäre, so gering sind die Aussichten dafür. Dies folgt allein schon aus der Tatsache, dass solche Listen massiv in die Marktposition einzelner Unternehmen eingreifen, Konkurse vor allem bei den vielen auf nur wenige Fertigarzneimittel konzentrierten Nischenherstellern provozieren könnten und daher von der Industrie mit allen juristischen und politischen Mitteln bekämpft werden würden. Auch von den Gewerkschaften könnte hier Widerstand wegen drohender Arbeitsplatzverluste geleistet werden. Allerdings kann es nicht Aufgabe der GKV sein, das Überleben von Unternehmen zu finanzieren, die unwirtschaftliche oder therapeutisch zweifelhafte Medikamente produzieren. Es müssen vielmehr Anreize gesetzt werden, zweckmäßige und daher positivlistengeeignete Arzneimittel auch in den Indikationsbereichen zu entwickeln, in denen bislang solche Mittel insgesamt fehlen. Die Positivliste muss ferner – wie etwa in Frankreich – mit Preisverhandlungen verbunden werden, um zu verhindern, dass mögliche Wirtschaftlichkeitserfolge durch die Preissetzungsmacht der Arzneimittelhersteller wieder konterkariert werden. Konsequenter wäre jedoch, schon die Zulassung, wenigstens aber die Erstattungsfähigkeit von Arzneimitteln de lege ferenda an den Nachweis therapeutischer oder ökonomischer Überlegenheit zu knüpfen, also an eine »vierte Zulassungshürde« neben Qualität, Wirksamkeit und Unbedenklichkeit (s.o.). Für eine solche Regelung gibt es Vorbilder im europäischen und außereuropäischen Ausland und es existieren auch – bei gewissen Einschränkungen – erprobte gesundheitsökonomische Bewertungsverfahren (z.B. Kosten-Nutzwertanalyse), mit denen die erforderlichen Bewertungen vorgenommen werden können (SVRKAiG 2001b: 53ff.). Eine solche vierte Hürde würde

■ dafür sorgen, dass Forschungsmittel auf Projekte konzentriert würden, die einen gesundheitsökonomischen oder therapeutischen Fortschritt versprechen, an Stelle solcher, mit denen nur Marktpositionen verteidigt bzw. erobert werden sollen,

Ist der Arzneimittelmarkt austherapiert?

- die Chance erhöhen, dass auch für orphan diseases, d.h. für seltene Erkrankungen, medikamentöse Therapien gesucht werden,
- Medikamente geringer oder zweifelhafter Wirksamkeit vom Markt fern halten,
- die Preisspielräume der Pharmaunternehmen auf ein realistisches Maß begrenzen.

Der Einwand der Pharmaindustrie, auf diese Weise würden auch Medikamente vom Markt fern gehalten, deren therapeutischer Wert sich erst lange nach der Marktzulassung und nur für bestimmte Patientengruppen zeigt, geht insofern fehl, als man sich hier allein auf das Prinzip Hoffnung verlassen würde. Gibt es jedoch konkrete Anhaltspunkte für eine erwünschte Langfristwirkung, so könnte man – so der Sachverständigenrat (SVRKAiG 2001 b: 58) – ggf. mit einer temporären Erprobungszulassung arbeiten.

Letztlich kommt es darauf an, die Versorgung mit Arzneimitteln nach dem medizinisch definierten gesellschaftlichen Bedarf zu steuern und nicht allein nach Prinzipien der freien unternehmerischen Betätigung.

Reorganisation des Arzneimittelvertriebs

Erforderlich ist ferner eine Reorganisation des Arzneimittelvertriebs. Der ist zur Zeit im Wesentlichen geprägt durch zwei Lieferstränge, die öffentlichen Apotheken zur Versorgung ambulanter PatientInnen und die Krankenhausapotheken für den stationären Bereich. Der Vertrieb von Medikamenten in Drogerien und anderen Einzelhandelsgeschäften ist wegen der generellen Apothekenpflicht für Arzneimittel nur in wenigen Ausnahmefällen möglich.

Die öffentlichen Apotheken werden weitgehend durch den – hochkonzentrierten – Großhandel beliefert, der für sie auch Lagerhaltungs-, Finanzierungs- und andere Funktionen wahrnimmt und gegenüber den Apotheken nicht zuletzt aus Gründen einer faktischen »Nicht-Abwerbe-Absprache« zwischen den Großhändlern über Angebotsmacht verfügt. Die Versuche, Direktlieferverträge zwischen Apotheken und Herstellern abzuschließen, sind weitgehend gescheitert. Für die öffentlichen Apotheken gilt eine Preisbindung der zweiten Hand. Die Abgabepreise an die PatientInnen bestimmen sich durch feste, gesetzlich vorgegebene Zuschläge auf den Hersteller-Abgabepreis, sodass die Apotheken selbst keinen Spielraum für Preiswettbewerb haben. Der Grund für diese Preisspannenregulierung, der Schutz der Apotheken als Institutionen des Gesundheitswesens vor kommerziellem Wettbewerb, ist aber nach Fortfall der Kontingentierung von Apotheken 1965 längst durch eine Flut von Apotheken-Neugründungen unterlaufen worden, die – geradezu lehrbuchhaft – zur Übersetzung des Marktes vor allem in Ballungsgebieten und einem – in Einzelfällen katastrophalen – Verfall der Gewinne geführt haben. Obwohl manche Apotheken nur noch schlecht und recht hauptsächlich vom Randsortiment (Babynahrung, Kosmetika) leben, werden immer noch neue Apotheken gegründet.

Die ApothekerInnen, als FreiberuflerInnen, sind ferner durch das Verbot von Versandhandel sowie von Mehr- und Fremdbesitz, also das Verbot der ökonomisch u.U. sinnvollen Kettenbildung, vor Wettbewerb geschützt. Dabei ist der Schutzzweck eigentlich weitgehend obsolet, da Apotheken längst keine Laboratorien mehr sind, die im Auftrag der ÄrztInnen anspruchsvolle Rezepturen mixen, sondern box-movers, also normale Verkaufsstellen, die abgepackte Fertigarzneimittel über den Ladentisch schieben und ihre Verantwortung insoweit an die Pharmahersteller abgegeben haben. Eine ernst zu nehmende pharmakologische Beratung von PatientInnen und ÄrztInnen findet, wie einige von den Apothekerverbänden heftig angegriffene, aber nicht widerlegte Studien belegen, nicht statt, sodass auch hieraus keine Rechtfertigung für einen wettbewerbsrechtlichen Sonderstatus des Apothekers zu ziehen ist. Auch wenn der Verfasser dieses Artikels Wettbewerb als Gestaltungsprinzip im Gesundheitswesen weitgehend ablehnt, so muss er doch feststellen, dass es andererseits auch keine Rechtfertigung für Regulierungen gibt, die unwirtschaftliche Überkapazitäten und deren Finanzierung durch die GKV festschreiben.

Man muss diesen Hintergrund kennen, um die aktuelle Kontroverse um den Versand- und Internethandel zu verstehen. Die in Deutschland, anders als in anderen europäischen Ländern zur Zeit noch am Rande der Legalität operierenden, stark expandierenden ausländischen Internet-Versandhandel-Apotheken haben den Beweis erbracht, dass ein erheblicher Teil des Standardgeschäftes mit Medikamenten ohne wesentliche Qualitätseinbußen deutlich effizienter erbracht werden kann, d.h. zu niedrigeren Erstattungspreisen bei gleichzeitigem Fortfall der Patientenzuzahlungen.

Schwabe/Paffrath (2001: 800) schätzen am Beispiel des niederländischen Marktführers das Einsparpotenzial durch Nutzung dieses Vertriebsweges für die gesamte GKV auf 2,1 Mrd. DM. Zwar ergibt sich ein Teil der Kostenvorteile dieser Anbieter aus »Rosinenpicken«, da sie sich vorwiegend auf die gleichmäßigen und vorausschaubaren Umsätze mit chronischen PatientInnen und auf hochpreisige Medikamente konzentrieren. Für rasche Notfall-Medikation (der nächtliche Zahnschmerz), komplizierte Spezialmedikationen oder kurze einmalige Akuterkrankungen sind sie kaum der richtige Anbieter. Entscheidend sind aber die größenbedingten Kostenvorteile u.a. durch zentrierte Lagerhaltung und professionelle Logistik, teilweise auch die Marktmacht gegenüber den Zulieferern.

Tatsächliche Anhaltspunkte für eine generell schlechtere Versorgungsqualität durch Versandhandel-Apotheken gibt es demgegenüber nicht, sofern dort die markttypischen Sorgfaltsvorschriften eingehalten werden. Die Tatsache, dass es auch Internet-Apotheken sind, die rechtswidrig problematische Arzneimittel auf

Ist der Arzneimittelmarkt austherapiert?

den Markt bringen, steht dem nicht entgegen, denn es ist ohne weiteres möglich, die Zulassung solcher Apotheken für den entscheidenden Teilmarkt, die erstattungsfähige GKV-Versorgung, von der Einhaltung vorgegebener Qualitätsstandards abhängig zu machen. Dazu gehören etwa eine hinreichende Lieferzuverlässigkeit, eine ausreichende Dokumentation und die Bereitstellung eines qualifizierten Beratungsservice. Übereinstimmenden Pressemeldungen zufolge soll der Marktführer in diesem Bereich sogar über einen Beratungsdienst verfügen, der sowohl fachlich als auch organisatorisch das Angebot üblicher niedergelassener Apotheken klar in den Schatten stellt.

Im Grunde bahnt sich im Markt eine Spezialisierung derart an, dass bestimmte Teile des Sortiments, die Medikamente für Chroniker, die »Schnelldreher« und die Präparate für Indikationen mit hoher Prävalenz, also die »großen« Teilmärkte, wenigstens teilweise – deutlich preiswerter – über den Versandhandel bezogen werden. Dabei werden mittelfristig zahlreiche Apotheken den Markt verlassen und ihre Sortimente umstellen müssen, sodass sich die Frage stellt, ob dadurch relevante Versorgungsdefizite für Teile der Bevölkerung entstehen, z.b. in ländlichen Regionen und bei Spezialmedikamenten bzw. von der ApothekerIn herzustellenden Rezepturen. Eine geringere Apothekendichte an sich dürfte kein Problem sein, da diese im europäischen Ausland auch jetzt meist geringer ist als in Deutschland. Eine gleichmäßige Verteilung im Raum ist zwar unter Marktbedingungen nicht automatisch zu erwarten, könnte aber gegebenenfalls durch ein Dispensierrecht für ÄrztInnen, durch die Arzneimittelabgabe durch Krankenhaus-Apotheken oder durch entsprechende Regulierungen kompensiert werden, vergleichbar mit den durch die TelekomAG zu erbringenden Universaldiensten. Alle übrigen von den Apothekerverbänden angeführten Probleme, wie die Gefahr des missbräuchlichen Bezugs von Arzneimitteln durch Dritte, scheinen vorgeschoben, da die dort benannten Gefahren beim derzeit bestehenden Vertriebssystem nicht geringer sind (Schwabe /Paffrath 2001: 802).

Ein Strukturwandel im Medikamentenvertrieb scheint daher unumgänglich. Aus einer gewerkschaftlichen Perspektive kommt es aber darauf an, diesen Strukturwandel sozialverträglich zu gestalten. Da die vorhandenen unwirtschaftlichen Strukturen Schuld einer falschen Marktregulierung sind, trägt der Staat auch die Verantwortung für eine behutsame Steuerung der anstehenden Veränderungen.

Die rechtliche Lage ist derzeit unübersichtlich, weil die Gerichte die Zulässigkeit des Versandhandels unterschiedlich sehen und einzelne Krankenkassen unabhängig davon Versandlieferungen erstatten. Zur Zeit scheint aber neben der amtierenden Bundesgesundheitsministerin die Mehrheit der involvierten Institutionen, Ministerien, Krankenkassen, Parteien etc. eine Gesetzesänderung zu befürworten, die den (internetgestützten) Versandhandel mit Medikamenten legalisiert.

Fazit

Die Frage, ob der Arzneimittelmarkt austherapiert ist, muss eindeutig mit »Nein« beantwortet werden. Die meisten derzeit praktizierten Regulierungsmaßnahmen kurieren an den Symptomen und gehen die Ursachen der Probleme im Arzneimittelsektor nicht einmal ansatzweise an. Der Pharmasektor ist nach wie vor massiv durch Marktmacht geprägt, die einerseits aus der hohen Unternehmenskonzentration in Verbindung mit hohen Markteintrittsbarrieren zumindest auf zahlreichen Teilmärkten resultiert und andererseits aus der für das Gesundheitswesen typischen Dreiteilung der Nachfrage in Konsument, Disponent und Finanzier und der damit verbundenen Schwächung der Nachfrage (Hajen/Paetow/Schumacher 2000). Daher wird die Preisbildung auf diesen Teilmärkten praktisch nicht durch Marktkräfte begrenzt.

Der zweite bedeutende Marktfehler sind die Informationsasymmetrien zulasten der PatientInnen, aber auch der ÄrztInnen, die der Industrie erlauben, die Arzneimittelversorgung mehr nach ihren Gewinninteressen als nach dem medizinischen Bedarf zu gestalten. Hier könnte manches gewonnen werden, etwa durch eine Hersteller-unabhängige pharmakologische Fortbildung, eine vierte Hürde bei der Marktzulassung, eine selektive Positivliste oder durch Einrichtung unabhängiger Institute zur Arzneimittelbewertung und zur Qualitätssicherung. Nach wie vor geht die deutsche Gesundheitspolitik dem Irrglauben nach, auch bei der Arzneimittelversorgung so viel wie möglich den anonymen Marktkräften zu überlassen. Aber, um mit dem Ökonomie-Nobelpreisträger 2000, Stiglitz zu sprechen: »Märkte sind nicht effizient, wenn Information unvollständig ist, also eigentlich immer. Die unsichtbare Hand des Marktes ist vor allem deswegen unsichtbar, weil es sie nicht gibt.« (Interview über Globalisierungsfragen, in: Financial Times Deutschland vom 13.5.2002, 20)

Der Patient Arzneimittelmarkt lebt also noch; es könnte ihm besser gehen, wenn er mit Maßnahmen auf dem Stand der Kunst therapiert würde.

Literatur

Arbeitsgruppe Alternative Wirtschaftspolitik (2002): Sondermemorandum »Gesundheitspolitik: Solidarität statt Privatisierung und Marktorientierung«, in Auszügen abgedruckt in: Blätter für deutsche und internationale Politik 7/2002, 889-896

BMG (Bundesministerium für Gesundheit) (2000): Stellungnahme des Bundesgesundheitsministeriums zur Analyse des Apothekenmarktes 1999 durch das Institut für Medizinische Statistik, IMS-Health GmbH & Co KG, Februar 2000

Enquête-Kommission (1990): »Strukturreform der gesetzlichen Krankenversicherung«: Endbericht, BT-DS 11/6380

Hajen, L., Paetow, H., Schumacher, H. (2000): Gesundheitsökonomie. Strukturen – Methoden – Praxisbeispiele, Stuttgart, Berlin, Köln

Häussler, B., Gothe, H., Reschke, P., Höer, A., Hagenmeyer, E. G., Ryll, A., Hempel, E. (IGES) (2002): Analog-Wirkstoffe im Arzneimittelmarkt. Therapeutischer Nutzen und Bedeutung für die Ausgaben der Krankenversicherungen, Schriftenreihe Strukturforschung im Gesundheitswesen Band 30, Berlin

Paetow, H. (1989): Festbeträge für Arzneimittel – Kann der Sparerfolg langfristig Bestand haben?, in: Arbeit und Sozialpolitik 11/1989, 314-319

Paetow, H. (1992): Arzneimittelmarkt – Die Reform bleibt stecken, in: Bieback K.-J. (Hrsg.), Das Gesundheits-Reformgesetz – Eine gescheiterte Reform der Gesetzlichen Krankenversicherung?, St. Augustin, 87-100

Schröder, H., Selke, G. W. (1999): Der Arzneimittelmarkt in der Bundesrepublik Deutschland, in: Ulrich Schwabe/ Dieter Paffrath (Hrsg.), Arzneiverordnungsreport 1999, Berlin et loc. al. 1999, 664ff.

Schröder, H., Nink, K. (2002): Stochern im Nebel, in: Gesundheit und Gesellschaft 4/2002, 38-41

Schwabe, U., Paffrath, D. (Hrsg.) (1994): Arzneiverordnungsreport '94, Stuttgart/ New York

Schwabe, U., Paffrath, D. (Hrsg.) (1999): Arzneiverordnungsreport 1999, Berlin et loc. al.

Schwabe, U., Paffrath, D. (Hrsg.) (2001): Arzneiverordnungsreport 2001, Berlin et loc. al.

Spitzenverbände der Gesetzlichen Krankenkassen (2002): Arzneimittelausgaben weiter auf Expansionskurs. Zielvereinbarungen ohne Steuerungsimpulse, Gemeinsame Presseerklärung vom 7.5.2002

Statistisches Bundesamt (Hrsg.) (1998): Gesundheitsbericht für Deutschland, Stuttgart.

SVRKAiG (Sachverständigenrat für die Konzertierte Aktion im Gesundheitswesen) (2001b): Zur Steigerung von Effizienz und Effektivität der Arzneimittelversorgung in der gesetzlichen Krankenversicherung (GKV). Addendum zum Gutachten 2000/2001 »Bedarfsgerechtigkeit und Wirtschaftlichkeit«, Berlin (www.svr-gesundheit.de/)

Marion Leonhardt/Dirk Völpel-Haus
Krankenhäuser: Ökonomisierung und Privatisierung

Die Einführung der Diagnosis Related Groups (DRG's) beinhaltet unterschiedliche Ansätze, um die Finanzierung, zukünftige Ausgestaltung und Erbringung der Leistungen im Gesundheitswesen transparenter zu gestalten.

Die DRG's sind diagnosebezogene Fallpauschalen, mit denen zukünftig nur noch die durchschnittlichen Kosten eines Behandlungsfalls vergütet werden. Den Krankenhäusern werden die tatsächlich erbrachten Leistungen durch einheitliche Preise vergütet. Im Gegensatz zum Gesundheitsstrukturreformgesetz 2000, das im Kern ein Krankenhausreformgesetz war, sollen durch die DRG's auch die jeweiligen Kostenstrukturen und medizinischen Disziplinen innerhalb der Krankenhäuser vergleichbar werden.

Ursache dafür, dass der Krankenhausbereich besonderer Gegenstand von Kostendämpfungsmaßnahmen gewesen ist, ist die Tatsache, dass die Ausgaben für die stationäre Versorgung mit etwa einem Drittel aller Ausgaben der Gesetzlichen Krankenversicherung (GKV) der größte einzelne Ausgabenposten sind.

Angestrebte Einsparungen im Krankenhausbereich sollen damit die Gesamtausgaben stärker reduzieren. Zudem sind die Interessen von öffentlichen, frei gemeinnützigen und privaten Trägern deutlich heterogener als etwa in der vertragsärztlichen Versorgung. Sparmaßnahmen in Krankenhäusern führen nicht zu verschlossenen Krankenhauspforten und selten zu einer Flut von Plakaten und Flugblättern auf Stationen und in Ambulanzen. Hinzu kommt, dass in Deutschland im Vergleich zum europäischen Umfeld bis zu 50% höhere Verweilzeiten und Bettendichte bestehen. Dies wird von Gesundheitspolitikern als Indiz für vorhandene Wirtschaftlichkeitsreserven gesehen.

Wie andere Märchen in der gesundheitspolitischen Diskussion hält sich auch das der kostentreibenden Krankenhäuser mit erstaunlicher Zähigkeit. Ein Vergleich der Entwicklung der GKV-Ausgaben für Krankenhausleistungen von 1995 bis 1999 macht dies deutlich. In diesem Zeitraum stiegen die Ausgaben um weniger als 10 %, allerdings auch aufgrund der strikten Budgetierung im Krankenhausbereich. (Siehe die Abbildungen 1 und 2)

Vergleicht man den Anteil der Krankenhauskosten an den Gesamtausgaben mit dem anderer Länder, zeigt sich auch, dass die stationäre Versorgung einen konstant geringen Anteil an den Gesundheitsausgaben darstellt (auch wenn die Daten aufgrund unterschiedlicher Abgrenzungen nur bedingt vergleichbar sind).

Krankenhäuser: Ökonomisierung und Privatisierung

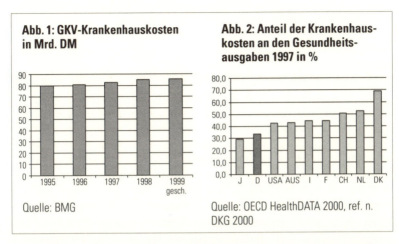

Abb. 1: GKV-Krankenhauskosten in Mrd. DM
Quelle: BMG

Abb. 2: Anteil der Krankenhauskosten an den Gesundheitsausgaben 1997 in %
Quelle: OECD HealthDATA 2000, ref. n. DKG 2000

Die Bundesregierung wie auch ihre Vorgängerin verweisen dennoch auf Überkapazitäten im Krankenhausbereich. Es zeigt sich, dass weder die Verweildauer noch die Bettendichte ausreichende Indikatoren für die Wirtschaftlichkeit der stationären Versorgung sind. Zunächst sind sie nur Hinweise auf eine extensive statt intensive stationäre Krankenhausversorgung. Lange Krankenhausverweilzeiten, mit denen logischerweise eine hohe Bettendichte in Zusammenhang steht, mögen in Einzelfällen Hospitalisierung sein, in anderen Fällen nützen sie den PatientInnen.

Insbesondere angesichts der immer noch schlechten Kooperation zwischen ambulanter und stationärer Versorgung und dem unterentwickelten bundesdeutschen System der Hauskrankenpflege. Die strikte Trennung des ambulanten vom stationären Bereich stellt für die Krankenhäuser als Ende der Überweisungskette sicherlich – neben der demografischen Entwicklung sowie der zunehmenden Behandlungsfähigkeit von Erkrankungen – einen nicht unwesentlicher Grund für die stetige Zunahme von Krankenhausfällen dar. Da die Krankenhäuser ihre PatientInnen zumeist zugewiesen bekommen, ist es naheliegend, dass diese ambulant aus medizinischen Gründen nicht behandelt werden können oder aus finanziellen Gründen (beggar my neighbour) nicht werden sollen.

Durchgängige Einführung leistungsorientierter Vergütungssysteme

Nach dem Willen des deutschen Gesetzgebers soll die Einführung der Diagnosis Related Groups (Diagnosebezogenes Fallpauschalen-System) als neues Entgeltsystem den Gesundheitssektor in den deutschen Krankenhäusern nachhaltig verändern.

Im Juni 2000 einigten sich die gesetzlichen und privaten Krankenkassen mit der Deutschen Krankenhausgesellschaft auf die Einführung der Australian Refined Diagnosis Groups (AR-DRG's = australische verfeinerte diagnosebezogene Fallpauschalen).

Mit der Einführung des § 17 b des Krankenhausfinanzierungsgesetzes am 1. Januar 2000 wurde die sukzessive Ablösung der bisherigen Finanzierung der Krankenhäuser – die aus Abteilungsbudgets (pflegerische und ärztliche Leistungen) und aus einem Budget für die Basisleistungen (Hotelleistungen, Verwaltung, Logistik, Facilities) besteht – beschlossen. Es wird den Krankenhäusern nur noch die tatsächlich erbrachte Leistung unabhängig von den real entstandenen Kosten bezahlt. Vorhalteleistungen werden nicht mehr in allen Fällen finanziert. Da sich die Preisbildung der DRGs an den kalkulierten durchschnittlichen Kosten eines Behandlungsfalles orientiert, werden die Krankenhäuser je nach Größe und der jeweiligen Versorgungsstufe unterschiedlich tangiert werden. Nur die Krankenhäuser, deren Kosten nicht überdurchschnittlich sind, werden die Umstellung auf die DRGs ohne größere zusätzliche finanzielle Defizite bewältigen.

Der angestrebte Grundsatz, dass die Krankenhäuser für die erbrachten Behandlungen einen festgelegten Erlös erhalten, wird gerade nicht zu einer gerechteren Verteilung des zur Verfügung gestellten Budgets führen. Es ist vielmehr auch zu beachten, dass sich die Krankenhäuser auf Grund der baulichen Substanz, regionalen Lage, infrastrukturellen Einbindung, des medizinischen Angebotes in ganz unterschiedlichen Kostenstrukturen bewegen.

Durch die mit der Fallpauschalen-Regelung zu erwartende Verweildauerverkürzung wird der Bedarf an ambulanten Leistungen in Zukunft zunehmen. Wenn auch der Grundsatz »ambulant vor stationär« zu begrüßen ist, weil er den Patienten in seiner vertrauten Umgebung lässt, fehlt aber der Aufbau einer leistungsfähigen ambulanten Pflege und einer integrativen Versorgung. Die ambulante Pflege ist überwiegend privat organisiert und bietet daher nur Leistungen an, die sich rechnen. Die gesetzlichen Möglichkeiten einer integrativen Versorgung sind bisher unzureichend.

Fallpauschalen als Instrument der Kostensenkung?

Einer der grundsätzlichen Denkfehler der klassischen Gesundheitsökonomie, die heute die main-stream Gesundheitspolitik dominiert, ist die Auffassung, dass über Vergütungssysteme ein bestimmtes Marktergebnis erzielt wird. Vor diesem Hintergrund ist auch die Einführung der DRGs zu sehen. Die Erwartung ist, dass sich dadurch Wirtschaftlichkeitsreserven aufdecken lassen und quasi ein wahrer Preis für eine bestimmte Krankenhausleistung entsteht.

Tatsächlich sind in den Anfangsjahren mit der Einführung der DRGs durchaus Ausgabeneinsparungen zu erwarten. Die gleiche Theorie, die vehement für dieses System eintritt, liefert aber auch das Argument für sein Scheitern. Die Marktteilnehmer stellen sich auf die Dauer auf dieses System ein und passen ihr Marktverhalten entsprechend an. Preisrückgänge versiegen, die Marktkonsolidierung tut ihr Übriges. Die strukturellen Gründe für die Entwicklung der Gesundheitsleistungen werden nicht beseitigt. Im Gegenteil: Neue strukturelle Deformationen werden hinzukommen. Ein Beispiel, das dieses illustriert, sind die teilweise zweistelligen Preissteigerungen im Rahmen des seit Mitte der 80er Jahre als die Revolution in der Gesundheitsversorgung gefeierten Health Maintenance Organizations in den USA. Die dort entwickelten Vergütungssysteme, DRG (Fallpauschalen), Capitation (Kopfpauschalen) usw. haben längst ihren Charme verloren.

Mittlerweile sind deutliche Preissteigerungen für die Erbringung medizinischer Leistungen vollzogen worden. Während sich in Deutschland die Ausgaben für die stationäre Versorgung im Verhältnis zum Bruttoinlandsprodukt nicht nennenswert erhöht haben, ist in den USA mit der Einführung der DRGs ein deutlicher Kostenanstieg der Ausgaben zu verzeichnen. Dies belegt allzu deutlich, dass die DRGs gerade nicht, wie vom Gesetzgeber erhofft, mittel- und langfristig zu niedrigeren Ausgaben führen.

Es wird vielfach vergessen, dass sich die Krankenhäuser in Deutschland in einem wirtschaftlich in sich geschlossenen und gedeckelten System bewegen. Durch die Einführung des Gesundheitsstrukturgesetzes 1993, sowie des Neuordnungsgesetzes 1996, wurden die Budgets der Krankenhäuser lediglich weiter fortgeschrieben. In vielen Fällen haben die Krankenhäuser ihr jeweiliges Leistungsspektrum bereits erweitert und die vorhandenen Ressourcen auf ihre Wirtschaftlichkeit überprüft. Die Implementierung eines neuen Finanzierungsmodells wird sich als kontraproduktiv erweisen. Die Krankenhäuser werden ihre strategische Ausrichtung mittelfristig mehr nach betriebswirtschaftlichen Parametern gestalten, als sich an dem von allen Verantwortlichen geforderten Wohlbefinden der PatientInnen auf hohem qualitativen medizinischen Niveau zu orientieren.

Negative Wirkungen der Einführung des deutschen DRG-Systems, das in seiner flächendeckenden Durchsetzung international in dieser Form ein einmaliges Experiment darstellt, sind also zu befürchten. Nur könnte das Erwachen umso bitterer sein, wenn sich die Krankenhauslandschaft durch die DRGs auf reine Betriebswirtschaft und Profitorientierung reduziert.

Mangelnde Refinanzierung der Personalkosten

Schon jetzt ist jeglicher Rechtsanspruch auf die Anrechnung von Tariferhöhungen in den Budgetverhandlungen, die die Grundlohnsummensteigerung übersteigen, gestrichen. Nur wenn der Versorgungsauftrag gefährdet ist, kann der Unterschied zu einem Drittel ausgeglichen werden. In der Praxis läuft dies darauf hinaus, dass die betroffenen Häuser den BAT bzw. BMT-G/L nicht anwenden können.

Hier hat die rot-grüne Regierung faktisch die Tarifautonomie ausgehebelt. Zwar haben sich DKG und Krankenkassen in der Zwischenzeit im Grundsatz auf die Handhabung von Zu- und Abschlägen für die Vorhaltung von Notfalleinrichtungen, Ausbildungsstätten und sogar für die Durchführung des Sicherstellungsauftrags in der Fläche geeinigt. Dennoch besteht die realistische Einschätzung, dass etwa 10-15 % aller Krankenhäuser die Einführung der DRGs nicht überleben werden.

Angesichts des Wettbewerbs- und Kostendrucks mit Fortsetzung der Deckelung unter strengeren Bedingungen werden viele Krankenhäuser vermehrt in die Tarifflucht gedrängt. Angesichts kommunaler Finanznot ist dieses häufig mit einem Trägerwechsel und Privatisierung, verbunden.

Privatisierung der Krankenhauslandschaft

Es ist nicht verwunderlich, dass sich gerade private Krankenhauskonzerne vehement für eine strikte Leistungsvergütung aussprechen. Zunehmende finanzielle Defizite öffentlicher Krankenhäuser, fehlende Konzepte für eine regionale Gesundheitspolitik, klamme Kommunalfinanzen und haushaltsrechtliche Auflagen bei der Finanzierung der Umstellung auf die neuen Bedingungen im Krankenhausbereich treiben den privaten Gesundheitskonzernen die öffentlichen Krankenhäuser als leichtes Beutegut ins Netz. Die Gründung von kommunalen Krankenhaus-GmbH's ist dabei meist nur ein erster Schritt, weil die Kommunalpolitik blauäugig die unternehmerische Ausrichtung betreibt und die unternehmenspolitische Zielausrichtung vernachlässigt. Allzu oft wird unterstellt, dass allein die Änderung der Rechtsform einen Garanten für betriebswirtschaftlichen Erfolg darstellt.

Schwache Finanzausstattung, jahrelange Unterkapitalisierung, der häufig verschlafene Wandel vom öffentlichen Verwalten zum öffentlichen unternehmerischen Management stellen zudem Nachteile im Start in den neuen Wettbewerb dar, der auch in der privaten Rechtsform schwer aufgeholt werden kann.

Private Anbieter stehen bei Einführung der DRGs quasi in der Pole-Position. Sie haben das notwendige Kapital, um die Investitionen tätigen zu können, die das Haus attraktiver gestalten und die Betriebskosten senken. Und vielfach haben sie schon jetzt bei der Übernahme von Einrichtungen all jene Prozesse eingeleitet, die angesichts der Umstellung auf DRGs angezeigt sind.

Der Prozess der Privatisierung und Rechtsformänderungen sowie die Tarifflucht im Bereich der Krankenhäuser ist im Osten sehr viel stärker vorangeschritten als im Westen. Zu erklären ist dies zum einem mit der schwachen Finanzausstattung der Kommunen und Landkreise und zum anderen mit dem stark ausgeprägten Bestreben politischer Mandatsträger, Verantwortung abzugeben anstatt gestaltend tätig zu werden. Die langfristigen Gefahren der Privatisierung in Bezug auf das System der sozialen Absicherung des Krankheitsrisikos, ebenso die gestalterischen Potenziale eines starken öffentlichen Krankenhaussektors werden häufig übersehen und vernachlässigt. Die Studie des Deutschen Instituts der Wirtschaft (DIW 2000) zum zukünftigen Bedarf an stationären Leistungen macht deutlich, dass der Bedarf auf keinen Fall sinken wird. Gleichzeitig sind zukünftig die bedeutsamen privaten Konzerne im Krankenhausmarkt an einer Hand abzuzählen. Konzernbildung mit Einfluss auf die krankenhauspolitische Willensbildung und damit Gestaltungsfähigkeit, regionale Monopole, aber auch die Unterwerfung des Gesundheitswesens an die Gesetzmäßigkeiten eines internationalisierten Kapitalmarktes sind einer sozialen Gestaltung des Gesundheitswesens nicht zuträglich. Gerade Letzteres macht auch die Kurzsichtigkeit einer mit zielentleerter Wettbewerbsrhetorik begründeten Privatisierungspolitik deutlich. Privates Gewinninteresse bedarf des stetigen Wachstums. Spätestens wenn der heutige Krankenhausmarkt aufgeteilt ist, ist ein (grundsätzlich gedeckeltes) soziales Sicherungssystem diesem Wachstumsanspruch nicht mehr gewachsen. Schon 1998 unkte daher die Monopolkommission, dem Sozialen bekanntermaßen immer schon wenig zugetan, dass die GKV einem Wachstumsmarkt Gesundheitswesen mehr als hinderlich ist. Privatisierung ist also nicht einfach nur der Weg zu vermeintlich mehr Wirtschaftlichkeit, der zudem zu einem großen Teil durch schlechtere Bezahlung der Beschäftigten erkauft wird. Sie ist auch ein gesundheitspolitischer Sprengsatz für das Fortbestehen der sozialen Krankenversicherung.

Neuordnung der Krankenhausförderung und Krankenhausplanung

Laut Grundgesetz liegt die Sicherung der stationären Versorgung beim Staat. Diesen Sicherstellungsauftrag nimmt er unter anderem über die staatliche Krankenhausplanung und der darauf aufbauenden Zahlung der Investitionskosten wahr. Die Krankenhausplanung verabschiedet sich aber mehr und mehr von der Detailplanung mit Festlegung von Betten pro Abteilung. Sie findet immer stärker nur noch als Rahmenplanung statt, die Kassen und Krankenhäusern den Aushandlungsprozess der Details überlässt. Wie Leonhard Hajen (das krankenhaus 7/2001) zutreffend feststellt, kann es zu Widersprüchen zwischen der Leistungssteuerung durch Krankenhausplanung und darauf aufbauender Investitionsförderungen auf der einen Seite und den Steuerungswirkungen der DRG-basierten Entgelte, die die Deckung der Betriebkosten für das Krankenhaus als Ziel formulieren, auf der anderen Seite kommen.

Zur Absicherung einer bedarfsgerechten, wohnortnahen Versorgung benötigte man Regionalkonferenzen unter Einbeziehung aller Akteure; d.h. der Leistungserbringer, der Kostenträger, der Politik, der Patientenverbände und der Beschäftigten.

Arbeitsintensivierung für die Beschäftigten

Die weitere drastische Verkürzung der Verweildauer der PatientInnen wird ebenso eine Wirkung der DRGs sein. Sie führt aber nicht automatisch zu geringeren Kosten. Vielmehr ist zu befürchten, dass die Beschäftigten mit einer zusätzlichen Arbeitsintensivierung für die Erbringung der pflegerischen Leistungen rechnen müssen. (Siehe Abbildung 3) Die Verkürzung der Verweildauer führt auch nicht automatisch zur Verringerung der tatsächlichen personellen Kosten. Der internationale Vergleich gibt keinen Hinweis, dass sich der Umfang des Personals durch die DRGs in Deutschland verringern würde. (Siehe Tabelle 1)

Hinzu kommt eine stetige Zunahme der Anzahl von PatientInnen in den Krankenhäusern. Für die Beschäftigten der Krankenhäuser, insbesondere im medizinisch-pflegerischen Bereich, bedeutet dies eine erhebliche Veränderung der Arbeitssituation. In immer kürzeren Zeitabständen müssen mehr PatientInnen behandelt und gepflegt werden. (Siehe Abbildung 4)

Eine weitere Entwicklung ist die Verlagerung von Folgebehandlungen in den Bereich der Rehabilitation. Diese Entwicklung wird auch dazu genutzt werden, die tatsächliche Anzahl der Krankenhausbetten weiter zu reduzieren.

Änderung der Arbeitsaufgaben

Der Anteil patientenferner Tätigkeiten wird mit Einführung der DRGs für Ärzte und Pflegekräfte ansteigen. Die Zeit, die der Beschäftigte am Patienten tätig ist, wird sich mit den neuen und erweiterten Anforderungen an die Dokumentation noch weiter verringern. Es ist zu befürchten, dass für diese neuen und zusätzlichen Aufgaben kein zusätzliches Personal im notwendigen Umfang eingestellt wird. Diese Aufgaben müssen vom vorhandenen Personal zusätzlich bewältigt werden und führen zu weiterer Arbeitsbelastung und -verdichtung.

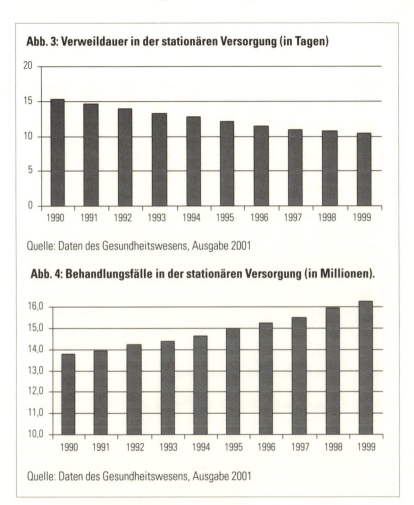

Abb. 3: Verweildauer in der stationären Versorgung (in Tagen)

Quelle: Daten des Gesundheitswesens, Ausgabe 2001

Abb. 4: Behandlungsfälle in der stationären Versorgung (in Millionen).

Quelle: Daten des Gesundheitswesens, Ausgabe 2001

Tab. 1: Internationaler Vergleich der Verweildauer

Land	Pflegepersonal je Bett	Gesamtes Personal je Bett	Verweildauer
USA	1,73	3,79	8,2
Kanada	1,80	2,38	Keine Angabe
Niederlande	Keine Angabe	1,73	19,6
Dänemark	2,04	3,15	7,2
Deutschland	0,55	1,43	10,4

Quelle: Daten des Gesundheitswesens, Ausgabe 2001

Die bisherige Praxis der Dokumentation von Behandlungsfällen in den Krankenhäusern wird durch die DRGs positiv beeinflusst. Im Rahmen der konventionellen Kodierung nach ICD 9 und 10 werden teilweise Leistungen nur unzureichend oder gar nicht erfasst.

Die DRGs werden in vielen Krankenhäusern dazu führen, dass die Dokumentation der ärztlichen und pflegerischen Leistung erheblich verbessert werden muss, um somit alle erbrachten Leistungen einschließlich der Haupt- und Nebendiagnosen vollständig zu erfassen.

Eine unvollständige und/oder fehlerhafte Kodierung führt automatisch zu einer geringeren finanziellen Erlössituation für das jeweilige Krankenhaus. Nur die Leistungen, die tatsächlich dokumentiert wurden, werden zukünftig durch die Krankenkassen erstattet. Voraussetzung dafür ist eine auf hohem Niveau stattfindende EDV-technische Erfassung aller patientenrelevanter Daten. Ohne ein funktionierendes Controlling innerhalb der Krankenhäuser, ist es nicht gewährleistet, dass die vorhandenen Datenmengen effizient verwaltet und bearbeitet werden. Nur unter dieser Voraussetzung ist es jedoch für die Krankenhäuser möglich, ihre strategische Ausrichtung an den tatsächlichen Anforderungen zu orientieren. Die Bewältigung dieser Aufgaben erfordert eine kontinuierliche Qualifizierung der Beschäftigten. Auch ist das Angebot an Fort- und Weiterbildung für die Beschäftigten auszubauen.

Transparenz der Abläufe und Aufwendungen

Nach den bisherigen Erfahrungen mit den DRGs wird sich durch die Kodierung eine willkommene Zunahme der Transparenz der erbrachten Leistungen einstellen. Die Krankenhäuser sind dadurch in der Lage, mögliche Schwachstellen in der Erbringung ihrer Leistungen sowie der Ablauforganisation früher zu erkennen. Auch wird erstmalig eine standardisierte Erfassung von behandlungsrelevanten Daten in den Krankenhäusern ermöglicht. Somit ist die durch den Gesetzgeber angestrebte Vergleichbarkeit von medizinischen Leistungen im Rahmen eines bundesweiten Benchmarkings überhaupt erst möglich.

Kritisch ist in diesem Zusammenhang anzumerken, dass der Bereich der Pflegekräfte bisher in vielen Krankenhäusern nicht ausreichend in den Prozess der zukünftigen Kodierung miteinbezogen wurde. Die bereits dargestellte Verkürzung der Verweildauer in den Krankenhäusern wird derzeit lediglich als finanzielle Kompensationsmöglichkeit angesehen.

Durch die – an sich begrüßenswerte – Transparenz von Aufwendungen und Erlösen für einzelne Abteilungen, ist zu befürchten, dass die Verteilung der Sach- und Personalmittel zukünftig weniger nach sachgerechten Kriterien erfolgen wird, sondern sich vielmehr an dem Deckungsbeitrag, den eine Abteilung zum betriebswirtschaftlichen Gesamtergebnis eines Krankenhauses leistet, orientiert.

Krankenhäuser: Ökonomisierung und Privatisierung

Dazu bedarf es einer starken Krankenhausleitung, um Partikularinteressen und Egoismen einzelner Bereiche auszuschalten. Es besteht die große Gefahr, dass zukünftig Gehälter sogar innerhalb einer Berufsgruppe in einem Krankenhaus möglicherweise auseinanderdriften aufgrund der Kopplung der Entlohnung der Beschäftigten an die Erlössituation von Abteilungen oder Centern.

Forderungen

Die Ausgestaltung des zukünftigen Vergütungssystems für Krankenhausleistungen ist auf der Grundlage einer prozessorientierten Personalbedarfsberechnung vorzunehmen. Weiterhin sind hausspezifische Besonderheiten, wie Pavillonbauweise, die Ausführung regionaler Sicherstellungsaufträge, Alter des Baukörpers etc., zu berücksichtigen. Die vollständige Refinanzierung der Personalkosten durch die Tariferhöhungen im Bereich des BAT und BMT-G bzw. BMT-L ist zu gewährleisten. Nur die Beibehaltung einer einheitlichen Wettbewerbsordnung, die sich nicht auf dem Rücken der Beschäftigten und der Konkurrenz der Personalkosten abspielt, wird dazu führen, dass es zu einem Wettbewerb um die beste Qualität und einen rationellen Mitteleinsatz kommt.

Die dualistische Finanzierung ist prinzipiell beizubehalten. Allerdings sollte die Pauschalförderung nach § 9.3 KHG in die Finanzierung der Krankenhausleistung integriert werden. Die Mehrbelastungen der GKV sind durch Zahlungen der Länder vollständig zu kompensieren.

Unabhängig von dem Versuch, zukünftig die organisatorischen Abläufe innerhalb der Krankenhäuser mehr betriebswirtschaftlichen Gesichtspunkten unterzuordnen, muss die qualitativ hochwertige Versorgung der PatientInnen nach wie vor uneingeschränkt im Mittelpunkt stehen.

Literatur

Bundesministerium für Gesundheit (2001): Daten des Gesundheitswesens, Ausgabe 2001, Baden-Baden
Deutsche Krankenhausgesellschaft (DKG) (2000): Zahlen, Daten, Fakten 2000
DIW (2000): Auswirkung der demographischen Alterung auf den Versorgungsbedarf im Krankenhausbereich, DIW-Wochenbericht 44/2000
Leonhard Hajen (2001): AR-DRGs – von der Lösung zum Problem in: das Krankenhaus 7/ 2001
Hehner, St., Jaeger, H., Krishnan, H. S., Messemer, J. (2002): Wachstum für private Krankenhäuser, in: Health 1/2002
Mues, L., Krämer, K. (2002): Krankenhausmarkt vor dramatischem Umbruch, in: die Ersatzkasse 1/2002
ver.di (2001): Neues Entgeltsystem für Krankenhäuser, Stuttgart

Leonhard Hajen
Gesundheitspolitik in der Europäischen Gemeinschaft

Mit der Einführung des Euro als gemeinsames Zahlungsmittel und einer Europäischen Zentralbank als verantwortliche Instanz für die gemeinsame Geldpolitik sind wichtige Kompetenzen von den Nationalstaaten auf die supranationale Ebene der Europäischen Union verlagert worden. Der Prozess der europäischen Einigung ist damit einen Riesenschritt vorangekommen. Mit dem Vertrag von Maastricht und der Perspektive einer gemeinsamen Währung sind zugleich verbindliche Regeln für die nationale Haushaltspolitik vereinbart worden. Die Einhaltung strikter Grenzen der Staatsverschuldung war Voraussetzung für den Beitritt zur Währungsunion und soll dauerhaft die Stabilität des Geldes sichern. Die nationalen Haushalte sollen ausgeglichen sein, der Ausweg einer staatlichen Verschuldung bei der Notenbank ist verschlossen und die Mitgliedsstaaten haben vereinbart, dass es kein »bailing-out« geben wird, also weder die Europäische Zentralbank noch die Gemeinschaft oder Mitgliedsstaaten finanzieren Defizite in den nationalen Haushalten. Die staatlichen Defizite sind einheitlich auf der Basis der Volkswirtschaftlichen Gesamtrechnung definiert und umfassen damit auch die Einnahmen und Ausgaben der Sozialversicherungen einschließlich der gesetzlichen Krankenversicherung. Damit ist ein zentraler und zugleich sehr teurer Bereich der Gesundheitspolitik betroffen, nämlich die Versorgung mit ambulanten und stationären Leistungen und ihre Finanzierung durch Steuern oder Versicherungsbeiträge.

Die medizinische Versorgung und ihre Finanzierung ist in den Mitgliedsstaaten sehr unterschiedlich organisiert. Großbritannien ist ein Beispiel für einen steuerfinanzierten Gesundheitsdienst mit überwiegend staatlichen Versorgungsstrukturen. Deutschland steht für den Typus der gesetzlichen Krankenversicherung mit Zwangsmitgliedschaft und -beiträgen; die Leistungsanbieter sind hingegen überwiegend in öffentlicher Trägerschaft (Krankenhäuser) oder privat (ambulante Versorgung durch niedergelassene Ärzte). Es gibt in den Staaten der Europäischen Union eine große Organisationsvielfalt zwischen den Polen einer staatlichen Versorgung und Finanzierung und parafiskalischen und privaten Formen, die jeweils Ergebnis der unterschiedlichen historischen Entwicklungen sind und durch die nationalen Kulturen geprägt werden. Die Identifikation der Menschen mit ihrem jeweiligen nationalen System ist hoch, auch wenn die Zufriedenheit durchaus unterschiedlich ist.

Gesundheitspolitik in der Europäischen Gemeinschaft

Mit dem 1993 in Kraft getretenen Vertrag von Maastricht über die Europäische Union sind der Gemeinschaft neue Kompetenzen im Bereich der Sozialpolitik und insbesondere im Bereich der öffentlichen Gesundheit übertragen worden. Gleichzeitig ist mit einer inhaltlichen Ausfüllung des Begriffes der Subsidiarität eine Abgrenzung zwischen supranationaler und nationaler Aufgabenteilung erfolgt, die es in der Klarheit vorher nicht gab. In den Folgejahren hat der Europäische Gerichtshof in einer Reihe von Urteilen die Kompetenzen der Europäischen Union im Hinblick auf den angestrebten Zweck des Vertrages, die politische Einheit Europas zu vertiefen, weiter präzisiert und verdeutlicht, dass auch die nationale Gesundheitspolitik nicht im Widerspruch zu den grundsätzlichen Zielen der Union stehen darf und die Binnenmarktfreiheiten nur unter rigiden Bedingungen eingeschränkt werden dürfen.

Restriktive Haushaltspolitik auf Jahre festgeschrieben

Die finanzielle Stabilität des Gesundheitssektors ist unabhängig von dem Prozess der europäischen Einigung ein schwerwiegendes Problem in allen Mitgliedsstaaten: Der Anteil älterer Menschen in der Gemeinschaft steigt und damit wachsen absehbar die Kosten der Krankenversorgung. (Vgl. Kommission der Europäischen Gemeinschaften 2001, 4ff.) Durch die längere Lebensdauer verschlechtert sich das Verhältnis der produktiv tätigen Menschen zu den Senioren. Die Folgen sind nicht so dramatisch wie in der Rentenversicherung, weil auch Rentner Krankenversicherungsbeiträge und Steuern zahlen, allerdings weniger als die Beschäftigten. Im Prinzip funktioniert die Krankenversicherung wie die deutsche Rentenversicherung nach dem Umlageverfahren, d.h. die Menschen in Arbeit finanzieren die Gesundheitskosten der Rentner, die durch deren Eigenbeiträge nicht gedeckt sind.

Rückstellungen für eine veränderte Altersstruktur werden in der gesetzlichen Krankenversicherung nicht gebildet. Je älter die Menschen werden, desto größer ist auch die Wahrscheinlichkeit, dass sie chronisch krank werden und laufend Ressourcen des Gesundheitssektors in Anspruch nehmen, insbesondere für Dauerpflege. Hinzu kommen steigende Aufwendungen, um innovative Methoden in der Medizin zu finanzieren, die in der Regel nicht bestehende Diagnose- und Therapiemöglichkeiten ersetzen, sondern neue hinzufügen und damit die Kosten insgesamt steigern. So paradox es klingen mag, aber gerade durch die höhere Lebenserwartung wird es noch wichtiger, frühzeitig durch Gesundheitsförderung und Prävention zu verhindern, dass chronische Krankheiten erlebt werden. Für alle Mitgliedsstaaten ist es nicht nur ein ethisch begründetes Ziel, die Zahl der gesund erlebten Lebensjahre zu erhöhen, sondern auch ein Gebot der finanziellen Vernunft.

Spätestens mit der einheitlichen Währung in den Ländern der Eurozone ist die Frage entschieden, ob zunächst die Wirtschafts-, Sozial- und Finanzpolitik der Mitgliedsstaaten harmonisiert werden müsste, bevor die Märkte liberalisiert werden können: In der Europäischen Gemeinschaft gibt es mit der gemeinsamen Währung einen einheitlichen Wirtschafts- und Währungsraum, aber bis auf wenige Ausnahmen (Arbeitsschutz, Gleichstellung von Männern und Frauen) keine harmonisierte Finanz- und Sozialpolitik. Der Beitritt von Großbritannien, Dänemark und Schweden zur Euro-Zone ist eher ein Frage des Wann, weniger des Ob. Zwischen den Euro-Ländern fehlt damit das Scharnier der Wechselkurse, das bisher dafür sorgte, Unterschiede in der Arbeitsproduktivität der Einzelstaaten auszugleichen. Da die Geldpolitik Aufgabe der Europäischen Zentralbank geworden ist, steht sie als nationales Handlungsinstrument nicht mehr zur Verfügung und die Defizitkriterien für die Staatsverschuldung begrenzen die Möglichkeiten der Haushaltspolitik.

Auch wenn in den Mitgliedsstaaten die Zweifel an der Vernünftigkeit der vereinbarten Zielgrößen wachsen sollten, eine Änderung ist nur über eine Vertragsänderung möglich und ein schwieriger Weg, sodass eine restriktive Haushaltspolitik in den nächsten Jahren programmiert ist. Wenn es zu Änderungen kommt, dann auch nur im Hinblick auf eine größere konjunkturelle Flexibilität und längerer Anpassungsfristen, und wenn der Grundsatz einer nachhaltigen Finanzpolitik, die strukturelle Defizite vermeidet, nicht in Frage gestellt wird. Damit wird auf Dauer die Wettbewerbsfähigkeit zwischen den Mitgliedsstaaten durch das Verhältnis der Arbeitsproduktivität bestimmt, wobei den Lohnnebenkosten in Form der gesetzlichen Sozialabgaben eine große Bedeutung zukommt, aber ebenso ist die Effizienz des öffentlich finanzierten Gesundheitssystems ein Wettbewerbsfaktor zwischen den Staaten, weil sie darüber entscheidet, wie groß der volkswirtschaftliche Ressourcenaufwand bei vergleichbarem Gesundheitsstatus der Bevölkerung ist.

Auf den ersten Blick sind staatlich finanzierte Gesundheitssysteme wie in Großbritannien, Griechenland oder den skandinavischen Staaten im Vorteil, weil sie die Gesundheitsversorgung aus Steuern finanzieren, die die gesamte volkswirtschaftliche Wertschöpfung als Bemessungsgrundlage haben, wohingegen die Sozialversicherungssysteme überwiegend nur an die Arbeitnehmereinkommen anknüpfen und damit die Lohnkosten erhöhen. Je größer der Austausch von Waren und Faktoren innerhalb des gemeinsamen Marktes ist, desto bedeutsamer kann die Verzerrung des Wettbewerbs werden, die aus den unterschiedlichen Gesundheitssystemen resultiert. Dagegen wirkt, dass bei sonst gleichen Bedingungen die Steuerlast höher ist, um die Gesundheitskosten zu finanzieren und der Druck der Haushaltskonsolidierung in ähnlicher Weise auf das Ziel der Kostenbegrenzung zurückwirkt wie beispielsweise das in Deutschland gesetzlich verankerte Ziel der Beitragssatzstabilität für die gesetzlichen Krankenversicherung.

Gesundheitspolitik in der Europäischen Gemeinschaft

Aus der Befürchtung, dass die Arbeitsmärkte die Hauptlast der Anpassung an einen einheitlichen Wirtschafts- und Währungsraum tragen müssen, resultiert auch die Angst, dass es zu einer Vereinheitlichung der Versorgungs- und Finanzierungsstandards und einer Anpassung der Gesundheitskosten auf dem kleinsten gemeinsamen Niveau kommt. Europa und der Binnenmarkt sind aus dieser Sicht der Rahmen für einen Wettlauf nach unten, der nur aufgehalten werden kann, wenn die nationalen Kompetenzen gegen europäische Einflussnahme verteidigt werden. Hinzu kommt die Befürchtung in den finanziell besser gestellten Ländern, dass eine gemeinschaftliche Gesundheitspolitik nicht nur gemeinsame Ziele festschreibt, sondern vor dem Hintergrund des Kohäsionszieles auch zusätzliche Zahlungen an Gemeinschaftsfonds zur Folge hat, um Ausstattungsmängel zu nivellieren. Die Sorge ist nicht unplausibel und sie trifft auf ein politisches Umfeld, wo schon Umverteilung im nationalen Rahmen schwer durchzusetzen ist; um so mehr gilt das für den europäischen Zusammenhang, gerade auch im Hinblick auf die absehbar wachsenden Wohlstandsunterschiede als Folge der Osterweiterung.

Die Schlussfolgerung sollte aber nicht der Verzicht auf eine europäische Gesundheitspolitik und eine zähe Verteidigung des Status quo sein, sondern umgekehrt, dass das Ziel einer Vertiefung der europäischen Einheit besser erreicht werden kann, wenn Unterschiede im sozialen Versorgungsniveau für einen längeren Zeitraum zugelassen werden, weil nur so die wirtschaftlich schwächeren Länder die Chance haben, den Rückstand aufzuholen. (Vgl. Sachverständigenrat, 1989: Tz. 454ff.) Was verhindert werden muss, ist ein gezieltes Sozialdumping, um die eigene Wettbewerbsfähigkeit zulasten anderer Mitgliedsländer zu verbessern. Dafür ist es sinnvoll, Mindestnormen des Gesundheitsschutzes in der EG zu vereinbaren, wobei fallweise zu entscheiden ist, was als Untergrenze keinesfalls unterschritten werden darf, aber auch noch für alle Mitgliedsstaaten finanzierbar ist. Die Konvergenz bleibt das Ziel, aber nicht über Anpassung nach unten, sondern über den Umweg einer stärkeren Wirtschaftskraft muss ein gemeinschaftsweites, höheres Schutzniveau erreicht werden.

Probleme der Haushaltskonsolidierung bestehen in allen Staaten der Gemeinschaft, sie sind nicht durch die Konvergenzanforderungen zum Budgetausgleich entstanden, sondern bestenfalls verstärkt und zeitlich beschleunigt worden. Die politischen Antworten sind in allen europäischen Staaten vergleichbar, nämlich einerseits einen Teil der öffentlich finanzierten Kosten auf die Bürger als Versicherte oder Kranke zu verlagern, indem das Leistungsvolumen der Gesundheitsversorgungssysteme gekürzt wird und/oder die Zuzahlungen zu erhöhen. Der Anteil der erstatteten Gesundheitsausgaben an den Ausgaben insgesamt ist in den letzten 20 Jahren in allen Gemeinschaftsstaaten bis auf Großbritannien, die Niederlande und Griechenland gesunken und liegt zwischen 73% und 93%. (Vgl. Europäisches Parlament, 2000: Tabelle 1 im Anhang) Im Ergebnis führen beide

Wege zum gleichen Ziel, nämlich öffentliche Ausgaben in den Bereich der privaten Einkommensverwendung zu verlagern. Die Folge kann sein, dass Bezieher geringer Einkommen einen begrenzten Zugang zu Gesundheitsleistungen haben, weil sie keine ausreichende Vorsorge getroffen haben oder dazu finanziell nicht in der Lage waren. Damit würde gegen ein Grundprinzip europäischer Sozialpolitik verstoßen, das gerade die Ausgrenzung (»exclusion«) verhindern will.

Die zweite Strategie besteht darin, die Gesundheitskosten durch höhere Wirtschaftlichkeit im Prozess der Leistungserstellung zu senken oder zumindest den Ausgabenanstieg abzubremsen. Die Formen sind unterschiedlich, wobei sich die globale Budgetdeckelung als wirksam erwiesen hat, aber auch neue Formen der integrierten Versorgung und des Fallmanagements, Regulierungen des Arzneimittelmarktes, Abkehr von der Einzelleistungsvergütung hin zu Entgeltsystemen, die durch Fallpauschalen stärkere Anreize zu einer höheren Wirtschaftlichkeit bieten und nur noch die Diagnosen und Therapien bezahlen, die aus evidenzbasierter Medizin abgeleitet sind.

Staatliche Systeme sind im Hinblick auf einen zentralen Durchgriff bei der Kostensteuerung Selbstverwaltungssystemen überlegen, aber sie können auch nur den Ressourceneinsatz besser steuern, nicht das gesundheitspolitische Ergebnis, wofür lange Wartezeiten bei vielen Operationen oder aufwendigen Diagnosemethoden in staatlichen Systemen ein anschauliches Beispiel sind. Sozialversicherungssysteme und korporatistische Aushandlungsprozesse haben den Nachteil, dass sie auf Konsens der Partner angewiesen sind, was zu sachgerechteren Lösungen führen kann, aber auch zu Blockaden, weil Verbandsinteressen dominieren und politisch gewollte Lösungen konterkariert werden, wofür der lange und bisher weitgehend wirkungslose Kampf um eine Neuordnung des Arzneimittelmarktes in Deutschland ein beredtes Beispiel ist.

In den Mitgliedsstaaten ist auch zu beobachten, dass die »reinen« Systeme in einem Prozess der Veränderung sind. So ist der britische National Health Service als Prototyp eines staatlichen Gesundheitssystems durch die Trennung zwischen der Funktion des Leistungserbringers und der Funktion der Finanzierung in hohem Maße dezentralisiert und dem Wettbewerb unterworfen worden. Das idealtypische, korporatistische Verhandlungssystem zwischen den Sozialpartnern Krankenkassen und Leistungsanbietern in der Bundesrepublik ist im Gegensatz dazu in den letzten Jahren mit einer immer größeren Regelungsdichte überzogen worden, teilweise als notwendige Reaktion auf mehr Wettbewerb in Teilbereichen wie die freie Wahl der Krankenkasse durch die Versicherten, die eine Re-Regulierung des Risikoausgleichs erforderte, wenn der soziale Ausgleich gewährleistet bleiben soll.

Der Vergleich von Gesundheitsindikatoren innerhalb Europas ist nicht einfach, weil es bisher keinen Konsens unterhalb sehr allgemeiner Gesundheitszie-

Gesundheitspolitik in der Europäischen Gemeinschaft

le über gesundheitspolitische Einzelziele gibt, aber er wird mit der Gesundheitsberichterstattung im Rahmen der WHO und der Europäischen Gemeinschaft zunehmend leichter und sich darauf zuspitzen, mit welchem Ressourcenaufwand die einzelnen Mitgliedsstaaten ein hohes Lebensalter bei gleichzeitig hoher Lebensqualität realisieren. Angesichts des für reiche Staaten typischen, hohen Gesundheitsniveaus ist eine Steigerung in den europäischen Staaten vor allem davon abhängig, inwieweit die Zahl der vermeidbaren Todesfälle insbesondere in den mittleren Lebensjahren gesenkt und andererseits die Ungleichverteilung von Gesundheit und Krankheit in Abhängigkeit vom Einkommen, beruflichem Status und Bildung verringert werden kann. (Vgl. Kommission der Europäischen Gemeinschaften 2001, 11f.) Mit steigendem Wohlstand nehmen auch die Ansprüche an eine gute Gesundheitsversorgung zu und die Menschen sind besser über die alternativen Handlungsmöglichkeiten informiert. Nicht zuletzt die elektronischen Medien bieten einen leichten und gezielten Zugang zu medizinischen Informationen und werden dazu beitragen, dass die Möglichkeiten des nationalen Versorgungssystems mit denen in Nachbarländern verglichen werden. (Vgl. Kommission der Europäischen Gemeinschaft, 2001: 8) Selbst wenn es nur ein eingeschränktes Recht gibt, die Anbieter von Gesundheitsleistungen in Europa frei zu wählen, wird ein Druck auf die nationalen Gesundheitssysteme ausgeübt, ihren Bürgern vergleichbare Leistungen zu bieten. Diese indirekte Wirkung in Form des institutionellen Wettbewerbs wirkt sich auf die politischen Auseinandersetzungen in den Nationalstaaten um Niveau, Struktur und Finanzierung der Gesundheitsleistungen aus. Daneben ist zu klären, wie die Kompetenzen in Fragen der Gesundheit zwischen Nationalstaaten und der Europäischen Gemeinschaft verteilt sind und welcher Einfluss von den supranationalen Institutionen auf die nationale Gesundheitspolitik ausgeht.

Gesundheitspolitische Kompetenz zwischen Gemeinschaft und Mitgliedern

Der 1993 in Kraft getretene »Vertrag von Maastricht« bedeutete, wie angeführt, eine Zäsur im Einigungsprozess, weil er die Kompetenzen der Gemeinschaft in Richtung eines Sozialen Europas erweiterte und das Subsidiaritätsprinzip inhaltlich definierte. Maastricht ist nicht der Anfang vom Ende einer nationalen Sozial- und Gesundheitspolitik, sondern im Gegenteil eine Plattform für nationale Gestaltungsmöglichkeiten. Fortschritt in der Integration der Märkte soll ausdrücklich mit sozialem Fortschritt einhergehen. Art. 2 EGV in der Fassung des Amsterdamer Vertrages vom 2. 10. 1997 formuliert als Aufgabe die Errichtung eines Gemeinsamen Marktes und einer Wirtschafts- und Währungsunion und neben anderen Zielen »ein hohes Maß an sozialem Schutz«, was in Art. 3

EGV, in Buchstabe p) mit »Erreichung eines hohen Gesundheitsschutzniveaus« präzisiert wird. Dabei wird in Art. 3 Abs. 2 EGV ausdrücklich das Ziel benannt, »Ungleichheiten zu beseitigen«. Die Vielfalt der europäischen Sozial- und Rechtskulturen wird dabei anerkannt und das Subsidiaritätsprinzip inhaltlich so definiert, dass die Gemeinschaft nur dann tätig werden darf, wenn ein europarechtlicher Zweck vorliegt, eine Aufgabe national nicht gelöst werden kann, eine bessere Lösung auf der Ebene der Gemeinschaft erreichbar ist und das Übermaßverbot gewahrt wird, die supranationale Rechtssetzung muss also die Verhältnismäßigkeit wahren. (Vgl. Art. 5 EGV und Protokoll über die Anwendung der Grundsätze der Subsidiarität und der Verhältnismäßigkeit von 1997) »Ob« und »Wie« der europarechtlichen Einflussnahme auf die nationale Sozial- und Gesundheitspolitik sind also begrenzt. (Vgl. Heinze 1995, 193ff.)

Hinsichtlich der Wirtschaftspolitik sind in der Europäischen Gemeinschaft die wesentlichen Kompetenzen auf die supranationale Ebene übertragen, für die Sozialpolitik und insbesondere die Gesundheitspolitik gilt das Territorialprinzip, also die nationale Zuständigkeit für die rechtliche Gestaltung der Gesundheitsversorgung und -finanzierung. Faktisch und auch rechtlich gibt es durch die Vereinheitlichung der Märkte Rückwirkungen auf den Gesundheitssektor, die im vierten Kapitel über die Auswirkungen der Binnenmarktfreiheiten untersucht werden. Die ersten europarechtlichen Regelungen in der Gesundheitspolitik haben die Freizügigkeit der Arbeitnehmer und die Niederlassungsfreiheit der Selbständigen gesichert, indem sie in ihrem Beschäftigungsland den einheimischen Erwerbstätigen gleichgestellt wurden. (Vgl. Art. 42 EGV und die VO (EWG) Nr. 1408/71 über die Wanderarbeit) Der größeren Mobilität der EU-Bürger wurde in der Form Rechnung getragen, dass der Schutz durch die gesetzliche Krankenkasse auch für die Fälle gewährt wird, wo Arbeits- und Wohnort auseinander fallen, oder auf einer Reise im Rahmen einer Notfallbehandlung ärztliche Leistungen in Anspruch genommen werden. Grundsätzlich ist eine Inanspruchnahme von Leistungen im Ausland möglich, wenn zuvor die Genehmigung der nationalen Krankenkassen eingeholt wurde, was bei Spezialbehandlungen, aber auch bei Rentnern, die in angenehmeren Klimazonen »überwintern«, von Relevanz ist.

Im Grundsatz ist es aber dabei geblieben, dass die sozialrechtlichen Regelungen auf der nationalen Ebene getroffen werden. Mit dem Vertrag von Maastricht, der 1993 in Kraft trat, ist gleichzeitig von allen Mitgliedsländern mit der Ausnahme des Vereinigten Königreichs ein Sozialprotokoll unterzeichnet worden, das die Staaten auf das Ziel der Konvergenz auch in sozialpolitischen Fragen verpflichtet, ohne dazu konkrete Maßnahmen zu vereinbaren. In den folgenden Jahren verständigten sich die Mitgliedsstaaten auf Gesundheitsaktionsprogramme, die aber auf die klassischen Handlungsinstrumente durch Rechtssetzungen über Verordnungen und Richtlinien verzichteten, sondern »soft-law«

Gesundheitspolitik in der Europäischen Gemeinschaft

anwendeten, wie Empfehlungen, Informations- und Erfahrungsaustausch und koordinierende Tätigkeiten. Die Handlungsebene lag eindeutig bei den Mitgliedsstaaten, die Gemeinschaft wurde nur ergänzend und unterstützend tätig. Ausgenommen waren die drei Bereiche Gleichstellung von Frauen und Männern, Regeln für die Freizügigkeit der Arbeitskräfte und Mindestvorschriften zum Arbeitsschutz, in denen nach Gemeinschaftsrecht eine Einzelermächtigung für die Zuständigkeit der Kommission erteilt wurde. (Vgl. Schulte, 1996: 100f.)

Die in Nizza im Jahr 2000 vom Rat beschlossene Grundrechtscharta hat den programmatischen Anspruch in Art. 35 in der Weise formuliert, dass alle Bürger der Europäischen Union ein Recht auf Gesundheitsvorsorge und ärztliche Versorgung haben und die Gemeinschaft bei allen ihren Maßnahmen und Politiken ein hohes Niveau der Gesundheit sicherstellt. (Vgl. Charta der Grundrechte der Europäischen Union vom 7. 12. 2000) Aber – so die ausdrückliche Formulierung – nach Maßgabe der nationalen Rechtsvorschriften und Gepflogenheiten. So auch der Artikel 152 EGV (Art. 129 nach alter Fassung EGV), der als Titel XIII mit dem Amsterdamer Vertrag neu eingefügt worden ist:
- Festlegung und Durchführung aller Gemeinschaftspolitiken mit einem hohen Gesundheitsschutzniveau,
- Hebung des Gesundheitsniveaus und Verhütung von Krankheiten (vorher nur Verhütung von Krankheiten),
- Beseitigung von Ursachen der Gefährdungen der Gesundheit,
- Bekämpfung von weitverbreiteten schweren Krankheiten und Erforschung ihrer Ursachen,
- Gesundheitsinformation und -erziehung,
- Förderung der Zusammenarbeit der Mitgliedsstaaten,
- Koordination von Maßnahmen unter den Mitgliedsstaaten im Benehmen mit der Kommission und
- Festlegung hoher Qualitäts- und Sicherheitsstandards für Organe und Substanzen menschlichen Ursprungs.

In Art. 152 EGV hat die Gemeinschaft die Aufgabe, die nationale Politik zu »ergänzen« und »zu fördern« und es wird jede Harmonisierung der nationalen Rechts- und Verwaltungsvorschriften ausgeschlossen. Aber der Aufgabenbereich ist stark erweitert, weil hier nicht die »öffentliche« Gesundheit im eingeschränkten, deutschen Verständnis dieses Begriffes als staatlicher »Öffentlicher Gesundheitsdienst« gemeint ist, sondern das angelsächsische Verständnis von Public Health als die Summe aller Faktoren, die auf die Gesundheit der Bevölkerung einwirken. Das wird deutlich an den der Gemeinschaft übertragenen Aufgaben, den Gesundheitszustand zu heben und eben nicht nur, Krankheiten zu verhindern. Die Ursachen von Krankheiten zu reduzieren setzt auf die Veränderung von Verhältnissen und Verhalten, die krank machen. Es betont das Ziel der Gesundheitsförderung und Prävention. Diese sehr breite Formulierung öffnet der

Gemeinschaft ein weites Betätigungsfeld, von dem ein erheblicher, faktischer Veränderungsdruck auf die nationalen Systeme ausgehen kann. In einem komplizierten Verfahren nach Art. 251 EGV, das das Europäische Parlament beteiligt, kann der Rat mit qualifizierter Mehrheit Maßnahmen beschließen, aber die nationalen Interessen sind durch den Verfahrensablauf stark abgesichert, sodass schnelle Veränderungen unwahrscheinlich sind, aber das Ziel der Konvergenz ist hiermit noch einmal betont, insbesondere muss Festlegung und Durchführung aller Gemeinschaftspolitiken und -maßnahmen ein hohes Niveau des Gesundheitsschutzes sicherstellen. Der Konflikt um ein gemeinschaftsweites Werbeverbot für Tabakprodukte und die gleichzeitige Förderung des Tabakanbaus im Rahmen der Agrarpolitik wirft ein Schlaglicht auf die Konfliktlage.

In Titel XVIII des EGV ist der Gemeinschaft eine Kompetenz im Bereich der Forschung und der technologischen Entwicklung eingeräumt worden, die in Art. 163 ausdrücklich vorsieht, Forschungsmaßnahmen zu unterstützen, die aufgrund von Zielen des EGV erforderlich sind. Dies bietet ein weites Feld für gemeinschaftliche Forschung, um insbesondere verbreitete Krankheiten und die Wirksamkeit von Therapien und medizinischen Technologien zu erforschen und europäische Exzellenzzentren zu bilden.

In einer Mitteilung der Kommission an den Rat, das Europäische Parlament, den Wirtschafts- und Sozialausschuss und den Ausschuss der Regionen vom 5. 12. 2001 zu »Die Zukunft des Gesundheitswesens und der Altenpflege« werden drei langfristige Ziele definiert (Kommission, 2001:11ff.):

■ Sicherung des Zugangs zur medizinischen Versorgung
Die soziale Ausgrenzung durch Armut und die Folgen für die Gesundheit sollen bekämpft werden, indem mehr für Gesundheitserziehung und Gesundheitsvorsorge getan wird. Der Zugang zu medizinischer Versorgung soll durch höhere Kostenübernahme bis Kostenfreiheit für Geringverdienende gesichert werden.

■ Sicherung einer hohen Qualität
Es soll eine hochwertige Gesundheitsversorgung sichergestellt werden mit »bestmöglichem« Kosten-Nutzen-Verhältnis. Vergleiche von Gesundheitssystemen und Behandlungsmethoden sollen ein Benchmarking und die Suche nach »besten Lösungen« ermöglichen.

■ Sicherstellung der langfristigen Finanzierbarkeit
Hier beschreibt die Kommission die unterschiedliche Herangehensweise der Mitgliedsstaaten, um die Kosten im Gesundheitswesen zu begrenzen. Sie enthält sich jeder wertenden Stellungnahme und formuliert nur den Anspruch, einen Erfahrungsaustausch zu ermöglichen, wie bei Erhalt der Leistungsfähigkeit der Kostenanstieg eingedämmt werden kann.

Die Kommission hat mit diesen Langfristzielen die zentralen Probleme der Gesundheitspolitik in den Mitgliedsstaaten benannt, aber selber keine gesetzgeberischen Maßnahmen vorgeschlagen, wofür ihr auch die Kompetenz fehlt. Sie

Gesundheitspolitik in der Europäischen Gemeinschaft

hat den Zielkonflikt zwischen den Einzelzielen richtig analysiert und insoweit deutlich gemacht, dass die nationalen Strategien Lösungen finden müssen, die mit dem Anspruch einer Vertiefung der europäischen Einheit auch bei den sozialpolitischen Zielen nicht in Widerspruch geraten dürfen. Diesen Prozess will sie durch ihre eigenen Aktivitäten unterstützen. Schon die angestrebte Gesundheitsberichterstattung auf europäischer Ebene, die über den Fortschritt in der gemeinsamen Sozial- und Gesundheitspolitik berichten soll, setzt eine Verständigung über Ziele und Gesundheitsindikatoren voraus, wovon die Mitgliedsstaaten noch weit entfernt sind. In Deutschland gilt als zusätzliches Erschwernis, dass der Bund unter den Bedingungen eines föderativen Staates nur gemeinsam mit den Ländern handlungsfähig ist und der Prozess einer Verständigung auf nationale Gesundheitsziele gerade erst zaghaft begonnen wurde. Ein gesamteuropäischer Diskurs über Ziele und Instrumente der Gesundheitspolitik ist aber eingeleitet und dabei werden Effektivität und Effizienz unterschiedlicher Gesundheitsversorgungssysteme notwendigerweise verglichen, auch wenn das nicht von allen Mitgliedstaaten unter Verweis auf die nationalen Kompetenzen gewollt wird. Die Möglichkeit des Vergleichens wird Fragen an die nationalen Systeme provozieren und den Anlass für Veränderungen liefern, wobei absehbar nicht im Vordergrund stehen wird, welches System im Sinne eines staatlichen Gesundheitsdienstes, einer sozialen Krankenversicherung oder privater Versorgung und Finanzierung das beste ist, sondern welche Elemente des jeweiligen Systems im Hinblick auf die Erfahrungen in anderen Mitgliedstaaten angepasst werden sollten, um das Ziel eines hohen Niveaus des Gesundheitsschutzes, der Kosteneffizienz und der Zugänglichkeit der Krankenversorgung zu erreichen.

Binnenmarktfreiheiten und Wettbewerbsregeln

Auf einem funktionsfähigen Markt steuert der Preis das Angebot und die Nachfrage und bewirkt so eine optimale Allokation der Ressourcen. Dem Markt für Gesundheitsgüter fehlen so gut wie alle Voraussetzungen, dass dieser in anderen Bereichen sehr wirksame Steuerungsmechanismus funktionieren kann. Den souveränen Konsumenten als Nachfrager, der seine Bedarfe vollständig kennt und beurteilen kann, welche Gesundheitsgüter ihm nützen, gibt es nicht. Gerade der bei normaler Preisbildung so wichtige Lernprozess, Qualität und Preise der Produkte verschiedener Anbieter zu vergleichen, ist bei Krankheit im Normalfall ausgeschlossen. Zwischen Anbieter und Nachfrager besteht eine extreme Informationsasymmetrie und der Leistungsanbieter entscheidet in der Regel, was nachgefragt wird. Der Schutz vor den Folgen von Krankheit unabhängig von der individuellen Zahlungsfähigkeit wird in allen europäischen Staaten als ein wichtiges politisches Ziel angesehen und nicht der Verteilung des Marktes überlassen, auch wenn das Niveau der sozialen Sicherung unterschiedlich ist und in allen Mitgliedsstaaten diskutiert wird, wo die Grenze zwischen Eigenverantwortlichkeit und gesellschaftlicher Absicherung liegen sollte.

Es ist aber allgemein akzeptiert, dass der Gesundheitsmarkt kein Markt im eigentlichen Sinne ist, sondern einer intensiven Regulierung unterworfen werden muss, wenn die angestrebten, sozialpolitischen Ziele erreicht werden sollen. Die Art der Regulierung ist in den Mitgliedsstaaten sehr unterschiedlich, wodurch die besondere Schwierigkeit zu erklären ist, eine gemeinsame Sozial- und Gesundheitspolitik zu formulieren. Die fehlende Einigungsfähigkeit zwischen den Mitgliedsstaaten hat deshalb auch den Europäischen Gerichtshof in die Rolle gebracht, Hüter, wenn nicht sogar der Motor eines Prozesses zu sein, der auch im Bereich der Gesundheitspolitik die Idee der europäischen Gemeinschaft, wie sie in den Verträgen vereinbart ist, zu verwirklichen. (vgl. European Commission, 2001: 23)

Der Europäische Gerichtshof hat in verschiedenen Urteilen klargestellt, dass die Wettbewerbsregeln und Binnenmarktfreiheiten auch für Gesundheitsgüter und -dienstleistungen gelten und nur eingeschränkt werden dürfen, wenn es zwingende Gründe des Allgemeinwohls gibt. Der Gerichtshof erkennt die Besonderheiten des Gesundheitsmarktes an und sieht den Konflikt, der entstehen kann, wenn die Versicherten in einer gesetzlichen Krankenversicherung oder die Anspruchsberechtigten in einem nationalen Gesundheitsdienst die Leistungsanbieter in einem beliebigen EU-Land frei wählen könnten, weil dann die finanzielle Stabilität der Versorgungssysteme und der staatliche Sicherstellungsauftrag gefährdet werden könnte.

Nur daraus lassen sich Einschränkungen der Binnenmarktfreiheiten begründen, die ansonsten gültig sind und nicht durch einzelstaatliche Regelungen konterkariert werden dürfen, die die Staatsangehörigkeit zum diskriminierenden Kriterium machen. Die einschlägigen Urteile des EuGH sind nicht nur in der Bundesrepublik zum Teil in einer Weise aufgenommen worden, als wäre damit das Ende einer nationalen Gesundheitspolitik eingeläutet und das Einkaufsmodell für Gesundheitsleistungen auf europäischer Ebene zwingend. So weitreichende Schlussfolgerungen sind weder im Wortlaut noch im Geist der Europäischen Verträge angelegt. Im Gegenteil: Maastricht hat das Subsidiaritätsprinzip unterstrichen und konkretisiert, was sich in der Spruchpraxis der EuGH wiederfindet. Richtig ist aber, dass eine verbreitete Auffassung, der Gesundheitssektor wäre von den Europäischen Verträgen nicht betroffen, falsch ist. Die Binnenmarktregeln gelten und Ausnahmen müssen begründet werden.

Freier Warenverkehr (Art. 28 EGV)

Gesundheitsgüter sind Waren und ihr freier Verkehr darf nur beschränkt werden, wenn es dafür ein Allgemeininteresse wie Schutz der Gesundheit oder finanzielle Stabilität des Versorgungssystems gibt. Die Konfliktlage wird bei Arzneimitteln oder Heilmitteln besonders deutlich. Nach den in Deutschland geltenden Regeln des Sachleistungsprinzips und dem Monopol der niedergelassenen Apotheken, verschreibungspflichtige Arzneimittel zu vertreiben, wäre eine Kostenerstattung für im Ausland beschaffte Medikamente unzulässig. Wenn Versandhandel zugelassen wird und die Qualitätsstandards einer sicheren Versorgung eingehalten werden, was im Hinblick auf Beratung und Aufklärung in der Muttersprache (Beipackzettel!) nicht einfach, aber lösbar ist, dürfte es keinen Ausschluss von Leistungsanbietern aus anderen EU-Staaten geben. Zweifelsfrei ist die Obergrenze der Kostenerstattung durch die Preise der nationalen Produkte definiert, aber gerade bei Arznei- und Heilmitteln könnte sich die positive Wirkung des Wettbewerbs entfalten, weil sie in anderen Mitgliedsstaaten deutlich billiger sind, der freie Handel also gerade dazu beiträgt, die finanzielle Situation der Krankenkassen zu verbessern. Gleichzeitig zeigt das Beispiel, wie notwendig eine abgestimmte, europäische Politik über Qualitätsstandards der medizinischen Produkte und der Qualifikation der Apotheker ist. Schwieriger zu beantworten ist die Frage, welche Auswirkungen eine vollständige Freigabe der Märkte auf die Versorgung mit Apotheken in der Fläche hat, was Teil des Abwägungsprozesses sein muss, ob es ein Allgemeininteresse gibt, die Binnenmarktfreiheit einzuschränken.

Freier Personenverkehr (Art. 18, 39, 42 und 43 EGV)

Je größer die Mobilität der Personen innerhalb der Europäischen Gemeinschaft, desto größer ist die Notwendigkeit europäischer Regeln, um die sozialen Rechte zu wahren. Die EWG-Verordnung 1408/71 hat dazu die notwendigen rechtlichen Voraussetzungen geschaffen. Aber auch die gegenseitige Anerkennung der Diplome von Ärzten und anderen Heilberufen auf der Basis von gemeinsam anerkannten Anforderungen der Ausbildung hat dazu beigetragen, die Mobilität innerhalb der EU zu erleichtern.

Freier Dienstleistungsverkehr (Art. 49 und 50 EGV)

Der größte Teil der Gesundheitsausgaben wird für ambulante oder stationäre Dienstleistungen getätigt. Mit den Urteilen des EuGH zu den Fällen Kohll und Decker aus dem Jahr 1998 war den Klägern das Recht zugestanden worden, kiefernchirurgische Behandlungen bzw. Leistungen eines Optikers in einem benachbarten Staat in Anspruch zu nehmen, ohne dass die Krankenversicherung dies vorher genehmigen muss. Es bestanden noch Zweifel, ob der EuGH für alle ambulanten und stationären Leistungen die Dienstleistungseigenschaft bejahen würde, was mit seinem Urteil im Juli 2001 zu den Fällen Smits und Peerbooms geschehen ist. Für alle Mitgliedsstaaten ist damit klargestellt, dass sie bei ihren nationalen Regulierungen die wirtschaftspolitischen Regeln des Binnenmarktes zu berücksichtigen haben und das Sachleistungsprinzip dafür kein Hindernis ist. Sie dürfen vom Grundsatz des freien Binnenmarktes nur abweichen, wenn aus Gründen des Gesundheitsschutzes, dazu gehört auch die Funktionsfähigkeit der nationalen Versorgungssysteme, oder der finanziellen Stabilität der Krankenversorgung das Allgemeininteresse gefährdet wird. (Vgl. Bieback, 2002: 562f.) Das Gericht formuliert als Bedingungen für eine Leistungsinanspruchnahme im Ausland gegen Kostenerstattung, dass es sich um eine medizinische Leistung handelt, die dem Stand des Wissens entspricht und die im Inland nicht oder nur mit einer unangemessenen Wartezeit erbracht werden kann. (Vgl. European Commission 2001, 11f.; Bieback 2001, 561ff.) Im Einzelfall mag es streitig sein, was eine angemessene Wartezeit ist, aber der Beschluss des britischen National Health Service im August 2001, also nach der Entscheidung des EuGH zu den Fällen Smits und Peerbooms, die Operationskosten von Patienten zu übernehmen, die sich im Ausland operieren lassen, ist ein Beispiel, dass die Binnenmarktfreiheiten durchaus wirksam sein können, wenn nationale Regulierungen die notwendige medizinische Behandlung nicht sicherstellen. (Vgl. Jones, 2002: 1036) Ob nun die Rechtsprechung des EuGH oder der Druck der englischen Bevölkerung, die nicht mehr bereit ist, lange Wartezeiten zu akzeptieren, zu dieser Entwicklung geführt hat, kann nicht eindeutig zugeordnet werden. Die finanzielle Randbedingung, dass die Kosten für die Auslandsbehandlung aus den Budgets der regionalen Health Authorities zu finanzieren sind, wird jedenfalls einen Wettbewerbsdruck auf die inländischen Krankenhäuser ausüben.

Freier Kapitalverkehr (Art. 56 EGV)
Die Freiheit des Kapitalverkehrs hat bisher keine besonderen Probleme aufgeworfen, weil Krankenhäuser überwiegend im Eigentum öffentlicher oder freigemeinnütziger Träger sind und sich das Problem im niedergelassenen Bereich nicht stellte. Das kann im Zusammenhang mit den zunehmenden Privatisierungen von Krankenhäusern als Folge der Finanzkrise der Kommunen in der Bundesrepublik durchaus anders werden, aber auch dann gilt, dass die Länder ihre Verantwortung wahrnehmen müssen, die stationäre Versorgung sicherzustellen. Allerdings dürfen sie bei ihren Maßnahmen ausländische Anbieter nicht diskriminieren, wenn sie nicht gegen die Freiheit des Kapitalverkehrs verstoßen wollen. Wenn dem Eigentum an Krankenhäusern eine besondere Rolle zur Erfüllung des Sicherstellungsauftrages zugemessen wird, dann wird man nur so reagieren können, dass die Mehrheit der Anteile bei der öffentlichen Hand bleibt.
Auch wenn die europarechtliche Frage geklärt ist und eine Inanspruchnahme ausländischer Leistungsanbieter auch ohne vorherige Genehmigung der natio-

nalen Krankenkassen möglich ist, sollten die faktischen Auswirkungen der Binnenmarktfreiheiten bei der ambulanten und stationären Behandlung im Gegensatz zu den Auswirkungen bei Arznei- und Heilmitteln nicht überschätzt werden. Ambulante und stationäre Versorgung ist im Wesentlichen ein lokales Geschehen, weil die Patienten den Arzt »um die Ecke« oder das nahe gelegene Krankenhaus vorziehen. In den Grenzregionen innerhalb der EU kann das anders sein, aber die Erfahrungen aus den Euroregionen (Rhein-Maas, Rhein-Waal), in denen es bilaterale Behandlungsverträge zwischen Krankenkassen und Leistungserbringern gibt, zeigen sehr deutlich, dass sich die grenzüberschreitenden Behandlungsfälle in engen Grenzen halten und eher bei Spezialbehandlungen stattfinden. Ansonsten sind Sprache und Kultur doch Barrieren, die einen Wechsel zu ausländischen Leistungsanbietern begrenzen. (Vgl. European Commission 2001, 13ff.) In den Grenzregionen kommen aber auch die Vorteile des Binnenmarktes am ehesten zum Tragen, weil

- Angebotsdefizite leichter gedeckt werden können,
- die Präferenzen der Patienten eher befriedigt werden,
- Anreize spürbar sind, das eigene System zu verbessern,
- durch größere Absatzmärkte Skalenerträge realisiert werden und
- die Flexibilität erhöht wird.

Schaub kommt auf der Basis ihrer Fallstudien zur grenzüberschreitenden Gesundheitsversorgung in Europa zu dem Ergebnis, dass sich die Vision eines europäischen Gesundheitsmarktes zunächst in den Grenzregionen zeigen wird. (Vgl. Schaub, 2001: 115f) Ihr ist zuzustimmen, dass die Konvergenz der unterschiedlichen Gesundheitssysteme aber nicht in erster Linie durch den Wettbewerbsdruck eines europäischen Binnenmarktes erzeugt wird, sondern durch den erzeugten Druck innerhalb der Mitgliedsstaaten, der von der Kostenentwicklung und den Qualitätsanforderungen verursacht wird. (Vgl. Schaub, 2001: 34)

Zum primären Recht der Europäischen Gemeinschaft gehören auch die Wettbewerbsregeln der Art. 81-86 EGV, die wettbewerbsbeschränkende Vereinbarungen und Verhaltensweisen verbieten. Nach Art. 86 Abs. 1 EGV gilt das ausdrücklich auch für öffentliche Unternehmen oder Unternehmen, denen die Mitgliedsstaaten besondere Rechte gewährt haben. Die Relevanz dieser Regelungen ist im Zusammenhang mit der Verabschiedung von Festbeträgen für Arzneimittel deutlich geworden. Die Arzneimittelindustrie sieht in der Vereinbarung von Festbeträgen zwischen den Sozialpartnern eine wettbewerbswidrige Preisabsprache und damit einen Verstoß gegen das europäische Kartellrecht, auch wenn die §§ 35 und 36 SGB V als lex specialis eine Ausnahme vom nationalen Kartellrecht zulässt. Der entscheidende Punkt ist, ob die Krankenkassen Unternehmen im Sinne des Artikels 86 EGV sind, was der EuGH in seiner Rechtsprechung verneint, so lange sozialpolitische Aufgaben wahrgenommen werden und nicht am Markt agiert wird. Kriterien sind (vgl. Knispel, 2001: 7ff.):

- die Finanzierung der Krankenkassen oder vergleichbarer Institutionen durch gesetzliche Beiträge, die sich in der Höhe nach der ökonomischen Leistungsfähigkeit und nicht nach der Risikoäquivalenz richten und
- die gesetzliche Festlegung der Leistungen nach dem Bedarf.

Damit kommt es auf die sozialpolitische Aufgabenstellung an, die eine marktferne Regulierung begründet und die Regeln über Wettbewerbsbeschränkungen, die für Wirtschaftunternehmen gelten, nicht zur Anwendung kommen lässt. Der EuGH hat damit eine funktionale Abgrenzung vorgenommen, die nicht ausschließt, dass in Teilbereichen auch bei Krankenkassen wirtschaftliche Tätigkeit vorliegt, die dann dem europäischen Wettbewerbsrecht unterworfen ist. Dann ist es nach Art. 86 Abs. 2 EGV aber immer noch denkbar, spezielle Regelungen zu treffen, um die finanzielle Stabilität des Gesundheitssektors zu gewährleisten, etwa bei der Preisregulierung für Arzneimittel. Es wird im Einzelfall zu prüfen sein, ob es sich um eine Wettbewerbssituation handelt, die das Versorgungsniveau verbessern kann, oder ob zur Sicherung des Versorgungsauftrages das SGB V »europafest« gemacht werden muss. (Vgl. Arbeitsgemeinschaft der Spitzenverbände, 2000: 14ff.) Das Recht der Gemeinschaft lässt der nationalen Gesundheitspolitik jedenfalls die Freiheit, eine solidarische Krankenversorgung und -finanzierung zu gestalten. Was marktförmig organisiert wird, unterliegt den Regeln des Wettbewerbsrechts und der Marktfreiheiten des europäischen Binnenmarktes. Damit bestehen ausreichende Möglichkeiten für eine nationale Gesundheitspolitik und ein Verweis auf europäische Regulierungen kann nicht als Alibi benutzt werden, um den erreichten Stand der Gesundheitsversorgung abzubauen. Die Ziele der Europäischen Gemeinschaft verlangen aber eine stärkere Koordination und Kooperation, um dem Konvergenzziel näherzukommen.

Offene Koordinierung als Chance

Der Ministerrat hat neben Verordnungen und Richtlinien die Politik der offenen Koordinierung als ein weiteres Instrument der Europäischen Gemeinschaft etabliert. Darunter wird verstanden, dass sich die Mitgliedsstaaten unterhalb der Ebene einer rechtlichen Bindung darüber verständigen: (vgl. Busse, 2002: 10)
- welche politischen Ziele verfolgt werden,
- in welchem Zeitrahmen sie realisiert werden sollen,
- welche Indikatoren Ziel und Zielerreichungsgrad abbilden,
- welche Benchmarks formuliert werden,
- wie die Umsetzung in nationale und regionale Politik erfolgen soll und
- wie die Zielerreichung kontrolliert werden soll.

Die oben geschilderten Ziele, ein hohes Gesundheitsniveau zu realisieren, den Zugang zum Versorgungssystem offen zu halten und die langfristige Finanzierbarkeit zu sichern, stellen den richtigen Rahmen dar, der aber konkret gefüllt werden muss. Wenn das Ziel einer hohen Lebenserwartung bei guter Lebensqualität erreicht werden soll, wird die Gesundheitspolitik darauf fokussiert werden müssen, die Folgen sozialer Ungleichheit auf die Gesundheit zu mindern und die Zahl der vermeidbaren Todesfälle zu senken. Informationsaustausch und ein Prozess des Benchmarking, um aus den nationalen Erfahrungen zu lernen, wie eine effektive und effiziente Gesundheitspolitik zu gestalten ist, werden einen Wettbewerb um die besten institutionellen Lösungen in Gang bringen und darüber den Prozess der Konvergenz vertiefen.

Die Methode der offenen Koordinierung ist im Zusammenhang mit der Wirtschafts- und Währungsunion praktiziert worden, indem eine Verständigung über die Beitrittskriterien zur gemeinsamen Währung und über die Indikatoren zur Haushaltsstabilität erreicht wurde, die zugleich ein hohes Maß an Verbindlichkeit hatten und mit Sanktionsandrohungen verbunden wurden, wenn die vereinbarten Ziele nicht eingehalten werden. Ein vergleichbarer faktischer Druck zum gemeinsamen Handeln anlässlich der Aufgabe der nationalen Währungen und der Übertragung geldpolitischer Kompetenzen auf eine supranationale Institution besteht im Bereich der Gesundheitspolitik nicht. Im Gegenteil, weil der Wechselkurs innerhalb der Euro-Zone nationale Produktivitätsunterschiede nicht mehr ausgleicht, gibt es über einen längeren Zeitraum die Notwendigkeit, unterschiedliche Versorgungsniveaus zu akzeptieren, aber einen Prozess des Sozialdumpings zu verhindern. Dazu können Mindeststandards beitragen, die zwischen den Mitgliedsstaaten vereinbart werden, aber die Art der Maßnahmen in der nationalen Kompetenz belassen.

Die Binnenmarktfreiheiten und das europäische Wettbewerbsrecht haben Rückwirkungen auf den Gesundheitssektor. Insbesondere gilt, dass keine Leistungsanbieter wegen ihrer Nationalität diskriminiert werden dürfen, wenn die Binnenmarktfreiheiten zulässig beschränkt werden, um die Funktionsfähigkeit und finanzielle Stabilität des Versorgungssystems zu sichern. Die Einschränkungen müssen begründet werden und dürfen nicht gegen den Grundsatz der Verhältnismäßigkeit verstoßen. Größere Mobilität der Personen erfordert auch mehr Abstimmung zwischen den Mitgliedsstaaten, um die sozialen Ansprüche bei einem Wechsel zwischen den Staaten zu wahren. Die Möglichkeiten für Versicherte, ausländische Leistungsangebote zu wählen, sollten erweitert werden, was in Grenzgebieten, bei Spezialbehandlungen oder Arznei- und Heilmitteln den Wettbewerbsdruck erhöhen kann, ohne dass die Versorgung oder finanzielle Stabilität gefährdet wird. Von der Anwendung des Sachleistungsprinzips muss dann – wenn es nicht zu bilateralen Verträgen mit ausländischen Leistungsanbietern kommt – zugunsten des Kostenerstattungsprinzips abgewichen werden. Dabei darf nur das als Leistung anerkannt werden, was auch im Inland erstattungsfähig ist, denn die nationale Steuerungsfähigkeit wäre gefährdet, wenn das

Leistungsvolumen durch die Wahl des Behandlungsortes erweitert werden könnte. Um die Vergleichbarkeit von Diagnose- und Therapieverfahren zu erleichtern, ist eine Verständigung über die ausschließliche Anwendung evidenzbasierter medizinischer Verfahren sinnvoll. Der Austausch von Informationen und die Kooperation in der Forschung ist auch ein Beitrag, Doppelarbeit zu vermeiden und einen »Mehrwert« durch europäische Zusammenarbeit zu erzielen, für den das Verfahren der offenen Koordinierung einen Rahmen bildet. Das Verfahren leidet zur Zeit an der stark gouvernementalen Entscheidungsstruktur. Deshalb sollte eine stärkere Einbeziehung des Europäischen Parlaments und ein öffentlicher Dialog über eine solidarische Gesundheitspolitik in Europa als Instrument genutzt werden, die Europäische Gemeinschaft fortzuentwickeln.

Literatur

Abel-Smith et al. (1997), Choices in Health Policy, An Agenda for the European Union, Dartmouth et al.

Arbeitsgemeinschaft der Spitzenverbände der gesetzlichen Krankenkassen (2000), Strategischer Umgang der GKV mit den aktuellen europarechtlichen Entwicklungen

Bieback, Karl-Jürgen (2001), Etablierung eines Gemeinsamen Marktes für Kankenbehandlung durch den EuGH, in: Neue Zeitschrift für Sozialrecht, 10. Jg., 11/ 2001

Busse, Reinhard (2002), Anwendung der »offenen Methode der Koordinierung« auf die europäische Gesundheitspolitik, in: Gesundheit und Gesellschaft-Wissenschaft, 2. Jg., 2/2002

Döring, Dieter; Hauser, Richard (Hrsg.) (1995), Soziale Sicherheit in Gefahr, Zur Zukunft der Sozialpolitik, Frankfurt am Main

Europäisches Parlament (2000), Bericht über die Zusatzkrankenversicherung, Ausschuss für Beschäftigung und soziale Angelegenheiten, A5-0266/2000, endgültig

European Commission, Health&Consumer Protection Directorate-General, Directorate G – Public Health (2001), The Internal Market and Health Services, Report of the High Level Committee on Health

Heinze, Meinhard (1995), Der Einfluss der europäischen Integration auf die Sozialpolitik, in: Döring, Dieter; Hauser, Richard (Hrsg.)

Jones, Simon (2001), Großbritanniens Krankenhäuser auf dem Weg aus der Krise?, in: Das Krankenhaus, 11/2001

Knispel, Ulrich (2001), Zur Bedeutung des Europäischen Wettbewerbsrechts für die gesetzliche Krankenversicherung, in: Gesundheit und Gesellschaft-Wissenschaft, 1. Jg., 2/2001

Kommission der Europäischen Gemeinschaften (2000), Mitteilungen der Kommission an den Rat, das Europäische Parlament, den Wirtschafts- und Sozialausschuss und den Ausschuss der Regionen über die gesundheitspolitische Strategie der Europäischen Gemeinschaft, Vorschlag für einen Beschluss des Europäischen

Parlaments und des Rates über ein Aktionsprogramm der Gemeinschaft im Bereich der öffentlichen Gesundheit (2001-2006), KOM (2000) 285 endgültig, 2000/ 0119 (COD)

Kommission der Europäischen Gemeinschaften (2001), Mitteilungen der Kommission an den Rat, das Europäische Parlament, den Wirtschafts- und Sozialausschuss und den Ausschuss der Regionen, Die Zukunft des Gesundheitswesens und der Altenpflege: Zugänglichkeit, Qualität und langfristige Finanzierbarkeit sichern, KOM (2001) 723 endgültig

Sachverständigenrat zur Begutachtung der gesamtwirtschaftlichen Entwicklung (1989), Jahresgutachten 1989/90, Weichenstellungen für die neunziger Jahre, Stuttgart

Schaub, Vanessa Elisabeth (2001), Grenzüberschreitende Gesundheitsversorgung in der Europäischen Union, Die gesetzlichen Gesundheitssysteme im Wettbewerb, Baden-Baden

Schmähl, Winfried; Rische, Herbert (Hrsg.) (1997), Europäische Sozialpolitik, Baden-Baden

Schmähl, Winfried (1997), Europäische Sozialpolitik und die sozialpolitische Bedeutung der europäischen Integration, in: Schmähl, Winfried; Rische, Herbert (Hrsg.), Europäische Sozialpolitik, Baden-Baden

Schulte, Bernd (1997), Kompetenzen der Europäischen Union – Rechtlicher und institutioneller Rahmen; Rolle des EuGH, in: Gesellschaft für Versicherungswissenschaft und -gestaltung (Hrsg.), Einfluss der Europäischen Union auf das Gesundheitswesen in der Bundesrepublik Deutschland, Bonn

Manfred Fiedler
Nationale Gesundheitspolitik in globalisierten Märkten

Die Gesundheitspolitik hat in den letzten Jahren an Bedeutung gewonnen. Dieser Bedeutungszuwachs begründet sich vor allem in der besonderen Marktsituation im Gesundheitswesen. Die Gesundheitsbranche gilt aufgrund der zunehmenden Zahl älterer und damit überproportional behandlungsintensiver Patienten als wachstumsstark und hoch innovativ. Der Strukturwandel des Gesundheitswesens, davon sind einige Konjunkturtheoretiker überzeugt, könnte eine lange Wachstumsperiode einleiten. Sie könnte zur Grundlage eines Kondratieffzyklus werden.

Die essenzielle Bedeutung des Gutes Gesundheit für den Einzelnen und die öffentliche Aufmerksamkeit für diesen Bereich lassen das Gesundheitswesen trotz der ständigen politischen Eingriffe seit Mitte der 1970er Jahre als eine langfristig stabile Branche und damit von besonderem wirtschaftlichem Interesse erscheinen.

In nahezu allen Staaten der Welt werden die Märkte für Gesundheitsleistungen als wettbewerbliche Sonderbereiche gehandelt. Diese Eigenart bringt die Gesundheit als politisch öffentliches Gut mit sich. So kommt es im Gesundheitswesen auch nicht ohne weiteres zu einem Marktgleichgewicht. Gerade in akuten Gesundheitskrisen kann der Einzelne die Nachfrage nicht selbst bestimmen, entscheidet der Gesundheitsprofi für ihn und am Ende das individuelle Einkommen. Und obwohl der moderne Kathederliberalismus beständig das Gegenteil predigt, ist Gesundheitspolitik selbst in marktliberalen Staaten weiterhin als politisches Handlungsfeld anzutreffen.

Dieses staatliche Engagement hat nicht verhindert, dass private Leistungserbringer das Gesundheitswesen dominieren. Allerdings kann ein zu großes politisches Engagement im Gesundheitswesen, wie es das Gutachten der Monopolkommission von 1998 auch ordnungspolitisch deutlich macht, die Marktdynamik hemmen. Das unterstreicht jedenfalls die Entwicklung der Preisindizes für Krankenhausleistungen in den USA. (Siehe Abbildung 1)

Die Ausgabenentwicklungen im Bereich der privaten Leistungsempfänger lagen während dieses Zeitraums in der Regel über denen der öffentlichen Finanzsysteme. Allerdings scheint das staatliche Medicaid-Programm ab 1990 eine besondere Entwicklung eingeschlagen zu haben.

Orientiert man sich an den Vereinigten Staaten mit einem Anteil der Gesundheitsausgaben von 13 Prozent (Stapf-Finé/Schölkopf/Schneider; 2001), dann hat

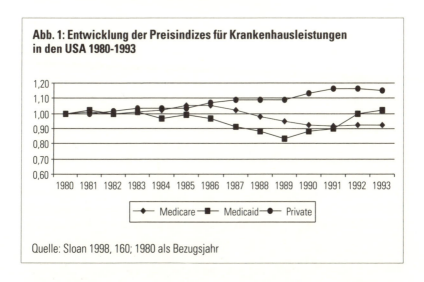

Abb. 1: Entwicklung der Preisindizes für Krankenhausleistungen in den USA 1980-1993

Quelle: Sloan 1998, 160; 1980 als Bezugsjahr

das Gesundheitswesen in allen anderen Ländern noch eine beträchtliche Ausweitung zu erwarten.

Andererseits ist nicht zu übersehen, dass die relativen Zuwächse der Ausgaben für gesundheitliche Sicherung zunehmend außerhalb öffentlicher Abgaben- und Steuersysteme aufgebracht werden. So stiegen die Anteile für die nicht-öffentlichen Ausgaben zwischen 1990 und 1997 in der EU der 15 um 25%, während die öffentlichen Ausgaben insgesamt stagnierten. In Deutschland wird diese Entwicklung besonders deutlich an der Finanzierung der Krankenhausinvestitionen – den so genannten KHG-Mitteln. Geht man von einer notwendigen Investitionsquote von wenigstens 10% aller Aufwendungen der Krankenhäuser aus, so sind die staatlichen KHG-Mittel, die für die Krankenhausinfrastruktur sorgen, schon jahrzehntelang auf einen Anteil von etwa fünf Prozent der bundesweiten Krankenhausausgaben geschrumpft. Dabei sind die Sondereffekte der deutschen Einheit unberücksichtigt geblieben. Im Krankenhausbereich kommt hinzu, dass viele Landeskrankenhausgesetze schon automatisch die Ausgaben für Krankenhausinvestitionen ständig verringern. Die pauschal auf die Planbettenzahl orientierte Krankenhausfinanzierung führt dazu, dass die Fördermittel zurückgehen, obwohl die steigenden Krankenhausfallzahlen mehr Investitionen erforderlich machen. Der im Krankenhausfinanzierungsgesetz (KHG) verankerte Grundsatz der wirtschaftlichen Sicherung durch öffentliche Investitionsmittel wird also schon lange nicht mehr erreicht. (Siehe Tabelle 1)

Der Gesetzgeber hat bereits im Gesundheitsstrukturgesetz (GSG) aus dem Jahr 1992 erste Konsequenzen gezogen. Das GSG macht nämlich erstmals auch eine anteilige Finanzierung von Krankenhausinvestitionen über den Kapitalmarkt möglich, die insbesondere private Krankenhausträger genutzt haben.

Die Finanzierung des Gesundheitswesens ändert sich grundlegend. An die Stelle einer Finanzierung durch Steuern tritt immer mehr eine Kapitalmarktfinanzierung. Diese Veränderung wird sich beschleunigen, da sich der Staat immer mehr verschuldet und er zugleich auch noch Steuersenkungen verspricht.

Die Dynamik des Gesundheitsmarktes als Wachstumsmarkt der Zukunft findet also ihre Grenzen in der staatlichen Verschuldung und im politischen Zwang zu Haushaltseinsparungen. Zu dieser Entwicklung tragen Ineffizienzen der öffentlichen Haushaltswirtschaft (Freudenberg 1994) und die gewollte Priorität von Steuersenkungen bei. Das perpetuiert die Verschuldung und beschneidet die öffentliche Handlungsfähigkeit. So verlagern sich die Gesundheitsausgaben vom

Tabelle 1: Investitionsförderung in Deutschland von 1994-1998

Ausgaben absolut in Mio. DM	1994	1995	1996	1997	1998
Westdeutschland	5194,4	5237,7	5122	4855,6	4839,7
Ostdeutschland	1974,1	2179,6	2124,4	2014,4	1988,8
Gesamt	7168,5	7417,3	7246,4	6870	6828,5
Jährliche Veränderungen in %	1994-95	1995-96	1996-97	1997-98	1994-98
Westdeutschland	0,8	-2,2	-5,2	-0,3	-6,8
Ostdeutschland	10,4	-2,5	-5,2	-1,3	0,7
Gesamt	3,5	-2,3	-5,2	-0,6	-4,7

Quelle: Karmann/Dittrich 2001

Tabelle 2: Veränderungen der Gesundheitsausgaben von 1991 bis 2000 nach Ausgabenträgern (Angaben in %)

	Ausgaben total	Lohnersatz- leistungen	Ausgaben abzgl. Lohnersatzleistungen
Öffentliche HH	-17,3	328,5	-31,8
GKV	42,4	20,9	44,0
GRV	59,8	75,9	14,8
GUV	28,0	38,4	19,7
PKV	94,4	24,3	102,4
Arbeitgeber	22,5	17,3	43,5
Private HH	83,6	0,0	83,6

Quelle: Statistisches Bundesamt, eigene Berechnungen

öffentlichen Haushalt hin zu den parafiskalischen und den privaten Finanzierungswegen (PKV und out of pocket). (Siehe Tabelle 2)

In diesem Zusammenhang trifft eine reaktive Haushaltspolitik auf die im Zeitalter der Globalisierung moderne Privatisierungs- und Deregulierungssemantik. Es vermischen sich technokratische Modellannahmen der Neoklassik mit dem realen Druck der sich entwicklungsdynamisch globalisierenden Weltwirtschaft.

Privatisierung unternehmerischer Chancen und individueller Risiken

Das Gesundheitswesen ist im Vergleich zu allen anderen sozialen Einrichtungen (wie Renten- und Arbeitslosenversicherung) ein Sondersystem. Während die Arbeitslosen- und Rentenversicherung Transfereinkommen verteilen, erfüllt das Gesundheitswesen als eine bedeutende Wirtschaftsbranche durch die gesetzliche Krankenversicherung eine Verteilungsaufgabe, die je nach Land zwischen 5 und 15% des Bruttoinlandsprodukts umfasst. Das macht ersichtlich, warum es sich hier nicht nur in Deutschland um eine der am meisten regulierten Branchen handelt. Mit anderen Worten ist im Gesundheitswesen nicht nur die Verteilungsseite von Bedeutung, sondern auch die Leistungsseite, welche als soziale Infrastruktur ein Pendant zur Sekundärverteilung bildet und somit zur sozialstaatlichen Aufgabe gehört.

Der öffentliche Sicherstellungsauftrag, der dieser Eigenart verfassungsrechtlich nicht ganz unumstritten Rechnung trägt, definiert sich nun nicht über die öffentliche Unternehmenseigenschaft, wie häufig angenommen wird, sondern im Sinne einer Letztverantwortlichkeit für die Sicherung eines ausreichenden oder bedarfsgerechten Angebots. Die Durchführung kann durch private oder durch öffentliche Akteure erfolgen. Entscheidend bleibt die öffentliche Gewährsträgerschaft.

Dabei kommt es auf die Definition der Bedarfsgerechtigkeit an. Sie folgt nationalen Gegebenheiten und sorgt für Unterschiedlichkeit der Ausgestaltung der nationalen Gesundheitssysteme und der Ansprüche an deren Wirksamkeit. Das betrifft die Angebotsstrukturen und damit Leistungsfähigkeit, Ausgabenvolumina, Angebotsdichte, Innovationsfähigkeit etc.

Bedarfsgerechtigkeit kann nicht absolut genommen werden. Vielmehr liegt den jeweiligen Ausprägungen der Einfluss nationaler Wertsysteme zugrunde. Ihre Aspekte sind: Zugang zu Leistungen in Hinsicht auf Breite (Ausschluss/Einschluss von sozialen Gruppen) und Tiefe (Ausschluss/Einschluss von Leistungen bei öffentlich garantiertem Zugang), Preiswürdigkeit des Systems, regionale Dichte der Leistungsangebote bzw. -bereitschaft, qualitative Tiefe dieser Leistungsvorhaltung, Fähigkeit, innovative Verfahren zu implementieren und zu entwickeln und schließlich die soziale Verteilung der Aufbringung der Mittel.

Die Komplexität der sozialen und strukturellen Bedingungen gesundheitspolitischer Gestaltung macht deutlich, warum gesundheitspolitische Reformen sehr langsam vorangehen. Immer ist eine Vielzahl von Akteuren mit unterschiedlichen Interessen betroffen. Es geht also nicht nur um den Widerspruch zwischen Arbeitnehmern und Arbeitgebern. Im Gegenteil spricht einiges dafür, dass diejenigen, um die es als sozial Schwache, Versicherte und potenzielle Patienten eigentlich bei der sozialen Gestaltung des Gesundheitswesens geht, die schweigsamsten Teilnehmer im Reformprozess sind.

In Deutschland und in vielen anderen Ländern sind die sozialen Sicherungssysteme Ergebnis sozialreformerischer Bemühungen der Gewerkschaftsbewegung. Die aktuelle Schwäche dieser Arbeiterbewegung, ihre konzeptionellen Mängel für länderübergreifende Antworten auf die weltwirtschaftliche Entwicklung (vgl. Gallin 2001) machen verständlich, warum es auch im Parteienspektrum kaum ernsthafte sozialreformerische Konzepte gegen den Globalisierungsdruck gibt. Der Widerstand gegen die vorherrschende Globalisierungspolitik kommt eher von der Bürgerbewegung. In Zeiten der Globalisierung verkommt die Sozialpolitik zum Wurmfortsatz standortbezogener Wirtschaftsstrukturpolitik. Dieses Konzept hat allein die zu hohe Staatsquote vor Augen. Aus unternehmerischer Sicht beschränken regulierte Märkte die Möglichkeit, Extraprofite zu erwirtschaften, Verteilungspolitik als Ziel der Marktregulierung wiederum bessert die Handlungsmöglichkeiten vor allem gering qualifizierter Arbeitskräfte und verteuert damit den Preis für die Ware Arbeitskraft für die Unternehmen.

In der gesundheitspolitischen Debatte wird die Behinderung der Innovationspotenziale beklagt. Regulierung behindert in diesem Verständnis den innovativen marktgesteuerten Suchprozess und führt damit zu erheblichen Nachteilen der nationalen Wirtschaft, was mit Blick auf die Entwicklungspotenziale des Gesundheitswesens als Schlüsselbranche zu einem erheblichen nationalen Entwicklungsnachteil in der Zukunft führt. Diese Argumentation verlangt den Verlust nationaler Eigenheiten in der Gestaltung des Gesundheitssysteme und bewertet dessen Funktionsfähigkeit ausschließlich in Abhängigkeit von einem eindimensionalen wachstumsorientierten Wirtschaftlichkeitsgrundsatz.

Dieses ist der Kern der Globalisierungsdiskussion, aus dem sich die Eckpunkte der marktorientierten Öffnung des deutschen Gesundheitswesens ableiten lassen:

Annäherung der gesetzlichen Krankenversicherung an die private Krankenversicherung: Hierfür steht die Einführung der Wahlfreiheit als wesentlichstes Wettbewerbselement. Im Bereich der Privaten Krankenversicherung steht dem das Standardversicherungspaket gegenüber. In den Niederlanden ist diese Annäherung schon frühzeitig vorweggenommen worden (Naaborg, 91). Dem versucht die Private Krankenversicherung hierzulande zu folgen (KMA, 11.2000, 46ff.). Kontextuell gehört dazu die Diskussion um Wahlleistungen.

Rückzug staatlicher Infrastrukturverantwortlichkeit: Wie schon zuvor angedeutet, verbirgt sich hinter diesem langfristigen Trend vor allem die Verlagerung der Finanzierungslasten vom Steuersystem auf das beitragsfinanzierte parafiskalische (Sozialversicherung) und private System. Mit dem Rückzug aus der Finanzverantwortung geht auch ein Rückzug aus der Planungsverantwortlichkeit der staatlichen und kommunalen Verantwortungsträger zugunsten der Marktakteure (Beispiel der Krankenhausplanung) sowie des Vorrangs für die verbandliche Selbstverwaltung einher. Schließlich wird die Durchführung gesundheitlicher Leistungen durch Privatisierung öffentlicher Einrichtungen und Unternehmen zunehmend durch freigemeinnützige und private Träger wahrgenommen. Während im Krankenhausbereich der Grundsatz der Trägerpluralität durch gesundheitspolitische Maßnahmen besonders betont wird, hat das Pflegeversicherungsgesetz den Nachrang öffentlicher Träger 1994 erstmalig gesetzlich fixiert.

Wettbewerb als Steuerungsprinzip: Damit ist der Wettbewerb zwischen den gesetzlichen Krankenkassen gemeint, aber auch die damit verbundene schleichende Aushöhlung des Prinzips der »einheitlichen und gemeinsamen« Vertragsgestaltung. So ist die an sich lobliche Einführung der integrierten Versorgung im Wesentlichen als reines Marktmodell mit »Patentschutz« vorgenommen worden. Auch das hoffnungsfrohe »Disease Management« findet im Wettbewerb der Kassen als kassenspezifisches Unternehmen statt.

Die Durchsetzung des Individualisierungsgrundsatzes: Damit wird unmittelbar der im Rahmen der Sozialversicherung konstitutive soziale Ausgleich zwischen Leistungsfähigen und Leistungsbeeinträchtigten, zwischen besseren und schlechteren Risiken eingeschränkt. In diesem Zuge werden Unternehmen durch Verringerung der Personalkosten entlastet (Verringerung der so genannten Lohnnebenkosten). Andererseits ermöglicht diese Individualisierung erst die Entfesselung des Marktgeschehens, weil der in der sozialen Sicherung desintegrierte Bereich sich auch in wesentlichen Teilen der staatlichen Regulation entzieht. So erhöht sich schon jetzt durch Leistungsausschluss (Beispiel Zahnersatz), aber auch durch die Erhöhung der Selbstbehaltanteile, der durch private Haushalte unmittelbar zu tragende Anteil an den Gesundheitsausgaben.

Diese Elemente finden sich verstärkt in der deutschen Gesundheitspolitik der letzten zehn Jahre. Sie spiegeln einen weltweiten Trend wider und sind nicht auf Deutschland beschränkt. Somit konkurrieren die Gesundheitssysteme der einzelnen Länder im Rahmen der Standortgestaltung miteinander.

Verteilungspolitisch haben diese Entwicklungen mehrere Konsequenzen:
- Durch die Verlagerung der Finanzierung von Unternehmen und dem bei Privaten verschuldeten Staat bei gleichzeitiger Entlastung bei den Unternehmenssteuern und im Spitzensteuerbereich wird die Abgabenbelastung relativ zu den

Leistungsschwächeren verschoben, und der Anteil individuell zu finanzierender Leistungen führt in Teilen zu einem prohibitiven Leistungsangebot für sozial Schwache. Die Zugänglichkeit zu Leistungen wird zunehmend sozial diskriminiert.

▪ Der Charakter von Gesundheitsleistungen wird zunehmend gewandelt von einem öffentlichen zu einem privaten Gut. Die bekannte schichtenspezifische Verteilung von Gesundheitsrisiken und Gesundheitschancen wird in Hinsicht auf die Mittelaufbringung regressiv zulasten der gesundheitlich gefährdeten Schichten, also vor allem Minderqualifizierte und Geringverdienende bestätigt.

▪ Die durch den zwischen den einzelnen Staaten bestehenden Steuerwettbewerb geförderte fiskalische Unergiebigkeit von Unternehmenssteuern sowie die steuerliche Entlastung von Besserverdienenden geht insbesondere zulasten derer, die den nationalen Steuern nicht entgehen können. Während also einerseits die Realisation von sozialen Ansprüchen gegen den Staat oder den parafiskalischen Bereich zunehmend geringer wird, werden gleichzeitig die relativen Anteile zur Aufbringung staatlicher Mittel regressiv verlagert, nicht zuletzt durch den steigenden Anteil indirekter Steuern (Konsum- und Verbrauchssteuern).[1]

Alle diese Aspekte könnten als nationale »Verteilungskämpfe« interpretiert werden. Allerdings ist das Argumentationsmuster zur Durchsetzung dieser Maßnahmen im Wesentlichen auf die global bedingte nationale Zwangslage ausgerichtet. Während ein nationaler Verteilungskampf noch ideologischer Auseinandersetzungen um die Gültigkeit etwa der neoklassischen Axiome zur Durchsetzung der Maßnahmen bedurfte (siehe dazu etwa in den 80er Jahren die Ausführungen des Kronberger Kreises), reicht es in der heutigen Diskussion vollkommen aus, auf die globalen Rahmenbedingungen zu verweisen, um die asoziale Richtung der Veränderungen im Gesundheitswesen zu legitimieren.

Dabei spielt noch nicht einmal mehr das oft krampfhafte Bemühen um die Effizienz der Reformveränderungen eine besondere Rolle. Bestes Beispiel ist die Einführung des Fallpauschalensystems im Krankenhausbereich. Selbst wenn durch dieses System kurzfristige Effekte durch Angleichung der Leistungspreise zwischen den Krankenhäusern zu erwarten sind, sind diese langfristig von

---

[1] Der Anteil der Körperschaftssteuer am gesamten Steueraufkommen nahm zwischen 1989 und 1995 von 6,4 auf 2,2 % ab, der Anteil der sonstigen Einkommens- und Ertragssteuer von 9,2 auf 5,4%, während der Anteil der Umsatzsteuer von 24,5 auf 28,8% zunahm, ebenso von 11,5 auf 16,5% der Anteil der wesentlich aus indirekten Steuern bestehenden Bundessteuern. (Statistisches Bundesamt sowie eigene Berechnungen). Laut einer Studie von Bedau/Fahrlaender/Seidel/Teichmann ist die Mehrwertsteuerbelastung eindeutig regressiv und sinkt mit wachsendem verfügbaren Einkommen deutlich um etwa ein Drittel. Besonders deutlich wird die Schieflage, wenn man bedenkt, dass auch Arbeitslosenhaushalte, also Haushalte, an denen staatliche Transfer beteiligt sind, durch diese Verschiebung belastet werden (Bedau u.a. 1998)

geringem Belang, da die Leistungsdynamik angesichts der zunehmenden Zahl älterer Menschen mit höherer Krankenhausbedürftigkeit diesen kurzfristigen Vorteil durch den Bezug auf den einzelnen Leistungsfall im neuen Entgeltsystem konterkariert (vgl. DIW-Wochenbericht 44/2000). Im Vordergrund steht daher auch die betriebswirtschaftliche Leistungsgerechtigkeit zwischen den einzelnen Krankenhäusern. Es bewirkt also, dass die preiswerten Häuser für ihr wirtschaftliches Verhalten belohnt und die teuren bestraft werden. Damit sind tarifvertragliche, baulich-technische, aber auch prozessuale/organisatorische Vorteile ausschlaggebend für den Erfolg eines Krankenhauses.

Im Kern geht es aber darum, durch ein Preissystem Extraprofite zu realisieren, die in dem bis 1992 im Wesentlichen geltenden Selbstkostendeckungsprinzip prinzipiell ausgeschlossen waren.

Gleichzeitig befördert diese Neuordnung und die mittelfristig angestrebte Reform der Investitionsförderung die Integration des Gesundheitswesens in das System der internationalen Finanz- und Kapitalmärkte. Die seit Jahren absolut stagnierende, im Ergebnis wertmäßig rückläufige staatliche Förderung der Krankenhausinvestitionen macht eine zunehmende Finanzierung aus dem betrieblichen Ergebnis notwendig, unabhängig davon, ob die staatliche Investitionsfinanzierung im System der dualen Finanzierung Bestand hat oder nicht. Der durch das neue Entgeltsystem erwartete Belegungsrückgang von etwa 20% wird den Wettbewerb im Krankenhausbereich anheizen und macht Modernisierungsinvestitionen unerlässlich. Angesichts der fiskalischen Schwäche der öffentlichen Haushalte sind insbesondere öffentliche Krankenhäuser unterkapitalisiert. Eine Eigenkapitalerhöhung aus dem öffentlichen Haushalt ist daher nicht zu erwarten. Zudem sind sie durch die öffentliche Tarifbindung im Wettbewerb gegenüber den privaten und zunehmend auch den freigemeinnützigen Krankenhausträgern aufgrund der eingeschränkten Tarifbindung oder mit im Volumen geringwertigeren Tarifverträgen im Wettbewerb im Nachteil. Die Privatisierung öffentlicher Krankenhäuser und der Rückgriff auf den privaten Kapitalmarkt sind die Konsequenzen. Nicht umsonst ist die Rechtsformdiskussion im Krankenhausbereich inzwischen bei der – börsengängigen – Aktiengesellschaft angekommen (vgl. Thier 2001). Gleichzeitig entwickeln sich unter den neuen finanziellen Rahmenbedingungen, die US-amerikanische Entwicklung der 80er Jahre nachholend, den Markt unter sich aufteilende, private Krankenhauskonzerne (Preusker 2000; Heise 1985).

Diese Integration in die internationalen Finanz- und Kapitalströme hat allerdings einige besondere Auswirkungen. Erstens können sich die inhärenten Instabilitäten der Finanz- und Kapitalmärkte auf die Refinanzierungsbedingungen im Gesundheitswesen übertragen. Zweitens bewirken Reformen im Gesundheitswesen unmittelbar Reaktionen des internationalen Finanz- und Kapitalmarktes. Reformüberlegungen müssten damit immer auch die Reaktionen der externen

Finanzierungsbedingungen einbeziehen. Mittel- bis langfristig befördert diese Politik also die verteilungsorientierte Reformunfähigkeit des Gesamtsystems.

Das Gesundheitswesen hat also mit seinem Doppelcharakter aus Wirtschaftsbranche und Sekundärverteilung mit der Wahrnehmung dieser Funktion in einem elementaren Lebenslagebereich auch ein doppeltes Problem. Durch die Erosion der Grundlagen der Finanztransfers fehlen die Mittel, um dauerhaft an den Fortschritten des Medizinsystems zu partizipieren. Andererseits kann das Gesundheitswesen den Ansprüchen an eine sozial ausgleichende Sekundärverteilung nicht gerecht werden, wenn es aus der staatlichen Regulation und Finanzgarantie ausbricht. Schlimmer noch: Dadurch wird die Geschwindigkeit, mit der sich der Erosionsprozess der verteilungsorientierten Sozialtransfers vollzieht, noch beschleunigt und die soziale Stabilität gefährdet sowie die Möglichkeiten eines sozial orientierten Kurswechsels zunehmend eingeschränkt.

Die globale Ausrede?

Es darf spekuliert werden: Die abstrakten Verheißungen der Globalisierung werden den Auswirkungen eines konkreten Sozialabbaus gegenübergestellt. Und diese Verheißungen wiederum entstammen dem ideologischen Fundus der 150 Jahre alten neoklassischen Theorie. Auch wenn die Theoriemodelle empirisch nicht validiert werden können, auch wenn die daraus abgeleitete Wettbewerbstheorie sich immer wieder neuer Modelle bedienen musste, die letztlich nur dazu dienten, das Ist vor den überholten Modellen der Vergangenheit zu legitimieren, handelt es sich um die »moderne« Politik, die dem Vorgesagten Schwarzseherei vorwirft und zudem, die positiven Wirkungen der Globalisierung vernachlässigt zu haben. Dieses politisch erhoffte »Golden Age« ist pure Spekulation und kann nicht analytischer Gegenstand sein.

Bei genauerer Betrachtung unterliegt die derzeitige Politik einer gefährlichen Gedankenstarre. Wie Altvater und Mahnkopf darstellen werden die heutigen Wirtschaftsbeziehungen dadurch am Laufen gehalten, dass fundamentale Grundsätze nachhaltigen Wirtschaftens zulasten zukünftiger, heute noch nicht einmal geborener Generationen außer Acht gelassen werden (Nachhaltigkeitsfrage). Dagegen nehmen sich die gern zitierten Generationenkonflikte der sozialen Sicherungssysteme geradezu harmlos aus. Diese immanenten Konflikte beinhalten nicht nur ökologische Konflikte, sondern auch globale Pauperisierungsprozesse. Parallel zur nationalen Pauperisierung verfestigt sich zunehmend die internationale Polarisierung (vgl. hierzu insbesondere Osterhaus u.a. 2000, 44f.).

Die Funktion von Sozialpolitik ist die Besänftigung des Marktes durch den sozialen Ausgleich der marktlichen Verteilungsergebnisse aufgrund asymmetri-

Nationale Gesundheitspolitik in globalisierten Märkten 217

scher Marktmacht (Primärverteilung). Im Ergebnis führt dieses zu einem verbesserten gesellschaftlichen Zusammenhalt und einer Verstetigung der wirtschaftlichen Entwicklung.

Unabhängig von der bestehenden Krise der sozialen Sicherungssysteme ist also analytisch nach den (Verteilungs-)Wirkungen der im Rahmen der Globalisierung angebotenen Reforminstrumente zu fragen. Allerdings ist zuvor das politische Wertesystem festzulegen, auf dessen Grundlage politische Reformansätze bewertet werden können. Eine modelltheoretische Herangehensweise, wie sie in der modernen Wirtschaftswissenschaft gang und gäbe ist, führt zunächst nur zur Selbstbestätigung eigener Axiome, ohne dass damit ein gesellschaftlicher Wert ausgedrückt oder bestätigt wird.

So ist Wirtschaftlichkeit zunächst kein Wert an sich, soziale Gerechtigkeit kann auch nicht beschränkt bleiben auf das Ergebnis der Primärverteilung, Bedarfsgerechtigkeit kann nicht auf den durch Zahlungsfähigkeit ausgedrückten Bedarf reduziert werden.

Das Defizit des Öffentlichen und Politischen drückt sich eben vor allem in der fehlenden Skalierbarkeit der angebotenen gesundheitspolitischen Ziele aus. Bezogen auf die im Gesundheitswesen avisierten Marktprozesse reicht danach auch der Leitsatz der Chicago School aus, dass die beobachteten Marktergebnisse immer die optimalen und damit auch wünschbaren sind. Tatsächlich handelt es sich um den Sieg des theoretisch Angenommenen über das praktisch Gewollte. Statistisch zeigen sich private Organisationsmodelle in Hinsicht auf die Frage Ausgabenvolumen, Leistungszugang sowie gesundheitliche Effektivität nicht als besser, im Gegenteil scheinen steuerfinanzierte bzw. öffentliche regulierte Systeme sogar zu im Durchschnitt besseren Ergebnissen zu führen (siehe Tabelle 3). Vielmehr lässt sich vermuten, dass private Krankenversicherungen eher zu Ausgabensteigerungen beitragen als sie zu begrenzen. Jedenfalls ist der Anteil der Gesundheitsausgaben am BIP in Ländern mit hohem Privatkassenanteil höher. Die private Absicherung als Krönung der Wirtschaftlichkeit zu feiern, ist also wohl eher nur ein theoretisches Vergnügen. So sind in Deutschland die Ausgaben in der Privaten Krankenversicherung von 1991 bis 2000 um fast 100% gestiegen, und damit immerhin mehr als doppelt so stark wie in der Gesetzlichen Krankenversicherung. Nur der Ausgabenzuwachs durch private Haushalte reicht an diesen Ausgabenzuwachs (durch gesetzliche Mehrbelastungen) mit 88% Zuwachs heran.

Unbestreitbar ist das US-amerikanische Gesundheitssystem das medizinisch-technisch innovativste und fortschrittlichste System, was allerdings auch zu einem sehr hohen Preis zu bezahlen ist. Ebenfalls muss der deutsche Beitragszahler den Erfolg der deutschen pharmazeutischen Industrie relativ teuer bezahlen (nach Kaufkraftparitäten liegt Deutschland im EU-Vergleich bei den Pharmaausgaben pro Kopf hinter Italien an zweiter Stelle, bei den Ausgaben für ambu-

Tabelle 3: Privatversicherung und Höhe der Gesundheitsausgaben 1998

	Anteil Privatversicherung (in % der Gesundheitsausgaben)	Gesundheitsausgaben (in % des BIP)
Australien	7,9	8,6
Österreich	7,3	8,0
Kanada	11,2	9,3
Dänemark	1,5	8,3
Finnland	2,5	6,9
Frankreich	12,6	9,3
Deutschland	7,1	10,3
Irland	8,3	6,8
Niederlande	17,5	8,7
Neuseeland	6,4	6,3
Großbritannien	3,5	6,8
USA	33,5	12,9

Korrelationskoeffizient 0,79

Quelle: OECD Health Data 2001, eigene Berechnungen

lante Versorgung immer noch an dritter Stelle, bei den stationären Ausgaben jedoch nur an viertletzter Stelle; s. Eurostat 2000). (Siehe Tabelle 3)

Die vorhandenen Gestaltungselemente im Gesundheitswesen jenseits der bloßen Marktsteuerung sind vielfältig und häufig erprobt. Die Vorschläge sind bekannt. Zu nennen sind: die Positivliste im Arzneimittelsektor, die Verknüpfung von ambulanter und stationärer Versorgung, die Reform der Kassenärztlichen Vereinigungen, die Förderung präventiver Ansätze, der gezielte Einsatz vor allem altersrehabilitativer Maßnahmen, die Verbreiterung der Finanzbasis insbesondere durch Einbezug der privat Krankenversicherten in den sozialen Ausgleich und Einbezug weiterer Einkommensarten, die Ausweitung der Steuerbasis (Tobin-Steuer) zur Finanzierung sozialer Maßnahmen, um nur einige zu nennen. Es sind angesichts der nach internationalem Vergleich bestehenden Ressourcen[2] kaum Zweifel angebracht, dass genügend Finanzmittel vorhanden sind, mit denen eine sozial gerechte und effektive Verteilung der Gesundheitsleistungen sichergestellt werden kann, ohne dass am Ende ein nicht mehr zu bändigen-

---

[2] Wobei die aktuell hohen Werte des Anteils der Gesundheitsausgaben in Deutschland vor dem Hintergrund der Angleichung der Lebensbedingungen in Ost- und Westdeutschland zu relativieren sind. So betrug 1990 der Differenzbetrag der Anteile der Gesundheitsausgaben am BIP zum europäischen Durchschnitt gerade einmal 1,1 Prozentpunkte und damit absolut und relativ weniger als 1970 (1,2), sieben Jahre später waren es dann bereits 2,7 Prozentpunkte (Eurostat 2000, 265)

des, wettbewerblich organisiertes, lobbyistisch beherrschtes und durch die »invisible hand« der internationalen Finanz- und Kapitalmärkte dominiertes System stehen muss. Dazu bedarf es aber nicht allein abstrakter Maßstäbe, wie wirtschaftliche Gerechtigkeit, wettbewerbliche Effizienz, Selbstverantwortung, die im Einzelfall höchstens Instrumente, aber keine Ziele sein können.

In einem solchen System sind öffentliche Akteure von zunehmender und nicht abnehmender Bedeutung. Wie gering das Interesse an einer Weiterentwicklung der öffentlichen Unternehmerschaft in den vergangenen Jahrzehnten ist, macht die seit fast 30 Jahren ergebnislos geführte Diskussion um eine rechtlich selbstständige öffentlich-rechtliche Betriebsform kommunaler Unternehmen deutlich. Untersuchungen aus den USA unterstreichen die besondere Bedeutung öffentlicher Krankenhäuser. So lag der Anteil für kostenlose Behandlungen (nichtzahlungsfähiger Patienten) in den öffentlichen Krankenhäusern um mehr als das Doppelte über denen der privaten (gemeinnützigen oder profitorientierten) Krankenhäuser, auf dem Land immerhin noch um 25% höher (Sloan 1998, 161).

Ebenso blieb in Deutschland die Entwicklung eines Leitbilds öffentlicher Manager und öffentlichen Unternehmertums unerledigt (z.B. Hofmann/Strunz 1991; Katterle 1988). Schließlich enthält das Gemeinnützigkeitsrecht Rechtsmaßstäbe, die das private Erwerbsstreben gegenüber dem Gemeinnützigkeitsprinzip bevorzugen. Daher ist es zunehmend eher Hemmschuh als Unterstützung sozial unternehmerischer Tätigkeit. Wie die vorgezeigte Entwicklung aus den USA verdeutlicht, nähert sich unter den Bedingungen eines radikal wettbewerblichen Systems das Verhalten von Profit- und Nonprofit-Unternehmen zunehmend aneinander an. Wo wettbewerbliches Verhalten verlangt wird, wird gemeinnütziges Verhalten betriebswirtschaftlich schädlich und führt zu Wettbewerbsnachteilen, die langfristig auch die Refinanzierung gemeinnütziger Aufgaben gefährden (Sloan ebenda).

Ein notwendiges gesundheitspolitisches Wertesystem kann aber nicht als nationale Errungenschaft allein erarbeitet und verteidigt werden.[3] Im globalen Dorf sind die wirtschaftlichen Machtzentren, die auch den wesentlichen Teil des weltweiten Reichtums auf sich vereinen, Ostasien, Nordamerika und vor allem Europa, wohl bekannt. Immerhin erwirtschaftet die EU der 15 ein Fünftel des

---

[3] »Wir müssen wissen, dass man Wirtschaft nicht als l'art pour l'art betreiben kann. ... Bei allem, was hier geschieht, geht es um den ganzen Menschen. Unvermeidbar müssen wir von den Grundentscheidungen ausgehen, durch die der Mensch seinem Leben einen Sinn gibt. ... Die Grundlagen des ökonomischen Denkens bestehen ... in außerökonomischen Entscheidungen, die den Sinn unseres Lebens letztlich bestimmen.« Weisser unterscheidet im Weiteren zwischen dem aus Werturteilen bestehenden (normativen) Teil der Wissenschaft und dem erklärenden (explikativen), der durch ersteren erst nachprüfbar gemacht wird (Weisser 1968, S. 11ff.)

weltweiten BIP. (Altvater/Mahnkopf, 1999, 405ff.) Vor diesem Hintergrund kann eine konzertierte gemeinschaftliche europäische Steuer-, Gesundheits- und Sozialpolitik durchaus als Antwort auf die Globalisierung nach innen und außen verstanden werden. Tatsächlich aber funktioniert das Projekt der europäischen Integration zunächst als Durchsetzung der Interessenlagen zur Etablierung einer quasi europaweiten Freihandelszone (s. hierzu Terwey, 2000, S. 26). Das europäische Demokratiedefizit macht deutlich, warum Europa sozialpolitisch noch keine Stütze darstellt. Wo etwa das Gesundheitswesen nur noch als wettbewerblicher Ausnahmebereich erkannt wird, für den Modelle der marktwirtschaftlichen Kompatibilität entwickelt werden müssen, kann ein politisches Werteloch diagnostiziert werden. Dabei soll eine demokratisch legitimierte Sozialpolitik nicht die nationale Sozialpolitik ersetzen, sondern sie muss diese gegenüber der marktwirtschaftlichen Askese legitimieren als notwendigen Handlungsrahmen gesellschaftlichen Zusammenhalts.

Literatur

Altvater, E.; Mahnkopf, B. (1999): Grenzen der Globalisierung. Ökonomie, Ökologie und Politik in der Weltgesellschaft, 4. Aufl., Münster

Bedau, K.-D.; Fahrländer, S.; Seidel, B.; Teichmann, D. (1998): Wie belastet die Mehrwertsteuererhöhung private Haushalte mit unterschiedlich hohem Einkommen?; DIW-Wochenbericht 14/98

DIW Wochenbericht 44/2000: Auswirkungen der demographischen Entwicklung auf den Versorgungsbedarf im Krankenhausbereich. Modellrechnungen bis zum Jahre 2050

Eurostat, Key data in health 2000, k.O.

Freudenberg, D. (1994): Das ist ähnlich wie im System sozialistischer Planwirtschaft, in: FR 5.5.1994, Nr. 1046, S. 10

Gallin. D. (2001): Gewerkschaftsbewegung und neuer Internationalismus, in: Widerspruch 40, 21. Jg., 1. Hj. 2001, S. 125ff.

Gorz, A. (2001): Vom totalitären Vorhaben des Kapitals, in: Widerspruch 40, 21. Jg., 1. Hj. 2001, S. 33ff.

Heise, J. (1985): Krankenhausketten in den USA – eine neue Industrie, in: das Krankenhaus 6/1985, S. 214ff.

Hofmann, M.; Strunz, H. (1991): Probleme des Managements öffentlicher Unternehmen; in ZögU 1/1991, S. 42ff.

Karmann, A.; Dittrich, G. (2001): Zur Pauschalförderung im Krankenhausbereich – eine Diskussion am Beispiel Sachsens, in: das Krankenhaus 11/2001, S. 989ff.

Katterle, S. (1988): Ethische Aspekte des Verhaltens von Führungskräften öffentlicher und gemeinwirtschaftlicher Unternehmen, in: ZögU 4/1988, S. 434ff.

Kommission der Europäischen Gemeinschaften (2001): Die Zukunft des Gesundheitswesens und der Altenpflege: Zugänglichkeit, Qualität und langfristige Finanzierbarkeit sichern. Mitteilung an den Rat, das Europäische Parlament, den Wirtschafts- und Sozialausschuss und den Ausschuss der Regionen, Brüssel 12.2001

Levitt, Th. (1983): The globalization of markets, in: Harvard Business Review, May-June (3) 1983, S. 92-102

Naaborg, R. (1991): Änderung des Gesundheitssystems in den Niederlanden: Das Ende einer Zeit der Kostendämpfung?, in: International Revue für Soziale Sicherheit, Bd. 44, Nr. 3/91, S. 25ff.

n.n. (2000): »Individuelles Vorsorgemodell« mit umfassender Konkurrenz zwischen GKV und PKV, in: KMA 11/2000, S. 26ff.

Osterhaus, A.; Mosebach, K.; Wahl, P.; Waldow, P. (2000): Kapital braucht Kontrolle. Die internationalen Finanzmärkte, Bonn

Preusker, U.K. (2000): Hausse und Baisse liegen dicht beieinander, in: KMA 12.2000, S. 42ff.

Renzewitz, S.; Schölkopf, M; Stapf-Finé, H. (2000): Im Blickpunkt: der gesundheitspolitische Ordnungsrahmen, in: das Krankenhaus 8/2000, 600ff.

SVRKAiG (1007), Sachverständigenrat für die Konzertierte Aktion im Gesundheitswesen: Gesundheitswesen in Deutschland. Kostenfaktor und Zukunftsbranche, Baden-Baden 1997

Sloan, F. A. (1998): Commercialism in nonprofit hospitals, in: To profit or not to profit: the commercial transformation of the nonprofit sector; Weisbrod, Burton A. (ed.), Cambridge University Press, 1998

Stapf-Finé, H., Schölkopf, M, Schneider, M. (2001): Ausgaben für Gesundheit und stationäre Versorgung im internationalen Vergleich: Neue Daten und Ergebnisse, in: das Krankenhaus 12/2001, S. 1076ff.

Statistisches Bundesamt, Statistisches Jahrbuch, laufende Jahrgänge, Stuttgart

Terwey, F. (2000): Die Gesundheitspolitik im Wandel – Vom nationalen zum europäischen Thema, in NKG (Hrsg.), Das Krankenhaus im neuen Jahrtausend, Hannover 2000

Thier, U. (2001): Privatisierung – kommt nach der Krankenhaus GmbH die Krankenhaus-AG und dann der Gang an die Börse?, in: das Krankenhaus 10/2001, S. 875ff.

Weisser, G. (1968): Genossenschaften, Hannover

VSA: Sozialpolitik

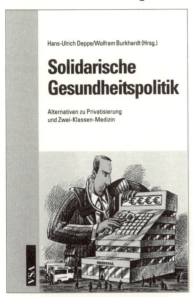

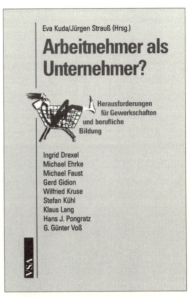

»Die Fakten werden zurechtgerückt, Risiken und Nebenwirkungen aufgezeigt und Alternativen entwickelt.«
(ver.di-Infodienst Krankenhäuser)
200 Seiten; € 15.50
ISBN 3-87975-847-6

**Ulrike Teske/Bernd Witte (Hrsg.)
Prävention arbeitsbedingter Erkrankungen**
Band 1: Arbeitsbedingungen, -belastungen und Gesundheitsrisiken in der Arbeitswelt. 350 Seiten, € 16,80, ISBN 3-87975-771-2

Prospekte anfordern!

VSA-Verlag
St. Georgs Kirchhof 6
20099 Hamburg
Tel. 040/28 05 05 67
Fax 040/28 05 05 68
mail: info@vsa-verlag.de

Die AutorInnen diskutieren die Veränderungen des Arbeitslebens und ihre Folgen für Gewerkschaften und berufliche Bildung.
176 Seiten; € 12,80
ISBN 3-87975-883-2

Band 2: Gesundheitliche Auswirkungen und Erkrankungen durch die Arbeitswelt
260 Seiten, € 16,80
ISBN 3-87975-772-0

Band 3: Menschengerechte Arbeitsgestaltung, Bedingungen und Chancen
150 Seiten, € 10,20
ISBN 3-87975-773-9

Alle drei Bände zusammen:
€ 39,90; ISBN 3-87975-774-7

www.vsa-verlag.de

VSA: Arbeit und Gesundheit

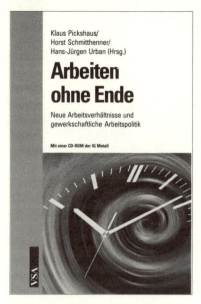

256 Seiten (mit CD-ROM), € 17,80
ISBN 3-87975-833-6
»Arbeiten ohne Ende« – was junge, ungebundene Belegschaften noch als besonderen »Kick« erfahren können, führt schon für Mittdreißiger zu physisch-psychischen Belastungen und zu steigenden Gesundheitsrisiken.
»Wie verbreitet die Maßlosigkeit der Arbeit bereits ist und wo die Ursachen liegen, das untersuchen eine Reihe von Experten in diesem Buch.« (Forum 2001)

Prospekte anfordern!
VSA-Verlag
St. Georgs Kirchhof 6
20099 Hamburg
Tel. 040/28 05 05 67
Fax 040/28 05 05 88
mail: info@vsa-verlag.de

200 Seiten; € 15.30
ISBN 3-87975-811-5
Bewährte Formen von Gegenmacht drohen ins Leere zu laufen, wenn die Beschäftigten selber die Regelungen ignorieren, die zu ihrem Schutz vereinbart worden sind. Warum tun sie das?

Juhani Ilmarinen/Jürgen Tempel
Arbeitsfähigkeit 2010
Was können wir tun, damit Sie gesund bleiben?
360 Seiten; € 20,40
ISBN 3-87975-840-9

Gine Elsner (Hrsg.)
Leitfaden Arbeitsmedizin
Ein Handbuch für Betriebsräte, Personalräte und Gewerkschafter
304 Seiten; € 20,40
ISBN 3-87975-716-x

www.vsa-verlag.de